esotera

Taschenbücherei
im Verlag Hermann Bauer

Mit dieser Reihe, in der jährlich etwa acht Titel erscheinen, macht der Verlag Hermann Bauer dem interessierten Leser bedeutende Werke aus Bereichen der Esoterik und Grenzwissenschaften zu ungewöhnlich günstigen Preisen zugänglich. Der Schwerpunkt bei der Auswahl für die *esotera-Taschenbücherei* liegt auf Titeln, die dem Leser auf leicht faßliche und umfassende Weise esoterisches Wissen vermitteln, das er auch in seinem Leben anwenden kann. Die Auswahl der Werke erfolgt auf Vorschlag und in enger Zusammenarbeit mit der Redaktion der in Europa führenden grenzwissenschaftlichen Fachzeitschrift *esotera*; ein Teil der Neuveröffentlichungen geht direkt aus der redaktionellen Arbeit von *esotera* hervor.

Bisher sind erschienen:
Arabi: Die Reise zum Herrn der Macht
Archarion: Von wahrer Alchemie
Brahmachari: Yoga hilft heilen
Edwards: Geistheilung
Findley: Beweise für ein Leben nach dem Tod
Gauquelin: Kosmische Einflüsse auf menschliches Verhalten
Geisler (Hrsg.): New Age – Zeugnisse der Zeitenwende
Lu K'uan Yü: Geheimnisse der chinesischen Meditation
Lütge: Carlos Castaneda und die Lehren des Don Juan
Ramm-Bonnwitt: Yoga Nedra – Der Schlaf der Yogis
Reifler: Das I-Ging-Orakel
Schäfer: Stimmen aus einer anderen Welt
Sterneder: Tierkreisgeheimnis und Menschenleben
Sterneder: Der Wunderapostel
Zeisel: Entschleierte Mystik

Gert Geisler (Hrsg.)

Paramedizin – andere Wege des Heilens

Eine Anthologie der besten Berichte in *esotera* über alternative Konzepte und Methoden zur Wiederherstellung einer positiven Gesundheit

BAUER

Verlag Hermann Bauer
Freiburg im Breisgau

CIP-Kurztitelaufnahme der Deutschen Bibliothek:

Paramedizin – andere Wege des Heilens : e. Anthologie d. besten Berichte in esotera über alternative Konzepte u. Methoden zur Wiederherstellung e. positiven Gesundheit / Gert Geisler (Hrsg.). – 1. Aufl. – Freiburg im Breisgau: Bauer, 1984.
(esotera-Taschenbücherei)
ISBN 3-7626-0612-9
NE: Geisler, Gert [Hrsg.]

Die *esotera-Taschenbücherei* erscheint im
Verlag Hermann Bauer KG, Freiburg im Breisgau.

1. Auflage 1984

Satz: Typo Tausend GmbH, Nürnberg.
Druck und Bindung: May & Co Nachf., Darmstadt.
Printed in Germany.

ISBN 3-7626-0612-9

Inhalt

»Perfekte Gesundheit und das Erwachen sind in der Tat dasselbe.«
Tarthang Tulku

Vorwort des Herausgebers

Ein Mann, der sich als Pionier einer neuen Denkweise in der Medizin intensiv mit diesem Thema beschäftigt hat – Dr. med. Harold M. Bloomfield, Direktor am Institut für psychophysiologische Medizin in San Diego, Kalifornien (USA) –, konstatierte in einem Beitrag »Ganzheit: Die neue Dimension der Gesundheit«, den die Zeitschrift *esotera* im Mai 1979 veröffentlichte: »Die meisten Menschen (einschließlich der Ärzte) würden antworten, Gesundheit sei das Nichtvorhandensein von irgendwelchen Krankheitssymptomen.« Mit anderen Worten, gesund sei ein Mensch, wenn der Hausarzt keine besondere Krankheit bei ihm diagnostizieren könne – ganz egal, ob der Patient sich wirklich wohlfühlt. Bloomfield, prominenter Vorkämpfer eines neuen, umfassenderen und anspruchsvolleren Gesundheitsbegriffs, der unter der Bezeichnung »Holistic« (»Ganzheit«) in den siebziger Jahren bekannt wurde, über die Folgen eines solchen Gesundheitsverständnisses: »Es gibt deutliche Anzeichen dafür, daß das heutige Konzept von Gesundheit so unzureichend ist, daß es einen das Leben kosten kann, wenn man sich darauf verläßt.«

Das entscheidende Grundprinzip der holistischen Medizin, nämlich die Gesamtschau aller drei Wesensaspekte des Menschen – Körper, Seele, Geist – und deren ganzheitliche Behandlung ist zugleich so etwas wie der Leitfaden für die Auswahl der Themen, die in dieser Anthologie zusammengefaßt sind. Es ist eine Sammlung der besten diesbezüglichen Beiträge, die in der grenzwissenschaftlich-esoterischen Monatszeitschrift *esotera* unter der Rubrik »Paramedizin« in den letzten Jahren erschienen sind. Diese Rubrizierung umreißt bereits, daß es sich um Heilweisen handelt, die neben beziehungsweise außerhalb des Rahmens wissenschaftlich anerkannter westlicher Therapiesysteme angesiedelt sind. Ausgenommen ist hier allerdings der große zu diesem Bereich gehörende Komplex »Geistheilung«, dem eine gesonderte Anthologie gewidmet werden soll. Es geht in diesem *esotera*-Taschenbuch auch weder um mystisch-okkulte Geheimtinkturen aus mittelalterlichen Hexenküchen noch um Kräuterkundliches aus dem Schatzkästlein schamanischer Naturheiler – überhaupt nicht um wohlfeile Rezepturen zur raschen und »unfehlbaren« Selbsttherapie körperlicher Leiden. Das *esotera*-Taschenbuch *Paramedizin – Andere Wege des Heilens* umfaßt vielmehr unterschiedliche Beiträge unter dem gemeinsamen Nenner, daß sie über Methoden berichten, deren man sich (in Form verfügbarer Therapieangebote) bedienen oder die man selbst erlernen und anwenden kann, um den allgemeinen Zustand des eigenen »kranken« oder vermeintlich »gesunden« Körpers in Richtung auf eine wirkliche, als höchstes körperlich-seelisch-geistiges Wohlbefinden spürbare »positive Gesundheit« (Bloomfield) zu verändern.

Welch außerordentliche Bedeutung gerade diesem Aspekt des Gesundheitswesens – nämlich dem der selbstverantwortlichen Gesundheitsvorsorge – allein schon aus gesundheits- und finanzpolitischem Blickwinkel zukommt, beschrieb *esotera*-Autor Fritz Hoffmeister auf höchst eindringliche Weise in einem Beitrag »Der Weg aus der Krankheit« bereits Mitte 1981. Wer die wahrlich beängstigenden Zahlen über die Entwicklung unseres medizinischen Versorgungssystems aus dem Jahre 1981 heute liest, wird nicht weniger erschüttert sein als damals. Der Problemkomplex hat nicht etwa an Brisanz verloren, sondern beschäftigt gerade heute, in den Tagen kurz vor Erscheinen dieses Buches die Verantwortlichen auf allen Regierungsebenen und sonstigen Entscheidungsträger im Hinblick auf die zwingende Notwendigkeit, explodierender Kosten und sinkender Effektivität der Krankenversorgung gleichzeitig Herr zu werden. Ein einleuchtendes Konzept zur Umkehrung der langfristigen Trends, die in die gegenwärtige »vorkatastrophale« Krise geführt haben, ist freilich in der öffentlichen Auseinandersetzung nirgends zu erblicken. Und doch ist es schon seit vielen Jahren unter Fachleuten längst keine Frage mehr, wo anzusetzen wäre. So zitiert Hoffmeister in seinem Beitrag von 1981 – in dieser Anthologie bewußt ohne jede Aktualisierung wiedergegeben (er beginnt auf Seite 29) – den Psychotherapeuten und Stuttgarter Personalberater Dr. Rudolf Affemann mit dessen Feststellung: »Schwund an transzendentalem Bezug, Verlust an Wert und Sinn, Gefährdung der Personalität des Menschen erzeugten in der Seinsmitte des Menschen ein Vakuum, das sich störend, zerstörend auf alle Bereiche seines Lebens auswirkt. Gelingt es uns nicht, diese Mitte neu zu füllen, so werden sich die modernen, vom Menschen selbst gemachten Krankheiten weiter ausbreiten. Erhaltung der Gesundheit, Erziehung zur Gesundheit macht es somit unabdingbar, daß neue geistige und geistliche Grundlagen gelegt werden. Dazu bedarf es eines tiefgreifenden Prozesses des Umdenkens, der Umkehr.«

Diese Anthologie will und – dessen bin ich sicher – kann ein langfristig wirksamer Anstoß zu dieser notwendigen Umkehr sein. Sie werden es nach dem Lesen nicht wieder aus der Hand legen, ohne von einem unüberhörbaren Impuls erfüllt zu sein, nun tatsächlich selbst etwas zu tun, zu lernen, zu praktizieren, um dem Zustand näherzukommen, den man mit dem Begriff Gesundheit im Sinne Bloomfields definieren kann. Methoden, Techniken, Systeme, die im Gegensatz zur gängigen schulmedizinischen Praxis nicht auf die Heilung von Krankheiten, sondern die Herstellung und Erhaltung bestmöglicher geistig-seelisch-körperlicher Bedingungen für die Entfaltung des vollen menschlichen Potentials positiver Fähigkeiten abzielen, gibt es viel mehr, als man gemeinhin annimmt. Viel zuviel auch, um sie in einem Taschenbuch auch nur annähernd erfassen zu können. Deshalb habe ich bei der Auswahl bewußt auf alle jene therapeutischen Methoden verzichtet, die in den Bereich »außermedizinischer« Verfahren gehören, aber aufgrund ihrer hohen Verbreitung (wie zum Beispiel Akupunktur und Homöopathie) als »bekannt« betrachtet werden dürfen. Außerdem wurde ausgeklammert, was aufgrund seiner Exotik für die Alltagspraxis ungeeignet erschien sowie Techniken oder Verfahren, die nur von Einzelpersonen mit besonderen Spezialkenntnissen ausgeübt werden (können) und somit einer breiten Nachfrage nicht gerecht würden. Wichtig war mir hingegen, daß alle hier behandelten paramedizinischen Alternativen unproblematische Hilfe in Aussicht stellen, wo die Normalmedizin noch gar nicht mit einer Behandlung beginnt oder erfolglos bleibt, daß sie überall »verfügbar« oder – noch besser – erlernbar und schließlich, im Idealfall, jederzeit selbstverantwortlich und ohne besondere Hilfsmittel praktizierbar sind.

Nicht kritisches intellektuelles Urteil, sondern die Zahl derer, die aus den vielfältigen Anregungen und Informationen dieses Buches Kapital für ihre eigene Gesundheit geschlagen haben, wird Maßstab dafür sein, ob dieses Konzept gut und richtig war.

Gert Geisler

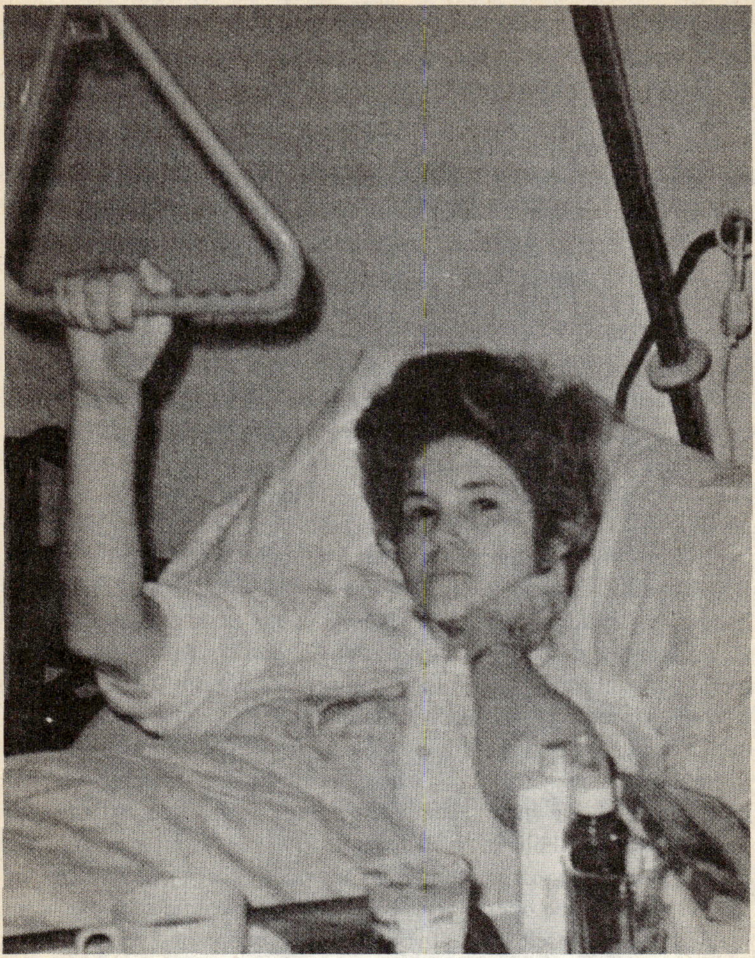

Gerti Benesch nach der Wertheimschen Operation Ende 1976 im Krankenhaus

Gerti Benesch

Mein Weg zurück ins Leben

Geheilt durch Gedankenkraft: Der außergewöhnliche Erlebnisbericht einer Frau, die das Unmögliche möglich machte

Jeder Mensch kennt Tage in seinem Leben, die er wahrscheinlich niemals vergißt. Bei mir ist es: *Donnerstag, der 21. Oktober 1976* – der Tag, an dem alles begann . . .

Wegen gewisser Unregelmäßigkeiten, die ich in der letzten Zeit bei mir beobachten konnte, habe ich einen Frauenarzt aufgesucht. Er untersucht mich lange und gründlich. Die Diagnose trifft mich wie ein Blitzschlag aus heiterem Himmel: Collum Carcinom I/b – Gebärmutterhalskrebs. Das bedeutet: Wertheimsche Operation, der größte gynäkologische Eingriff, bei dem durch einen Bauchschnitt von einem Hüftknochen bis zum anderen die Gebärmutter, die Eierstöcke und Eileiter, die Lymphknoten, der obere Anteil der Scheide und das neben der Gebärmutter befindliche Bindegewebe entfernt werden. Es bedeutet weiterhin mit großer Wahrscheinlichkeit Komplikationen und postoperative Folgen, mehrere Wochen Krankenhausaufenthalt, Telekobaltbestrahlungen und viele Wochen ambulante Behandlung.

Der Arzt trifft seine folgenden Entscheidungen schnell und präzise; er bestimmt das Krankenhaus, wo ich nach seiner Meinung die besten Chancen für diese große Operation habe, er telefoniert umgehend und bestellt ein Bett für mich.

Meinen vier Kindern (mein geschiedener Mann lebt in den USA) erkläre ich, daß ein kleiner gynäkologischer Eingriff notwendig sei, um sie nicht zu beunruhigen. Das Wochenende verbringe ich im Kreise meiner Familie und meiner besten Freunde.

Am Montag begebe ich mich verhältnismäßig ruhig und gefaßt ins Krankenhaus. Aufnahmeformalitäten, Blut- und Urinuntersuchungen, Röntgenaufnahmen und gynäkologische Untersuchungen bestimmen den Ablauf der nächsten beiden Tage. Am Mittwoch wird ein kleiner Eingriff vorgenommen, bei dem Gewebe entnommen wird, dessen Beschaffenheit Art und Umfang der geplanten Operation endgültig festlegt.

Freitag, 29. Oktober 1976

8 Uhr. Ich bin froh, daß sie mich so früh holen, daß ich nicht lange warten muß. Die Beruhigungsspritze tut ihre Wirkung; ich bin gefaßter als meine beiden netten Zimmerkolleginnen, die mir nachwinken und mir alles Gute wünschen.

Der OP-Raum ist klein und sehr kalt. Blaue vermummte Gestalten ohne Gesicht, nur mit Augen, huschen fast lautlos geschäftig hin und her. Ich werde festgeschnallt, es gibt einen kurzen schmerzhaften Kampf mit meinen miserablen Venen, dann ist mir auf einmal, als ob ich von allen Seiten von einer dicken Watteschicht umschlossen werde, alles verschwimmt, entfernt sich weit – und ich falle tief . . .

Komplikationen nach der ersten Operation

Als ich gegen 11.30 Uhr für kurze Zeit aus meiner Tiefe emportauche, ist alles vorbei, rollt man mich gerade in die Wachstation. Eine Stimme dringt in mein Bewußtsein mit den Worten: »Alles ist gutgegangen.« Gutgegangen, gutgegangen – ich schlafe schon wieder. Doch dann bin ich plötzlich hellwach. Mein Bein! Was ist mit meinem linken Bein los? Es ist schwer wie Blei, es schmerzt, und ich kann es nicht bewegen! Angst umklammert mich mit eisernen Fäusten. Ich versuche, mich verständlich zu machen, doch es gelingt mir nicht, meine Zunge gehorcht mir nicht, und aus meinem Mund kommt nur ein unverständliches Lallen. Dann falle ich erneut in einen tiefen Brunnen aus Watte.

Einige Stunden später weiß ich es. Ich hatte eine Hirnembolie, und mein linkes Bein ist gelähmt. Aber ich lebe! Zwei Tage bleibe ich auf der Wachstation, umgeben von Drähten und Schläuchen, die mir aus Armen und Unterleib ragen. Am Sonntag rolle ich zurück in mein Zimmer und empfange meinen ersten Besuch. Ich fühle mich gut. Und das bleibt auch für einige Tage so. Der Professor kommt zur Visite und kann es nicht fassen, daß ich im Bett sitze, lachend und erzählend. Ich bin stolz und glücklich.

Samstag, 6. November 1976

Seit Tagen habe ich Fieber, fühle mich schlecht, habe keinen Appetit und bin ruhelos. Ärzte und Schwestern sind rührend um mich besorgt. Sie verordnen mir Wunschkost, bringen ständig Getränke, Joghurt,

Früchte, sogar Blumen. Der Chromgalgen neben meinem Bett, seit Tagen in die Verbannung geschickt, rollt wieder an mit zahllosen Infusionen, großen, kleinen, hellen, dunklen, mit Bluttransfusionen, Tag und Nacht. Ein nicht enden wollender Kampf mit meinen ohnehin katastrophalen, nun über Gebühr strapazierten Venen beginnt. Meine Arme spiegeln alle Regenbogenfarben wider, sind verschwollen und werden dick bandagiert.

Dann wird das riesige Pflaster entfernt, das meinen ganzen Unterbauch bedeckt, die Fäden werden gezogen, und ich kann mich überzeugen, wie gut die große Wunde schon verheilt ist. Ebenfalls entfernt wird der linke der beiden aus meinem Unterleib ragenden Schläuche, sogenannte Wunddrainagen, durch die die Wundflüssigkeit abfließen kann. Der rechte Schlauch, der noch zu viel absondert, soll noch etwa zwei Tage an seinem Platz verbleiben.

Als der Blasenkatheter entfernt wird, gibt es eine böse Überraschung: Der Blasenschließmuskel funktioniert nicht, und ich bin leck wie ein Schiff, das einen Eisberg gerammt hat. Doch auch damit kann man leben. Nur die Nächte sind fürchterlich. Alle zwei Stunden werde ich wach, habe kolikartige Schmerzen in der Nierengegend und kann es im Liegen nicht aushalten. Die vielgeplagte Nachtschwester schiebt mich an meinen beiden Krücken durch den Gang, bis die Schmerzen langsam verebben.

Dienstag, 9. November 1976

Heute soll endlich der letzte aller Schläuche, die rechte Wunddrainage, entfernt werden. Doch es kommt nicht dazu; denn die Ärzte entdekken plötzlich, daß in dem Schlauch etwas ist, das da auf keinen Fall sein dürfte: Urin!

Ich werde eilig in die Urologische Ambulanz gerollt, wo man nach einer kurzen Untersuchung sehr schlechte Nachrichten für mich hat. Ganz offensichtlich ist der rechte Harnleiter verletzt, und zwischen der rechten Niere und der Blase besteht folglich keine Verbindung mehr. Das heißt: erneute Operation größeren Ausmaßes. Diese Eröffnung ist für mich schlimmer als es die Ankündigung der ersten Operation jemals war, und meine Verzweiflung stürzt mich in tiefe Depressionen.

Donnerstag, 11. November 1976

Da bereits feststeht, daß ich in ca. einer Woche zum zweitenmal operiert werde, wird eine Angiographie gemacht. Eine Kontrastflüssigkeit wird durch die Halsschlagader ins Gehirn gespritzt. Auf diese Weise kann man nach der Ursache forschen, die schuld an meinem gelähmten Bein ist, und somit gewisse Risikofaktoren in bezug auf den erneuten Eingriff weitgehendst ausschließen. Es ist ein nicht ungefährliches Unternehmen, diese Art der Untersuchung, doch was bleibt mir zu tun, als abermals zu unterschreiben, daß mir alle damit verbundenen Gefahren bekannt sind und ich dieses Risiko auf mich nehmen muß.

Dienstag, 16. November 1976

Heute bin ich wegen der bevorstehenden Operation auf die urologische Station verlegt worden, und alle Ärzte und Schwestern von der Gynäkologie haben mich besucht, um mir Mut und Trost zuzusprechen. Morgen kommt noch einmal meine Familie zu Besuch, und das ist gut so; denn bis sie wiederkommen (sie wohnen außerhalb, und das Krankenhaus ist ohne Auto schlecht zu erreichen) ist es Samstag, und dann ist alles schon vorbei. So braucht keiner zu wissen, wie schlecht es um mich bestellt ist. Ich erzähle ihnen alles hinterher. Übermorgen werde ich operiert, einen Tag vor dem 20. Geburtstag meines Sohnes.

Donnerstag, 18. November 1976

Diesmal lassen sie mich warten, zuerst im Zimmer, dann im Gang vor den OP-Räumen, und dieses Warten macht mich nervös. Ich bin nicht mehr dieselbe, die ich vor der ersten Operation war; ich bin ein gebranntes Kind, nicht mehr unbelastet und unbefangen, sondern mißtrauisch, und ich habe Angst. Diese Angst läßt mich innerlich zittern – trotz Beruhigungsspritze. Als es endlich soweit ist, streiken meine Venen, und so gibt es statt Schlummerspritze eine Maske, unter der ich zu ersticken glaube, bevor ich endlich hinabtauche ins Nichts. Aber da ist plötzlich eine Stimme, die meinen Namen ruft, wieder und immer wieder. Ich höre sie, aber ich kann nicht antworten, und mir wird unklar und verschwommen bewußt, daß ich noch auf dem OP-Tisch liege. Und da ist auf einmal noch etwas, was ich höre und erschrocken feststelle, daß es mein Atem sein muß, stockend, röchelnd, schwach nur und mühsam, wie ersterbend. Und da ist wieder diese Stimme, die nach einer Spritze ruft. Ich fühle einen brennenden Schmerz an meiner linken Hand, dann einen Druck auf der Brust, da, wo das Herz sitzt. Dann gleitet alles unter mir wieder weg, ganz weit weg. –

Das Erwachen ist schlimmer als der infernalischste Alptraum: Drähte, Schläuche, Kabel, Kanülen – überall an meinem Körper. Ein dünner Schlauch sitzt in meiner Nase und führt in meinen Magen, und was das Schlimmste ist, ein dicker Schlauch sitzt tief in meinem Hals, reizt mich fortwährend zum Würgen und erzeugt pausenlos Brechreiz. Ich kann mich nicht verständlich machen, kein einziges Wort sagen, ich bin so hilflos wie ein Fisch an der Angel – hilfloser noch; der kann wenigstens noch zappeln!

70 Stunden ohne Schlaf

Wieder einmal Intensivstation, diesmal mit Beatmungsgerät und Monitoren, die Lichtblitze und manchmal pfeifende Töne von sich geben. Dann kommt jedesmal Leben in meine einsame »Zelle«, in der ich wie aufgebahrt liege. In meine Halsschlagader hat man einen Dauerkatheter eingepflanzt, der meine Venen entlasten soll und durch den jetzt alle Infusionen und Transfusionen fließen; denn in meinen zerstochenen Armen und übel zugerichteten Händen ist nicht die Spur einer Vene zu ertasten.

Nachts kommt dann das Fieber. Es klettert auf über 40 Grad. Man packt mich in Eis. Die Schwester, die die ganze Nacht an meinem Bett Wache hält, hat es nicht leicht; denn ich bin unruhig, werfe alle Decken von mir und tue die ganze Nacht kein Auge zu. Drei Tage und drei Nächte liege ich so, die Augen gegen die Decke gerichtet, schlaflos. Ist es Tag oder Nacht? Was für einen Tag haben wir heute? Welches Datum schreiben wir?

Hier scheint keine Sonne, kein Mond, keine Sterne – es gibt kein Morgenrot und keine Dämmerung, nur Tag und Nacht das gleiche kalte künstliche Licht. Und kaum einen anderen Laut als den der Maschinen, die mich am Leben erhalten, und das Klappern und Schlurfen der Holzpantinen, die alle Schwestern und Ärzte hier tragen, immer die gleichen Geräusche – Tag und Nacht, Nacht und Tag. Irgendwann zwischendurch denke ich an meinen Sohn, der Geburtstag hat. Später erfahre ich dann, daß er zusammen mit meinem Bruder draußen vor meiner Tür stand – aber man ließ ihn nicht zu mir.

Wie lange liege ich schon hier? Wie lange muß ich noch bleiben? Die Minuten tröpfeln dahin, die Stunden zerdehnen sich zu Ewigkeiten. Nach über 70 Stunden kommt endlich der erlösende Schlaf und nimmt mich in seine beschützenden Arme.

Einmal, als ich die Augen öffne, sehe ich ein Gesicht – das meiner Mutter, die sich nicht abweisen ließ und die den weiten Weg nicht scheute, mich nur eine Minute zu sehen. Sie kann kaum etwas sehen; denn sie weint. Und ich kann ihr nichts Tröstendes sagen; denn ich bin zur Stummheit verdammt. Man reicht mir eine Tafel, auf die ich schreibe, daß es mir gut geht. Da weint sie noch mehr und geht, auf ihren Stock gestützt, langsam hinaus.

Dienstag, 23. November 1976

Ich kann wieder atmen, ich kann wieder sprechen! Was macht es schon, daß meine Stimme wie eine alte verrostete Trompete klingt! Für mich ist es Musik. Die Krisis ist vorüber – heute komme ich zurück auf die Station. – Da liege ich nun in meinem Bett, das am Fenster steht, und ich sehe den Himmel, die Sonne, die Wolken – und Blumen auf der Fensterbank. Wie wunderbar! Das Leben hat mich wieder, dieses zauberhafte, faszinierende Leben, das ich fast verloren hätte.

Sonntag, 5. Dezember 1976

Seit mehreren Tagen bin ich wieder zurückverlegt auf die Gynäkologie und habe ein Einzelzimmer. Aus meiner rechten Niere baumelt ein langer Schlauch, der in einen Beutel mündet, in den der Harn abfließen kann. Diese sogenannte Nierenfistel ist nur eine provisorische Lösung, später will man in einer weiteren Operation versuchen, den defekten Harnleiter wieder zu »reparieren».

Heute ist der zweite Adventsonntag – in meinem Zimmer liegen duftende Tannenzweige und flackert eine dicke Kerze, die ein warmes Licht verbreitet und fast so etwas wie Weihnachtsstimmung herbeizaubert.

Warten auf den dritten Eingriff

Heiligabend 1976

Ich bin zu Hause und überglücklich, endlich wieder im Kreis meiner Familie zu sein. Da ich mich sehr schwach und elend fühle, sind wir alle für die Feiertage ins Haus meiner Mutter umgezogen. Auch meine älteste, verheiratete Tochter ist mit ihrem Mann und dem zehn Monate alten Baby angekommen, und so ist die Runde komplett. Es ist ein schönes und trauriges Weihnachtsfest zugleich. Nach den Feiertagen muß ich wieder ins Krankenhaus, um die restlichen Telekobaltbestrahlungen zu bekommen, die seit 30. November zu meinem täglichen Pensum gehören. Diese Bestrahlungen gehen an meine Substanz: Übelkeit, Brechreiz, der sich bis zum Erbrechen steigert, Appetitlosigkeit, Durchfälle und Abgeschlagenheit sind meine ständigen Begleiter.

Am 30. Dezember ist die erste Serie abgeschlossen. Nach einer etwa dreiwöchigen Pause beginnt am 26. Januar 1977 die zweite Runde, die am 16. Februar endet.

Mittwoch, 26. Januar 1977

In den vergangenen dreieinhalb Wochen habe ich mich ein wenig erholt. Heute beginnt die zweite Bestrahlungsserie, aber ich habe es erreicht, daß die nun folgenden 15 Bestrahlungen in ambulanter Behandlung durchgeführt werden. Jeden Tag fahre ich mit dem Taxi die insgesamt 40 km für Hin- und Rückfahrt zum Krankenhaus, wo ich nach der Bestrahlung gleich in die Urologische Ambulanz hinüberwechsle, wo meine Nierenfistel ärztlich versorgt wird.

Dienstag, 15. Februar 1977

Seit heute früh bin ich wieder im Krankenhaus, aber nur für drei Tage, da verschiedene Untersuchungen und Tests durchgeführt werden sollen und ich die letzten beiden Bestrahlungen absolvieren muß. Nierenfunktionsprüfungen, EKG und EEG (Elektroenzephalogramm) stehen neben anderen »Pflichtübungen« auf meinem Tagesprogramm. Übermorgen darf ich wieder nach Hause. Eine neue Phase der Ungewißheit. Wann die nächste Operation sein wird, steht noch nicht endgültig fest. Bis dahin muß ich einmal pro Woche zur ambulanten Behandlung hierher kommen.

Mittwoch, 18. Mai 1977

Drei Monate sind inzwischen vergangen. Heute haben sie mich zum dritten Male operiert, und diesmal erwache ich gottlob nicht auf der Intensivstation. Noch weiß ich nicht, wie die Operation ausgegangen ist. Ich weiß nur, daß man versuchen wollte, den defekten Harnleiter in die Blase neu einzupflanzen, und daß ich, im Falle des Gelingens, drei Wochen flach auf dem Rücken liegen muß.

Als die Visite vorüber ist, bin ich wieder um eine Illusion ärmer geworden: die Operation scheiterte, da das Gewebe durch die Bestrahlungen sehr gelitten hat und total verschwartet ist. Man tröstet mich damit, daß man mir bei dieser Gelegenheit gleich den Blinddarm entfernt hat, damit man mich nicht ganz umsonst aufgeschnitten hat. Es tröstet mich nur wenig. Man erklärt mir, welche Alternativen sich nun noch anbieten: entweder ein Leben lang den künstlichen Nierenausgang zu behalten oder eine vierte Operation auf mich zu nehmen, bei der man die gesunde rechte Niere entfernen will.

Eine ausweglose Situation

Mittwoch, 1. Juni 1977

Heute ist mein 46. Geburtstag, aber mir ist nicht nach Feiern zumute. Am Nachmittag ist mein Verband völlig durchgeblutet, und ich muß rasch ins Krankenhaus zum Verbinden. Nachdem es mir die ersten Tage nach der Operation sehr schlecht ging, machte ich danach schnellere Fortschritte als nach den beiden ersten Operationen, und so ließ man mich auf meinen Wunsch am 28. Mai nach Hause gehen, damit ich zu Pfingsten bei meinen Kindern sein konnte. Aber anscheinend war dieser Termin doch etwas verfrüht, wie ich jetzt merke.

Montag, 18. Juli 1977

Zwei Monate sind seit der letzten Operation vergangen, aber die Wunde will nicht zuheilen. Alle zwei Tage muß ich ins Krankenhaus zum Verbinden, und fast immer ist der Verband durchgeblutet. Jedesmal wird erneut mit Pinzetten und Löffeln in der tiefen Wunde gebohrt und eine Unmenge dicker schwarzer Blutklumpen herausgeholt; sogar die seit langem entfernte Wunddrainage wird wieder eingesetzt.

Vor einer Woche hat man aus der Wunde ein Stück Gewebe entnommen und in ein kleines Fläschchen mit einer Flüssigkeit gelegt. Man hat mir nicht gesagt, warum und wozu, und man hat mir bis heute auch nicht gesagt, wie das Ergebnis dieser Untersuchung ausgefallen ist. Und ich bringe den Mut nicht auf, danach zu fragen.

Freitag, 30. September 1977

Jetzt muß ich nur noch ein- bis zweimal wöchentlich ins Krankenhaus. Die Wunde blutet nicht mehr so stark, aber sie heilt nicht zu. Ich weiß, ich muß mich bald entscheiden; denn sobald die Wunde sich geschlossen hat, will man operieren, falls ich es nicht vorziehen sollte, mit der Nierenfistel zu leben. Ich kann mich nicht entscheiden, denn je länger ich darüber nachdenke, desto klarer wird mir, daß ich keine der beiden Lösungen akzeptieren will. – Manchmal bin ich direkt froh, daß die Wunde immer wieder aufbricht; denn so gewinne ich Zeit und kann die Entscheidung immer wieder hinausschieben.

Samstag, 29. Oktober 1977

Heute ist es auf den Tag genau ein Jahr her, seit ich das erste Mal unter das Messer mußte – eine lange leidvolle und schmerzdurchwobene Zeit liegt hinter mir. Und was steht mir noch bevor? Manchmal habe ich das Gefühl, daß ich eine Zeitbombe in mir herumtrage, und immer öfter muß ich an das kleine Fläschchen denken, von dessen Inhalt ich immer noch nicht weiß, ob . . . Und noch immer ist die Wunde nicht geschlossen, obwohl die letzte Operation fast ein halbes Jahr zurückliegt. Doch seit einigen Tagen habe ich das Gefühl, daß es zusehends besser wird und die lange Zeit, die ich nun schon in Bandagen verbringe – fest verschnürt wie eine gefüllte Weihnachtsgans – ihrem Ende entgegengeht.

Mitte Oktober hatte ich eine Besprechung mit den Ärzten der Urologischen Ambulanz, wobei man mir möglichst schonend beibrachte, daß eine weitere Operation nicht ratsam sei, da zu befürchten stehe, daß der linke Harnleiter sich aufgrund der Strahlungsschäden ebenfalls schließen werde, was bedeutet, daß ich dann auf die Nierenfistel angewiesen bin, sie somit lebensnotwendig geworden ist.

Bis heute sind Verzweiflung, Mutlosigkeit und Depression nicht von mir gewichen, obwohl ich nun eigentlich Klarheit habe und mir eine Entscheidung abgenommen worden ist. Ich habe bis jetzt noch mit niemandem über das, was die Ärzte mir mitgeteilt haben, gesprochen, aber ich lehne mich innerlich dagegen auf, es zu glauben. – Eigenartig ist nur, daß von dem Zeitpunkt an, als diese Aussprache stattfand, die Wunde begann, sich allmählich zu schließen.

Zwei Tage später: Eine Freundin hat mir ein Buch geliehen: *Die Macht Ihres Unterbewußtseins* von Dr. Joseph Murphy. Ich lese es mit Interesse, Intensität und der festen Überzeugung, daß jedes Wort, das da geschrieben steht, wahr sein muß. Und ich sehe plötzlich einen Weg zur Wiedererlangung meiner schwer angeschlagenen Gesundheit. Der Wunsch und das Verlangen, wieder ganz gesund zu sein, sind plötzlich übermächtig. Alles ist auf einmal so einfach: ich habe nichts weiter zu tun, als meine geistigen und seelischen Kräfte zu aktivieren und wirken zu lassen. So oft wie möglich, mindestens aber dreimal täglich, gebe ich mich den Meditationen über das harmonische Zusammenspiel zwischen Körper, Geist und Seele hin, so wie es Dr. Murphy in seinem Buch in vielen Beispielen beschreibt.

Neue Kraft aus dem Unterbewußtsein

November 1977

Ich bin voller Glauben und Vertrauen in die Macht meines Unterbewußtseins, und ich werde nicht müde, mir immer aufs neue ins Gedächtnis zu rufen, daß ich alles erreichen kann, was ich meinem Unterbewußtsein glaubhaft suggerieren kann. Ich sehe mich im Geiste laufen, wandern, schwimmen, tanzen und viele andere Dinge tun, die ich physisch nachzuvollziehen noch nicht imstande bin.

Dezember 1977

Ich habe Hochs und Tiefs, aber die Hochs überwiegen mehr und mehr, und ich fühle mich von Tag zu Tag besser, zuversichtlicher und gestärkter im Glauben. Und jedesmal, wenn auch nur ein Anflug von Resignation sich bemerkbar macht, greife ich zu »meinem Buch«, das ich ständig in Griffnähe habe und das mich überallhin begleitet. Es ist abends mein letzter und morgens mein erster Gedanke.

Tagträume werden Wirklichkeit

Januar 1978

Viele Wochen sind vergangen, seit ich mit den von Dr. Murphy empfohlenen Suggestionen begann. Ich brauche das Buch nur noch selten, denn sein Inhalt ist mir bereits in Fleisch und Blut übergegangen. Der Zeitpunkt, da neue Röntgenaufnahmen gemacht werden sollen, rückt näher und näher.

Unzählige Male habe ich mir im Geiste ausgemalt, wie alle Ärzte und Schwestern voller Staunen und Überraschung meine Röntgenaufnahmen betrachten und feststellen, daß der defekte Harnleiter wieder voll funktionsfähig ist. Ich höre sie im Geiste aufgeregt durcheinanderreden, ich sehe den Oberarzt und den Professor, der mich operierte, ich spüre seinen Händedruck, während er mir gratuliert, und ich höre seine Stimme, wie sie sagt: »Sie sind wieder vollkommen gesund. Meinen Glückwunsch.« Immer intensiver werden meine Vorstellungsbilder, immer farbiger, immer lebensvoller, immer wirklichkeitsbezogener. Meine Phantasie kennt keine Grenzen mehr – ich bin durchdrungen von dem Gefühl und der unerschütterlichen Gewißheit, mein Ziel erreicht zu haben.

Montag, 13. Februar 1978

Jetzt ist der große Augenblick gekommen, und ich habe Herzklopfen vor Aufregung und freudiger Erwartung. – Und dann ist mein Traum plötzlich Wirklichkeit geworden, und alles vollzieht sich fast genauso wie in meinen Tagträumen.

Ich spüre, wie mir die Tränen über das Gesicht rinnen und nicht mehr versiegen wollen. Diese Freudentränen waren in meinen geistigen Vorstellungen stets der Abschluß des Geschehens und meist so intensiv, daß Traum und Wirklichkeit miteinander verschmolzen.

Montag, 6. März 1978

Heute ist mein großer Tag! Heute wird mein künstlicher Nierenausgang endgültig entfernt! Ich könnte laut schreien vor Glück! Nachdem ich nun seit den für mich so positiven Röntgenergebnissen die Nierenfistel abgestöpselt habe, in steter Steigerung von drei Stunden angefangen bis zu 72 Stunden, also drei Tage und drei Nächte ohne Pause, sehen die Ärzte kein Risiko darin, den Schlauch, der mich seit 15 Monaten quälte, endlich zu entfernen.

Ostersonntag 1978

Istanbul, faszinierende Stadt zwischen Orient und Okzident! Freunde haben mir eine Reise geschenkt, die ich genieße wie kaum etwas zuvor in meinem Leben. Morgen das Schwarze Meer und danach eine achttägige Fahrt auf der Donau bis nach Wien. Es ist manchmal nicht einmal für mich zu fassen, daß nur drei Wochen vergangen sind, seit ich noch einen künstlichen Nierenausgang hatte.

Die Wunde ist so rasch zugeheilt, daß man dabei fast zusehen konnte. Auch die Wunde von der dritten Operation bereitet mir keine Sorgen mehr. Als ich nach 16 Monaten mein erstes Bad nehmen konnte, war das für mich ein königliches Geschenk.

Donnerstag, 10. August 1978

Seit 25. Juli bin ich hier in Bad Wildungen zur Kur – für sechs Wochen. Die Umgebung ist wunderschön, und ich habe bereits an mehreren Wanderungen teilgenommen, mehr noch – ich habe sogar gewagt, wieder zu tanzen! Niemand hat gemerkt, daß mein Bein vor eineinhalb Jahren noch gelähmt war. Täglich schwimme ich meine Runden im Hallenbad unseres Sanatoriums.

So haben all die Dinge, die lange Zeit nur in meiner geistigen Vorstellungswelt existierten, ihre Erfüllung gefunden. Ich habe den gesunden Menschen vieles voraus: Ich bin erfüllt von einer nicht zu beschreibenden Lebensfreude, und mein Herz ist voller Dankbarkeit für jeden neuen Tag.

Meine Krankengeschichte auf einen Blick

21. Oktober 1976: Feststellung eines Colum I/b (Gebärmutterhalskrebs) durch den Frauenarzt, Herrn Dr. Gerhard Martinek, 6234 Hattersheim/ M. 1.
29. Oktober 1976: Wertheimsche Operation – größter gynäkologischer Eingriff, bei dem durch einen Bauchschnitt die Gebärmutter, die Eileiter und Eierstöcke, die Lymphknoten, der obere Anteil der Scheide und das neben der Gebärmutter befindliche Bindegewebe entfernt werden (durchgeführt im Nord-West-Krankenhaus in Frankfurt/Main).
Postoperative Folgen: Halbseitige Lähmung links, beinbetont (Verdacht auf Cerebralthrombose), verletzter rechter Harnleiter, Nierenfistel, Blasenschlußstörung.
18. November 1976: Zweite Operation. Wegen des defekten Harnleiters wird, da zwischen rechter Niere und Blase keine Verbindung mehr besteht, ein künstlicher Ausgang gelegt, eine sogenannte Nierenfistel. Eine Woche Intensivstation, hohes Fieber, künstliche Beatmung.
30. November bis 30. Dezember 1976: 15 Telekobalt-Bestrahlungen, stationär (3000 Rad. Biaxiale Pendelbestrahlung des kleinen Beckens).
26. Januar bis 16. Februar 1977: 15 Telekobalt-Bestrahlungen, ambulant (wie oben).
18. Mai 1977: Dritte Operation. Versuch, den defekten Harnleiter in die Blase neu einzupflanzen, scheitert, da das Gewebe durch die Bestrahlungen zu stark verschwartet ist.
Folgende Alternativen: entweder zeitlebens den künstlichen Nierenausgang zu behalten oder in einer vierten Operation die rechte gesunde Niere zu opfern.
Mitte Oktober 1977: Besprechung mit den Ärzten der Urologischen Ambulanz des Nord-West-Krankenhauses. Man rät mir, den künstlichen Ausgang zu behalten, da zu befürchten steht, daß sich auf Grund der Strahlenschäden der linke Harnleiter eventuell schließt und somit in einer neuen Operation ein künstlicher Ausgang in der linken Niere gelegt werden müßte.

(Während des gesamten Zeitraumes vom Januar 1977 bis zum März 1978 ist ständige ambulante Behandlung im Nord-West-Krankenhaus erforderlich.)
13. Februar 1978: Röntgenaufnahmen und Durchleuchtung des gesamten Nieren-Harnleiter-Blasenbereichs mit für mich positivem Ergebnis: der defekte, 15 Monate außer Betrieb gesetzte rechte Harnleiter ist wieder voll funktionsfähig!
6. März 1978: Der künstliche Ausgang wird entfernt. Beide Nieren und Harnleiter sowie die Blase arbeiten völlig exakt und ohne alle Störungen.
5. Oktober 1978: Auch aus gynäkologischer Sicht gibt es zur Zeit keinen Verdacht auf Fortschreiten oder Neubeginn der überstandenen Krankheit.
Diesen Bericht kann in allen wesentlichen Punkten bestätigen:

gez. Dr. med. G. Martinek

Das sagt der Psychologe

Stellungnahme von Dr. Erhardt Hanefeld zur Krankengeschichte von Gerti Benesch und ihrer Heilung in der Sicht der Transpersonalen Psychologie

Dieser Bericht über die äußeren und inneren Begleitumstände einer schweren Krankheit und einer ungewöhnlichen Heilung ist von ganz besonderem Wert; wir hören ja viel eher einmal etwas über spektakuläre Wunderheilungen in Lourdes oder über sensationelle »Geistige Heiler«, wobei viele Menschen für einen unsicheren Ausgang viel Zeit und Geld zu investieren bereit sind.

Dieser Bericht weist darauf hin, daß es eine sehr zuverlässige Heilerpersönlichkeit gibt, die keinen Vergleich scheuen muß: es ist der »innere Heiler«, die Kraft des eigenen Selbst, des »höheren Selbst«, wie es in der Transpersonalen Psychotherapie genannt wird. (Hier wird diese Instanz ganz gezielt zur seelischen und körperlichen Gesundung eingesetzt.)

Fälle ähnlich dem hier geschilderten kommen immer wieder vor. Wenn so etwas geschieht, wird es von den Ärzten meist als Kuriosität zur Kenntnis genommen und möglichst schnell vergessen, da es nicht in den Rahmen einer weitgehend mechanistisch ausgerichteten Medizin paßt. »Spontanremission« ist ein schönes Wort, um die ärztliche Unwissenheit über die Gesetze dieser Heilungen (denn es handelt sich um solche) zu überspielen.

Es gibt inzwischen eine Fülle von Literatur, in der in manchmal euphorischer Weise behauptet wird, daß es für die eigenen Kräfte keine Grenzen gibt – manchmal steht dabei die Heilung von Krankheiten unmittelbar neben der Erzielung äußeren Erfolges, von materiellem Gewinn. Vielfach werden dabei jedoch grundlegende geistige Gesetze nicht beachtet.

Dieser Bericht demonstriert einige Grundvoraussetzungen, die leicht vergessen werden.

a) Jede Heilung setzt den tatsächlichen Wunsch des Kranken voraus, gesund zu werden. Das ist keineswegs selbstverständlich, denn vielfach »will« das bewußte Ich zwar gesund werden, die tieferen Schichten der

Persönlichkeit aber wünschen die Krankheit bzw. haben sie direkt herbeigeführt.

In diesem Beispiel wird sehr deutlich, daß hier ein tatsächlicher Gesundungswille besteht, eine starke Lebensbejahung und Lebensfreude.

b) Für eine Selbstheilung reicht es aber noch nicht aus, keine Gegenkräfte im eigenen Unterbewußtsein zu haben. Eine solche Heilung ist nur durch Aktivierung der höheren, spirituellen Kräfte im Menschen möglich (des »Überbewußtseins«, des »höheren Selbst«).

Nur dann ist das tiefe Vertrauen zu erzielen, die »unerschütterliche Gewißheit«, von der Frau Benesch berichtet, der »Glaube, der Berge versetzt«. Diese Gewißheit zu erlangen ist nicht einfach – die meisten Menschen sind von Zweifel und Ungewißheit geplagt und sind deshalb nicht imstande, die Kräfte des Überbewußten zu aktivieren.

c) Eine Selbstheilung erfordert hohen persönlichen Einsatz und aktive Arbeit. (Frau Benesch arbeitete mindestens dreimal täglich für ihre Gesundung.) Dazu sind die meisten Menschen nicht bereit, sie betrachten ihren Körper als einen Gegenstand, wie ein Auto etwa, das einen Defekt hat und vom Experten »repariert« werden muß. So wie der Kranke über Jahre hinweg täglich an seiner Krankheit »gearbeitet« hat (durch negatives Denken, falsche Ernährung, fehlende Aktivierung von Körper, Seele und Geist), so erfordert eine dauerhafte Heilung ebenfalls tägliche aktive Arbeit.

Als Fazit gilt: Die Kräfte des menschlichen Geistes sind wahrscheinlich tatsächlich unbegrenzt. Sie zu nutzen aber ist ungewohnt, widerspricht unserer täglichen Gewohnheit und unserer ganzen entfremdeten Umwelt.

Es ist im Grunde erschreckend, daß dieser Bericht etwas so Besonderes darstellt, denn eigentlich ist ein sinnvolles Leben nur möglich, wenn man wie Frau Benesch sagen kann: »Ich bin erfüllt von einer nicht zu beschreibenden Lebensfreude, und mein Herz ist voller Dankbarkeit für jeden neuen Tag.« Aus einer solchen Haltung heraus jedoch wird die Selbstheilung einer schweren, für unheilbar gehaltenen Störung zu etwas ganz Selbstverständlichem. Noch ist diese »normale« Haltung jedoch so selten, daß solche Geschehnisse entweder als kuriose »Spontanremissionen« weggeschoben – oder als »Wunderheilungen« gepriesen werden.

Fritz Hoffmeister

Der Weg aus der Krankheit

Bewußtseinsveränderung ist die einzige wirkliche Chance zur Rettung unseres Gesundheitswesens

Umdenken tut not. Bewußtseinsveränderung als A und O jeder Krisenbewältigung – das ist Fazit der Überlegung, wie das Überleben auf dem Planeten Erde gesichert werden kann. Wer nun seine Hoffnungen dabei auf »verstärkte Aufklärung« und »Information« alleine setzt, muß höchstwahrscheinlich enttäuscht werden. Diejenigen, die das Informationshandwerk beherrschen, haben die Illusion einer Wandlung des Denkens durch Denken, durch Zuhören, Zuschauen und Lesen verloren.

Horst Stern (*Sterns Stunde*), weiß Gott kein Neuling im Mediengeschäft, im Leitartikel zur Erstausgabe seiner Zeitschrift *Natur*: »Kassandrarufe aus dem grünen Jammertal (können) das Gehirn des Menschen nicht nachhaltig erreichen.« Oder Erhard Eppler, nicht nur SPD-Politiker, sondern auch parteiübergreifender Autor und Denker: »Nicht der eine oder andere Intellektuelle kann solchen Wandel bewirken, er kann ihm bestenfalls Ausdruck verleihen, ihn damit formen und ihm Ziel und Richtung geben. Geschichtlich wirksame Umschichtungen im Bewußtsein von Menschen geschehen durch elementare Erfahrungen im Alltag, in der Arbeit, in den Beziehungen von Mensch zu Mensch oder Mensch und Natur – nicht durch Lektüre.«

Gesellschaftspolitische Wirksamkeit, wie sie Horst Stern mit *Natur* fördern will, haben Appelle erst, wenn sie auf aufnahmebereites und verständiges Bewußtsein stoßen. Ohne solch fruchtbaren Boden sind sie wie Samen auf Stein: Kein Pflänzchen grünt.

Aus Schaden wird man nicht mehr klug

Heute noch auf »Erfahrungen im Alltag« (Eppler) zu setzen, kann inzwischen aber auch bereits gefährlich werden, denn es könnte, schneller als man ahnt, der Zeitpunkt einer letzten Erfahrung kommen, der ein Lernen nicht weiter erlaubt – weil kein Lernen mehr möglich ist. Nicht nur der große Atomschlag kann eine solche »letzte Erfahrung« sein. Auch schon die Rodung eines ganzen Tropenwaldes, im südamerikanischen Amazonas-Becken täglich praktiziert, ist ein Prozeß, aus dem nicht mehr gelernt werden kann, wenn er erst einmal abgeschlossen sein wird: denn einen zweiten Urwald, den man nun, aus Schaden klug geworden, erhalten könnte, hat der Amazonas nicht.

Wir dürfen nicht mehr aus Schäden klug werden, denn die Schäden der Zukunft halten nur noch Lektionen bereit, »die nahezu unermeßliche Nachteile und tödliche Verzögerungen nach sich ziehen« (»Club of Rome«-Präsident Aurelio Peccei in *Das menschliche Dilemma*). Wer nur lernt, weil er mit den Folgen seines Tuns konfrontiert wird, lernt in unseren Tagen eventuell zu spät. Weshalb, zweitens, die Frage nach dem Phänomen Bewußtsein entscheidend bleibt: Wie mache ich es, daß mein Bewußtsein rechtzeitig bereit wird für ein Umdenken, für eine »planetarische Wende« (Gruhl)?

. . . denn das Schnitzel liegt so nahe

Wie hilflos Informationen allein gegenüber festgefahrenen Bewußtseinstrukturen bleiben, soll ein Beispiel zeigen: unser Gesundheits(un)wesen. Hier wird, anders noch als in Umweltfragen, der einzelne sehr persönlich und meist auch recht bald betroffen von den Folgen eigener Sünden und Unterlassungen, von Fehlernährung und Tabakgenuß, von Bewegungsmangel und Alkoholkonsum, jenen »Risikofaktoren«, die – neben dem allgegenwärtigen »Streß« – am stärksten unsere Gesundheit bedrohen. Kaum jemand, der es nicht längst wüßte: Ißt er zuviel, bewegt er sich zuwenig, raucht er dazu, fördert er, statistisch gesehen, seinen frühen Tod. Und doch: Obwohl es für 56 Prozent der Bevölkerung keinen größeren Wunsch gibt als den, gesund zu bleiben, scheint solcherlei Wissen kaum eine Wirkung zu haben. »Das Fleisch ist schwach . . .«

Dr. Rudolf Affemann, Psychotherapeut und Personalberater in Stuttgart, über den uneinsichtigen Wohlstandsbürger: »Die Erkenntnis allein, daß Völlerei krank macht, bringt ihn in der Regel nicht zum Verzicht. Dazu ist das Schnitzel zu nahe und – wie es scheint – Krankheit und Tod durch ungesunde Ernährung zu fern . . . Man besteht darauf, so zu leben, wie es einem gefällt, und gibt der Allgemeinheit die Pflicht, für die daraus erwachsenden Folgen aufzukommen.« Dieser Standpunkt ist in letzter Konsequenz zutiefst asozial. Heute mehr denn je, da »die Zukunft offenbar schwere Belastungen mit sich bringen wird, denen wir in der heutigen Verfassung nicht gewachsen sind, die uns folglich krank machen werden«.

Sicher – manch einer fühlt sich noch recht wohl in seiner Haut. Andere Teile des Ganzen aber zeigen deutlich, daß es ums Ganze nicht gut bestellt ist. Die folgenden Belege dafür sind nicht mehr als eine willkürliche Wahl von Beispielen:

»Krank« im übertragenen Sinn ist schon der Kostenaufwand fürs Gesundsein. Allein in der Bundesrepublik verschlingt das Gesundheitswesen bereits 450 Millionen Mark am Tag, 165 Milliarden Mark im Jahr (1981 – Anm. d. Hrsg.). Das sind 12 Prozent unseres Bruttosozialprodukts, ein Drittel der gesamten Sozialausgaben. Aus einer *Spiegel*-Dokumentation geht hervor, »daß sich in der Bundesrepublik die Ausgaben für das Gesundheitswesen seit 1950 verdreißigfacht haben, daß sich doppelt soviel Schwestern und Ärzte, dreimal soviel Apotheken, dreimal soviel Krankengymnasten und Masseure, fünfmal soviel Psychologen und unzählige neue Berufsgruppen im Dienste der Gesundheit« ums Volk bemühen. Deutschlands Gesundheitssystem ist »das teuerste der Welt«. Aber auch ein wirkungsvolles? Ivan Illich, wortgewaltiger Medizinkritiker, sarkastisch: Die Ärzte hatten in den letzten hundert Jahren keinen tieferen Einfluß auf die Gesundheit der Menschen »als in früheren Zeiten die Priester«.

Die Zahlen (bezogen auf 1981 – Anm. d. Hrsg.) zeigen es:

1,5 Millionen Bundesbürger sind alkoholsüchtig. 4 Millionen leiden an Alkoholschäden, 7 Millionen stuft das Bundesgesundheitsamt als »deutlich gefährdet« ein.

Erst noch im Kommen sind die modernen »Killer« (Professor Hans Schaefer, Heidelberg): Herzinfarkte, Leberzirrhosen, Lungenkrebs. Die Zahl der Mißbildungen bewegt sich in absoluten Ziffern noch unter »ferner liefen«, stieg aber in den letzten Jahren bei uns um das 160fache an: um 16000 Prozent!

10 Millionen Kranke, ein Sechstel der bundesdeutschen Bevölkerung – das ist der seit sieben Jahren konstante Krankenstand in Deutschland. Seit 1953 sinkt die Lebenserwartung wieder. (Vorerst nur für die Män-

ner, aber die Frauen, so vermutet Hans Schaefer, werden ihnen auch hier getreulich folgen.)

Trotz eines gewaltigen Konsums von 36000 Tabletten pro bundesdeutschem Menschenleben (*Frankfurter Allgemeine Zeitung*, 17. Februar 1981), zwanzigmal soviel wie vor 30 Jahren, hat sich »der allgemeine Gesundheitszustand in der Bevölkerung nicht gebessert«, klagen die Kassen. Schlimmer noch: Trotz des unvorstellbaren Aufwands an Personal, Maschinen, Medikamenten und Geld »müssen wir eine Verschlechterung des Gesundheitszustandes der Bevölkerung beobachten« (Alfred Schmidt, Vorstandsvorsitzender des Bundesverbandes der Ortskrankenkassen).

»In den meisten medizinischen Wissenschaften herrscht Konfusion, Ratlosigkeit, Stillstand, Nicht-mehr-weiter-Wissen« (*Spiegel*). Der Pharmakonzern Hoechst gibt zu: Nur noch 30 Prozent aller Krankheiten lassen sich mit schulmedizinischen Mitteln heilen (*Diagnosen* 3/81).

Kaum mehr Heilung also, dafür aber wachsende Gefahr von seiten der Medizin: Professor Dr. Alfred Schroedter, Direktor des Instituts für Medizinische Grundlagenforschung im Schweizer Luzern, weiß in *Diagnosen* (3/81) »aus Veröffentlichungen der offiziellen Medizin« zu berichten, daß chemisch hergestellte Medikamente, nach wie vor Hauptwaffe des modernen Arztes gegen körperliche wie seelische Unbill, schuld sind an mittlerweile schon »6 Prozent aller Krankheiten mit Todesfolge, an 25 Prozent aller organischen Krankheiten, an 61 Prozent aller Mißbildungen und an 88 Prozent aller Totgeburten«.

Was heilen soll, macht krank

Endgültig makaberer Beleg für die Gefährlichkeit manch ärztlichen Tuns: »Während eines einmonatigen Streiks der israelischen Krankenhäuser starben so wenig Einwohner wie noch nie.« Das gleiche wiederholte sich in Kolumbiens Millionenhauptstadt Bogotà (Rückgang der Sterblichkeit durch Ärztestreik um 35 Prozent), gleiches weiß Großbritannien zu berichten (*Diagnosen*). Kein Wunder, daß mancher Insider des Medizinbetriebs sich am Ende mit Grausen von ihm wendet. Zum Beispiel der emeritierte Professor Thure von Uexküll. Nach 30 Jahren der Forschung und Lehre als Leiter der Abteilung für Psychosomatik und als Ordinarius für Innere Medizin an der Universität Ulm ist von Uexküll überzeugt: Die Hälfte aller Krankheiten in den entwickelten Ländern werden heute durch medizinische Maßnahmen erst hervorgerufen (»iatrogene Krankheiten«).

Krank zu machen, wo geheilt werden sollte – das Gegenteil dessen zu bewirken, was ursprünglich angestrebt wurde, ist nun aber beileibe kein »Kunstfehler« der Medizin allein. Weshalb es müßig ist, gegen »die« Ärzte zu Felde zu ziehen. Auf manch anderem Gebiet ist das Schildbürgertum nicht weniger verbreitet.

Wäre es möglich, in aller Ruhe einmal die zivilisierten Menschen von oben zu betrachten, aus jener Vogelschau, wie man das früher bei Ameisenhaufen tat (als es noch welche gab) – dann käme wohl niemand mehr auf die sonderbare Idee, nur der eine oder andere Stand der Menschen, diese oder jene »Klasse« sei schuld an kollektivem Versagen. Dann lautete die Diagnose zu Recht: Die Spezies an sich weiß nicht mehr, »wo es langgeht«. Der eine macht den Unsinn, der andere gibt den (Wahl-)Auftrag dazu, der nächste läßt's mit sich geschehen, der vierte schaut gelangweilt zu und der fünfte steckt den Kopf in den Sand. . .

Jeder wirkt mit an den gefährlichen Hirngespinsten, die den riskanten Schritt der Gesellschaft lenken – passiv oder aktiv. So wird nach einer Lösung zu suchen sein, die beides ist: individuell und kollektiv, privat und öffentlich, klein und groß, lokal und überregional, einheitlich im Wesentlichen und doch vielfältig in den individuellen Ausdrucksformen.

Die Chance, die beispielsweise Rudolf Affemann hier sieht, heißt *Erziehung zur Gesundheit* (Kösel Verlag München, 1978) – eins der wenigen Bücher, in denen einmal nicht die unbequeme Wahrheit verschwiegen wird, daß der Großteil der modernen Krankheiten »überwiegend durch menschliches Fehlverhalten entsteht . . . Durch unsere falsche, ungesunde Lebensweise schaffen wir selbst die Probleme, mit denen wir in Zukunft kaum mehr fertig werden.« Sein Fazit schon zu Anfang: »Um so dringlicher ist es, daß wir umdenken, uns neu orientieren und mittels Erziehung zur Gesundheit zu menschengemäßeren Bedingungen in Umwelt und Gesellschaft sowie zu einer gesünderen Art des Lebens hinfinden.«

Dieser Appell meint erneut jeden und alle. Zum Beispiel in den Familien. Dort werden »bereits in den ersten Lebensjahren durch das

Verhalten der Eltern Lebensgewohnheiten, Einstellungen, Persönlichkeitsentwicklungen angebahnt, ... die für ein gesundes Leben von größter Wichtigkeit sind«. Womit eben nicht nur Sauberkeit von Zähnen und Ohren, von Hals und Händen gemeint ist.

Auch nicht nur Über- und Fehlernährung, Bewegungsarmut und unüberlegte Einstellungen zum Konsumieren der Dinge. »Hier liegen auch die Wurzeln der Verformung der Persönlichkeit, ihrer neurotischen Entwicklung sowie ihrer Streßanfälligkeit«, Faktoren, die später entscheidend dafür sind, ob sich Alkohol-, Zigaretten- oder Tablettensucht einstellen, ob der Herzinfarkt kommt oder nicht, denn mindestens 80 Prozent aller Erkrankungen sind heute seelischen Ursprungs.

Erziehung der Erzieher

Erneut wäre es unangebracht, diesmal alle Schuld in die Elternschuhe zu schieben. Die Familie ist »Teil der Gesellschaft, sie übernimmt deren Wertvorstellungen und Normen« (Affemann). In unseren Tagen heißt dies: Sie übernimmt, unter anderem, jene irrige Ansicht »fortschrittlicher« Aufklärung, wonach Werte und Normen, Traditionen und Vorbilder samt und sonders hinfällig und »überholt« seien. So entstand ein geistiges Vakuum, in dem die Eltern zwischen dutzenden Erziehungstheorien frei wählen mußten. Kein Wunder – die meisten Eltern waren und sind überfordert und lösten ihr Problem auf die einfachste Weise: Sie ließen die Kinder laufen und gewähren in der Hoffnung, die wüßten selbst am besten ihren Weg. Weiterbildung der Eltern, Erziehung der Erzieher wird gefordert und zeigt, wie eine Bewußtseinsveränderung sich am Ende ausdrücken kann. Sie beschränkt sich nicht auf neue Maßstäbe, Zielvorstellungen und Erziehungstechniken. Auch verschüttete »emotionale und soziale Qualitäten« sollen wieder erschlossen werden, zugunsten eines Mehr an »Gefühlen, Gemüt, Wärme, Herzlichkeit, Zärtlichkeit, Zweckfreies«.

Wenn ein verquerer Zeitgeist für Chaos in der Erziehung und zu Schäden in der Persönlichkeitsentwicklung junger Menschen und damit zu Gesundheitsstörungen bei den später Erwachsenen führt, dann müssen, das ist Affemanns Credo, »durch einen tiefgreifenden Prozeß des Umdenkens, der geistigen Umkehr zugedeckte Wirklichkeiten freigelegt, menschengemäße Werte (neu) gesetzt und entsprechende Normen in der Gesellschaft aufgebaut werden«. Wir brauchen »ein Fundament gemeinsamer Überzeugungen, Zielvorstellungen, und das heißt Grundwerte«. Wir brauchen neue Lebensprinzipien. Womit deutlich wird: Auch eine Gesundheitserziehung »läuft somit letztlich auf geistigen Wandel in der Gesellschaft hinaus«.

Der »innere Mensch« muß gesunden

Es ist, nach Affemann, die Überbetonung des Materiellen, des einseitig rationalen Zeitgeistes, die Verdrängung des Besinnlich-Kontemplativen, die emotionale Entwurzelung, der Schwund an mitmenschlichen Beziehungen; es sind Wissenschaftsgläubigkeit und Neopositivismus, die Entpersönlichung des Menschen, die mangelnde Offenheit gegenüber allem, was nicht sofort greifbar und begreifbar ist – es sind all diese Schattierungen der modernen Geisteshaltung, die wesentlich beteiligt sind beim Abgleiten des einzelnen in gesundheitsschädigende und -zerstörende Fehlhaltungen.

Wer also nach tieferen Ursachen sucht für die Krankheit der Moderne, der findet Geistiges, der findet Gedanken und vage Ideologien, die schuld an der Misere sind. Der einzelne ist krank, weil der Zeitgeist krank ist, und der Zeitgeist ist krank, weil der einzelne es ist. Hier hilft kein Vielfrontenkrieg in Spezialkliniken und Schulbehörden, in teuren Forschungslabors und politischen Untersuchungsgremien. Hier hilft nur noch ein schlichtes, für die gesamte Gesellschaft einheitliches Konzept: ganzheitliche, »möglichst störungsfreie Entwicklung« des einzelnen Menschen, »eine ganzheitliche Ausbildung der Persönlichkeit«. Die Gesellschaft wird nur gesund werden, wenn ihre Zellen gesunden, der einzelne wird nur gesund werden, wenn seine Persönlichkeit, wenn der »innere Mensch« gesund wird.

Gesundheit aber heißt nicht nur bei Affemann: Ganzheit. Schon die arabische Medizin wußte das. So bedeutet »salam« nicht nur »wohl« und »heil«, sondern vor allem auch »ganz«. Ebenso meint der israelische Gruß »schalom« weit mehr als nur den Frieden, den man ihm, mangelhaft übersetzend, unterschob. »Schalom« weist vielmehr auf die Grundlagen von Frieden, auf die Grundlage von Gesundheit hin – auf einen »Prozeß gedeihlichen Wachstums« (Affemann). Das hieße in letzter Konsequenz: krank ist, wer stillsteht; gesund hingegen ist jeder, der sich weiterentwickelt, nicht stehenbleibt, weder körperlich noch geistig. Bei ihm kann es, summa summarum, nur besser werden, auch bei etwaigen vorübergehenden Unpäßlichkeiten.

Der Stuttgarter Psychotherapeut in seinem Fazit: »Je stärker das Eine und Ganze der Wirklichkeit, der Wirklichkeit der Welt und der Wirklichkeit des Menschen, aufgesplittert wird, je mehr also die Ganzheit und Einheit verlorengeht, um so kränker werden wir. Gesundheit kann somit nur erlangt werden, wenn die Prozesse der Spezialisierung und Auflösung von Zusammenhängen durch Bemühungen ergänzt werden, welche die Einzelheiten und Vereinzelungen durch Herstellung neuer Zusammenhänge in eine neue Ganzheit integrieren.«

Damit nähert sich Rudolf Affemann, vielleicht ohne es zu wissen, dem wohl ältesten Konzept von Gesundheit, das die Menschheit überhaupt kennt, und vielleicht auch dem tiefsinnigsten, das sie je hervorgebracht hat: dem vedischen »swasthya«. »Swasthya«, das Wort für Gesundheit in dem uralten Sanskrit, hat zwei Sprach- und Sinnwurzeln. »Swa«, das soviel bedeutet wie »Selbst«, und »sthya«, das soviel heißt wie »fest gegründet«. So lautet die vedische Definition für Gesundheit: »im Selbst fest gegründet«. Gedanklich hinzuzusetzen wäre: alles andere folgt daraus.

Gesundheit durch Bewußtseinsentwicklung ist also eine Forderung, die mehrfach in sich verschränkt ist. Bewußtseinsveränderung beim einzelnen als direkte Voraussetzung für eigenes Gesundsein ist ebenso gemeint wie Bewußtseinserhellung moderner Medizin.

Noch einmal Rudolf Affemann: »Schwund an transzendentalem Bezug, Verlust an Wert und Sinn, Gefährdung der Personalität des Menschen erzeugten in der Seinsmitte des Menschen ein Vakuum, das sich störend, zerstörend auf alle Bereiche seines Lebens auswirkt. Gelingt es uns nicht, diese Mitte neu zu füllen, so werden sich die modernen, vom Menschen selbstgemachten Krankheiten weiter ausbreiten. Erhaltung der Gesundheit, Erziehung zur Gesundheit macht es somit unabdingbar, daß neue geistige und geistliche Grundlagen gelegt werden. Dazu bedarf es eines tiefgreifenden Prozesses des Umdenkens, der Umkehr.«

Dr. med. Harold M. Bloomfield

Ganzheit: Die neue Dimension der Gesundheit

Die »holistische Medizin« – eine Herausforderung für die mechanistische Auffassung vom Menschen

Der esoterische Grundsatz der Ganzheitlichkeit sowohl des Menschen – als eine Einheit von Geist, Seele und Körper – als auch von Mensch und Kosmos beginnt sich als Leitmotiv einer modernen Entwicklung im Gesundheitswesen vorwiegend der USA in einer neuen, politischen Dimension Geltung zu verschaffen. Kritische Ärzte sahen sich veranlaßt, das derzeit gültige mechanistische medizinische Weltbild grundsätzlich in Frage zu stellen. Als konstruktive Alternative dazu entwickelten sie ein Konzept, das unter der Bezeichnung »Holistic« – Ganzheit – immer mehr Anhänger gewinnt. Dr. med. Bloomfield, Verfasser dieses Beitrags, ist einer der führenden Verfechter der Bewegung in ihrem Ursprungsland. Seine Aussagen, im Detail auf amerikanische Verhältnisse gemünzt, gelten ebenso für uns.

Die holistische Betrachtungsweise ist für die moderne Medizin neu, das Konzept des Holismus hat aber seit Tausenden von Jahren seinen Einfluß gehabt. Ausgehend von dem griechischen Wort *holos* (ganz) ist Holismus ein moderner Ausdruck für die uralte Theorie, daß das Universum und besonders die lebendige Natur (das heißt Pflanzen und Tiere), richtig verstanden, mehr als die Summe ihrer Teile sind. Das alte Sprichwort »Ein Haus ist nicht nur eine Ansammlung von Backsteinen« bringt im übertragenen Sinne gut zum Ausdruck, was der holistische Standpunkt meint.

Wenn man dieses Prinzip auf das Verständnis lebender Organismen anwendet, muß man zwangsläufig zu der Schlußfolgerung kommen, daß es unmöglich ist, eine Pflanze, ein Tier oder ein menschliches Wesen nur durch die Betrachtung der Einzelbestandteile zu verstehen. Man muß sowohl die einzelnen Teile in ihrem Zusammenhang sehen als auch das, was die Harmonie zwischen ihnen aufrechterhält. Diese Dimension wird »Geist« (spirit) genannt.

Der holistische Ansatz steht in scharfem Kontrast zu dem mechanistischen Standpunkt, der bislang die moderne Medizin beherrscht. Während die holistische Gesundheitsfürsorge bei der Voraussetzung beginnt, daß bei der Behandlung einer Krankheit sämtliche Aspekte einer Person in Betracht gezogen werden müssen, geht die mechanistische Auffassung davon aus, den Körper als eine aus einzelnen Teilen bestehende Maschine zu sehen, deren jedes getrennt behandelt werden kann. Die holistische Medizin betont die Rolle von geistigen und emotionalen Faktoren, aber in der mechanistischen Sichtweise werden sie heruntergespielt.

Wo die holistische Gesundheitsfürsorge den Schwerpunkt auf die Eigenverantwortlichkeit des Menschen hinsichtlich der Verhinderung von Krankheiten durch gesunde Lebensgewohnheiten legt, betont der mechanistische Ansatz die Bedeutung der Rolle des Arztes bei der Behandlung von Krankheiten. Schließlich erkennt die holistische Medizin die spirituelle Gesundheit als eine wichtige Dimension innerhalb eines gesamtheitlichen Programms der Gesundheitsfürsorge an, während in der mechanistischen Sicht die Bedeutung geistigen Wirkens (spirit) für die Medizin völlig vernachlässigt wird. Weder die holistische noch die mechanistische Betrachtungsweise der Gesundheitsfürsorge haben Anspruch auf absolute Wahrheit. Beide haben ihren Ursprung in verschiedenen philosophischen Perspektiven, die Welt zu betrachten, und keine kann die andere wirklich ausschließen. Die mechanistische Anschauung hat ihre Anfänge im Werk des Philosophen René Descartes aus dem siebzehnten Jahrhundert, der den menschlichen Körper mit dem mechanischen Roboter im Garten Ludwigs des XIII. verglich.

Der Leser ist wahrscheinlich mit dieser Weltanschauung sehr vertraut, da sie ja schließlich für den technischen und wissenschaftlichen Fortschritt von zentraler Bedeutung gewesen ist. Auf der anderen Seite ist er sich aber wahrscheinlich auch der Tatsache bewußt – man denke in diesem Zusammenhang nur an die Umweltverschmutzung, die Entmenschlichung der Arbeitswelt, den Zerfall der Städte –, daß unsere Gesellschaft in ihrer mechanistischen Einstellung einseitig geworden ist.

Bei unserem Bemühen, Herr über die Natur zu werden, haben wir die harmonische Beziehung zu ihr verloren. Der holistische Standpunkt verspricht, dieses Ungleichgewicht zu korrigieren. Der Holismus kann uns zu einem zeitgemäßen Begreifen führen, wie wir unser Leben erfüllt und lang leben können, indem er unsere Achtung vor der Natur in ihrer Gesamtheit wiederherstellt.

Es ist vollkommen offensichtlich, daß eine ausschließlich mechanistische Sichtweise der Gesundheit für viele Probleme im modernen Gesundheitswesen verantwortlich ist. Das mechanistische Modell suggeriert, daß der Arzt ein angemessenes Bild vom Gesundheitszustand des Patienten bekommen kann, indem er feststellt, ob jedes Organ richtig funktioniert.

Der mechanistische Ansatz begünstigt eine Einstellung zur Krankheit und eine Spezialisierung in der Medizin, die auf Kosten der Möglichkeiten geht, die Menschen zu lehren, wie sie den schwerwiegendsten Krankheiten der heutigen Zeit vorbeugen können. So kommt es jedes Jahr zwangsläufig zu einer immer größeren Steigerung der Kosten im Gesundheitswesen und einer ständigen Zunahme von medizinischen Spezialisten, da die epidemische Ausbreitung von Herzkrankheiten, Emphysemen (Blähungen), Krebs und Degenerationskrankheiten unvermindert fortschreitet.

Dieser Gegensatz zwischen dem holistischen und dem mechanistischen Vorgehen beinhaltet jedoch nicht, daß eines das andere ersetzen könnte. Der mechanistische Ansatz hat große Erfolge bei der Entwicklung von spezifischen Behandlungsmethoden aufzuweisen. Wenn beispielsweise Streptokokken die Stimmbänder angreifen, kann der Arzt Penicillin einsetzen, um die eindringenden Bakterien zu zerstören. Wenn im Dickdarm ein Tumor auftritt, kann der Chirurg ihn herausschneiden. Im Falle, daß eine Coronararterie (Kranzgefäß des Herzens) sich teilweise schließt, kann eine künstliche Arterie den Coronarverschluß umgehen.

In all diesen Fällen reduziert der mechanistische Ansatz jedoch die betreffende Person auf einen Streptokokkenbefall der Stimmbänder, einen bösartigen Tumor oder einen Kandidaten für eine künstliche Arterie. Der gesamte Mensch hingegen – einschließlich seiner Gewohnheiten, seiner Persönlichkeit, seiner Gefühle und der äußeren Faktoren, die ihn für die Krankheit prädisponiert haben mögen – wird ignoriert. Eine Folge davon ist, daß der moderne Arzt wahre Wunder bei der Behandlung von Krankheiten wirkt, aber wenig tut, um die Gesundheit zu fördern oder zu erhalten. Die holistische Gesundheitsfürsorge löst dieses Paradox auf, indem sie nach der gegebenen Indikation die besten

Mittel der modernen Medizin einsetzt, aber noch weiter geht und dem Menschen zeigt, wie eine positive Gesundheit zu erreichen ist.

Was nun die Fürsorge angeht, die jeder einzelne seiner Gesundheit angedeihen läßt, bedeutet ein holistisches Vorgehen, daß er nicht erwarten kann, ein optimales Wohlbefinden zu erreichen oder aufrechtzuerhalten, wenn er lediglich auf die diversen Anzeichen und Symptome seiner beeinträchtigten Gesundheit achtet. Der Mensch darf auch für sich selbst den Körper nicht als eine Maschine betrachten. Statt dessen muß er alle zu ihm gehörigen Elemente – Körper, Verstand, Geist und Umgebung – als ein Ganzes sehen und feststellen, welche davon im Ungleichgewicht sind. Er muß seine Eßgewohnheiten, seine Ernährung, die Gefühle, körperliches Wohlsein und Training, das Ausmaß an Streß, die Umgebung zu Hause und am Arbeitsplatz und sogar sein Empfinden vom Sinn und Ziel des Lebens dabei miteinbeziehen. So kann für eine Steigerung seines Wohlbefindens – zusätzlich zu den traditionellen Behandlungsmethoden – eine erhöhte Aufmerksamkeit gegenüber einem oder mehreren dieser Bereiche notwendig sein.

Es gibt momentan keinen Hauptfürsprecher der Verschiebung in Richtung auf den Holismus innerhalb der Medizin. Dennoch kann kein Zweifel darüber bestehen, daß der holistische Ansatz sowohl innerhalb als auch außerhalb der medizinischen Berufe immer schneller an Anerkennung gewinnen wird. Das wachsende öffentliche Interesse an Fitneß, biologischen Nahrungsmitteln, Ernährung an sich, Akupunktur und östlicher Medizin, natürlichen Geburtsmethoden, einer Humanisierung des Sterbens, Meditation, einem erfüllteren Sexualleben und emotionalem Wachstum – zusammengenommen sind das alles Anzeichen dafür, daß die holistische Gesundheit eine Idee ist, für die die Zeit reif ist.

Was ist Gesundheit?

Die meisten Menschen (einschließlich der Ärzte) würden antworten, Gesundheit sei das Nichtvorhandensein von irgendwelchen Krankheitssymptomen. Wenn man sich »nicht schlecht« fühlt oder »in Ordnung« und wenn der Hausarzt keine besondere Krankheit diagnostizieren kann, dann ist man »gesund«, auch wenn man sich niedergedrückt und müde fühlt, Kopfschmerzen hat, sich Sorgen macht, an leichter Verstopfung leidet oder sich am Arbeitsplatz frustriert fühlt.

Aber was ist mit der Würze des Lebens? Wie steht es mit der Fähigkeit, erfrischt und energiegeladen aufzuwachen, begierig danach, den Tag zu beginnen? Wie sieht es aus mit einer dauerhaften Vitalität und Energie bis weit in die Pensions- und Rentenjahre hinein? Wie mit dem natürlichen Wohlbefinden ohne ständige Unterstützung durch Alkohol, Zigaretten und andere Stimulantien? Wie mit einem liebevollen und harmonischen Familienleben? Wie mit dem Gefühl von Lebenssinn und Lebenszweck, das eine grundlegende Erfahrung von innerer Zufriedenheit vermittelt?

Unser modernes Gesundheitsverständnis ist nicht dazu angetan, diese Fragen wichtig zu nehmen. Noch schlimmer: Es gibt deutliche Anzeichen dafür, daß das heutige Konzept von Gesundheit so unzureichend ist, daß es einem das Leben kosten kann, wenn man sich darauf verläßt.

Durch das Ritual des jährlichen Arztbesuchs ist das moderne Verständnis von Gesundheit als Abwesenheit von Krankheitssymptomen im Denken der Allgemeinheit verankert. Der Arzt fängt damit an, daß er den Besucher nach seinem Befinden fragt. Er überprüft die allgemein gehaltene Antwort (ob es nun ein enthusiastisches »gut!« ist oder ein weniger enthusiastisches »es geht«), um festzustellen, ob der Patient an irgendwelchen oberflächlichen Symptomen leidet. Dann entkleidet man sich, damit der Arzt eine körperliche Untersuchung vornehmen kann, wiederum um der Feststellung willen, ob irgendwelche offensichtlichen Krankheitssymptome vorhanden sind. Dann ordnet er wohl auch eine Reihe von grundlegenden Tests wie Blut- und Urinuntersuchungen an. Schließlich kann der Arzt noch nach dem Gefühlsleben fragen, um sich darüber zu informieren, ob irgendeine schwerwiegende emotionale Beeinträchtigung vorliegt.

Wenn der Patient keine augenscheinlichen Leidenssymptome zeigt (Fieber, Husten, schwere oder chronische Schmerzen), die Routineuntersuchungen keine abnormalen Ergebnisse zeitigen wie erhöhte Anzahl weißer Blutkörperchen, zu hoher Blutdruck oder Zucker im Urin, er außerdem nicht über irgendwelche ernsthaften Gefühls- oder Familienprobleme klagt, dann bekommt er die Bestätigung, daß er gesund ist. Aber diese Bestätigung beweist nur, daß die körperliche Untersuchung und die grundlegenden Routineuntersuchungen des Blutes usw. keine Krankheitssymptome zutage gefördert haben. Das bedeutet nicht notwendigerweise, daß der Betreffende wirklich gesund ist.

Diese Feststellung mag wohl die Gemüter erregen, da sie eine Herausforderung an die Basis der modernen diagnostischen Medizin ist. Aber es kann in diesem Zusammenhang nicht stark genug betont werden, daß es einen ganz entscheidenden Unterschied zwischen dem reinen Nichtvorhandensein von erkennbaren oder meßbaren Abnormalitäten und dem Zustand wirklicher Gesundheit gibt.

Wie oft hat man schon versucht, sich dazu zu zwingen, abzunehmen, das Rauchen aufzugeben, regelmäßig gymnastische Übungen zu machen, weniger zu trinken oder sich mehr Zeit für die Entspannung zu nehmen? Und wie oft hat man dabei festgestellt, daß das angewandte System nicht funktionierte oder nur für eine gewisse Zeit half? Wieviele Kurprogramme und Tabletten haben bei den meisten nichts gegen die Kopfschmerzen, Schlaflosigkeit, Magenverstimmung, Nacken- und Rückenschmerzen oder Verstopfung vermocht? Viele konventionelle Therapiemethoden basieren nämlich auf der Annahme, daß der menschliche Körper eine Maschine ist, die zum Funktionieren gebracht werden kann, indem man daran herumhämmert, dreht, ölt und sie irgendwie anwirft. Aber der Körper ist eben keine Maschine; er ist ein außerordentlich komplexes lebendes System, das von Ausgewogenheit, Harmonie und einer aufmerksamen Zuwendung abhängt, damit sein Potential voll wirksam werden kann.

Krise trotz medizinischer Erfolge

Man kann in diesem Zusammenhang überzeugend argumentieren, daß die moderne Medizin bei der Behandlung von Krankheiten nie dagewesene Erfolge erzielt hat, sich aber als unzulänglich erwiesen hat, Gesundheit zu fördern. Auf der einen Seite verlängern Impfstoffe, Intensivstationen und Herzchirurgie das Leben von Millionen Menschen. Andererseits nehmen etwa 60 bis 70 Prozent der amerikanischen Öffentlichkeit alle vierundzwanzig bis sechsunddreißig Stunden vom Arzt verordnete Mittel. Wenn man die Milliarden von rezeptfreien Schmerzmitteln, Erkältungs- und Schnupfentabletten und von über den Ladentisch verkauften Verdauungsmitteln dazurechnet, dann ergibt das ein düsteres Bild von der Gesundheit in Amerika trotz der pharmakologischen Wundermittel (zum Beispiel Insulin, Arzneien gegen zu hohen Blutdruck und Psychopharmaka), die den Menschen im Umgang mit und bei der Linderung von schweren Krankheiten helfen.

Im Hintergrund dieses enormen Medikamentenkonsums gibt es einige alarmierende Statistiken, die die schwerwiegende Problematik dessen erhellen, was heute (1979 – Anm. d. Hrsg.) in Amerika als die Krise im Gesundheitswesen bekannt ist. Beispielsweise gefährdet ein hoher Blutdruck nach wie vor das Leben von 24 Millionen Amerikanern einschließlich einen von vier erwachsenen Männern. Weitere 12 Millionen Menschen leiden unter chronischen Schmerzen und Beeinträchtigungen durch Arthritis.

Ungefähr 22 Millionen Amerikaner nehmen zu irgendeinem Zeitpunkt ihres Lebens eine psychotherapeutische Behandlung in Anspruch, abgesehen von den sechs Millionen Menschen, die wegen geistiger Zurückgebliebenheit hilfebedürftig sind. Wenn man die Statistiken über kardiovasculäre Krankheiten (Angina pectoris, Myokardinfarkt, Herzarhythmie, Schlaganfall) hinzunimmt, die über Lungenkrankheiten (Emphyseme, Bronchitis, Asthma) und die über Krebs (alle Arten) und die Zahlen addiert, dann zeigt sich dabei, daß mehr als ein Drittel aller Amerikaner an einer chronischen Krankheit oder Schwäche leiden.

Zusätzlich zu diesen schwerwiegenden Krankheiten gibt es eine wahre Epidemie von kleineren Beschwerden. Man schätzt, daß 80 Prozent der Besuche bei Hausärzten aufgrund von Kopfschmerzen, Schmerzen im unteren Bereich des Rückens, Magen-Darm-Störungen, Angstzuständen, chronischer Erschöpfung und anderen Streßsymptomen zustande kommen. Der Zeitaufwand, mit dem im Radio und im Fernsehen für nicht rezeptpflichtige Schmerzmittel, Mittel gegen übersäuerten Magen, Blutdruckmittel, Abführmittel und Schlafmittel geworben wird, ist ein offensichtliches Indiz dafür, wie weitverbreitet das allgemeine Vorkommen von streßbedingten Beschwerden inzwischen ist.

Viele Menschen sind an den Punkt gekommen, wo sie Streß- und Belastungssymptome als einen normalen Bestandteil ihres Lebens akzeptiert haben. Das scheint auf den ersten Blick die Schlußfolgerung zu rechtfertigen: »Ich fühle mich nicht gerade großartig, aber was tut das schon?« Es ist leichter, seinen miesen Gesundheitszustand zu akzeptieren, wenn man davon ausgeht, anderen ginge es nicht besser.

Bei näherer Betrachtung zeigt sich jedoch, daß sechs Prozent der Amerikaner nicht unter dem leiden, was inzwischen als Alltagsbeschwerden bekannt ist, und sich tatsächlich großartig fühlen, großartig aussehen und viel Energie haben. Diese Menschen sind keineswegs alles Athleten oder »Gesundheitsapostel«. Diese Menschen, die sich eines solchen Wohlbefindens erfreuen, gehören zu verschiedenen Alters- und Einkommensgruppen, üben alle möglichen Berufe aus und haben eine unterschiedliche Bildung genossen. Die Untersuchung dieser Gruppe von Individuen – ihre Gewohnheiten im Umgang mit der Gesundheit, wie sie mit Streß umgehen, ihre Einstellung gegenüber der Arbeit und der Entspannung usw. – hat eine Fülle von Einsichten in die Grundlagen geliefert, wie man solches Wohlbefinden erlangt.

In diesem Stadium hochentwickelten Gesundseins sind alle Mechanismen des Körpers, die Krankheiten verhindern, Schädigungen ausgleichen und Infektionen bekämpfen, so disponiert, daß sie, wenn und sobald sie benötigt werden, voll einsatzfähig sind. Infolgedessen liefert diese positive Gesundheit den wirksamsten Schutz gegen Krankheiten, indem sie dem Menschen ermöglicht, auf seine inneren Heilungskapazitäten zurückzugreifen.

Schon allein aus diesem Grunde – abgesehen davon, daß dadurch der Alterungsprozeß verlangsamt und die Lebensfreude intensiviert wird – sind wir der Ansicht, daß es sich lohnt, sich für das Erlangen dieses Zustandes einzusetzen. Um jedoch Fortschritte in dieser Richtung zu machen, muß man erst überzeugt sein, daß es für einen selbst möglich ist, dieses Stadium zu erreichen.

Viel zu wenig Menschen außerhalb der medizinischen Berufe sind sich all der Anzeichen bewußt, die darauf hindeuten, daß solch positives Gesundsein durchaus für den Durchschnittsmenschen erreichbar ist. Die vielfältigen Sicherheits- und Reservesysteme, die in unserem Körper zur Verhinderung oder Bekämpfung von Krankheiten wirken, stellen die Sicherheitssysteme, die in unsere fortschrittlichsten technischen Wunderwerke (wie zum Beispiel die bemannten Raumkapseln) eingebaut sind, glatt in den Schatten.

Beim Studium der körpereigenen Abwehrmechanismen gegen Krankheiten – vom Hustenreflex über das Leber-Entgiftungssystem, über das Immunsystem bis hin zu den molekularen Aktivitäten in den Zellen und an den Zellmembranen – wundern sich die Medizinstudenten in den ersten Semestern häufig, wie Menschen überhaupt krank werden können. Mit dem Sieg über die Infektionskrankheiten und der

Verfügbarkeit von ausreichender und guter Ernährung ist positive Gesundheit eine praktische Möglichkeit für die große Mehrheit der amerikanischen Bevölkerung.

Wem Vorwürfe machen?

Obgleich die meisten Ärzte darin ausgebildet sind, Krankheiten zu behandeln und nicht die Gesundheit zu fördern, ist die Ärzteschaft nicht allein für die Krise im Gesundheitswesen und den schlechten Gesundheitszustand so vieler Amerikaner verantwortlich. Ärzte geben oft ein allzu einfaches Ziel für Anschuldigungen ab, besonders wenn der Patient über Symptome klagt, der Arzt aber keine Anzeichen von Krankheit feststellen kann. Um die Ursache oder die Ursachen für die Krise im Gesundheitswesen zu finden, müssen wir die sozialen und kulturellen Geisteshaltungen betrachten, die die Richtung der modernen medizinischen Praxis weithin bestimmt haben.

Eine der wichtigsten davon ist die moderne leidenschaftliche Verdrängung des Todes. Obwohl die kulturelle Einstellung zum Tod insbesondere auch durch das Werk von Dr. Elisabeth Kübler-Ross und Dr. Raymond Moody im Wandel begriffen ist, herrscht nach wie vor allgemein eine Abscheu vor dem Tod und eine Verherrlichung all dessen, was Jugend bedeutet. Im unmittelbaren Zusammenhang damit steht die Tatsache, daß Prestige und Einkommen im Arztberuf direkt damit verbunden sind, wie unmittelbar der betreffende Arzt mit dem Tod zu tun hat. Beispielsweise haben Herzchirurgen astronomische Einkommen. Sie können sogar zu Volkshelden werden, da sie die Patienten oft aus der Nähe des Todes zurückholen. Im Gegensatz dazu gibt es keine Fernsehshows über Kinderärzte; und doch könnte man argumentieren, daß Kinderärzte genausoviel, wenn nicht mehr tun, um die Menschen auf den Weg zu einer positiven Gesundheit zu bringen, wie die Herzchirurgen.

Die Ärzteschaft hat sich, ebenso wie die breite Öffentlichkeit, von der hochkomplizierten Technologie der modernen Medizin mitreißen lassen, nur um schließlich feststellen zu müssen, daß die Behandlung von Krankheiten und die Verlängerung des Lebens keineswegs der Erlangung einer optimalen Gesundheit gleichzusetzen sind. Um die volle

Vitalität und die natürliche Freude einer guten Gesundheit zu erfahren, muß man mehr als ein Freisein von Symptomen erreichen. Man muß auf eine Ebene der Ganzheit und der Integration kommen, auf der man sich eines hohen Grades von innerer Harmonie und eines ebenso hohen Maßes von natürlicher Einstimmung erfreut. Und wohlgemerkt, man kann diese hohe Ebene von Gesundheit erlangen, wenn man nur will.

Eine andere soziale Einstellung, die der Krise im Gesundheitswesen zugrundeliegt, besteht darin, daß die meisten Leute die Verantwortung für ihre Gesundheit an ihre Ärzte weitergeben. Zu viele Leute scheinen zu glauben, sie könnten ihren Körper behandeln, wie immer sie wollen, da stets ein Arzt zur Stelle sein wird, wenn die Krankheit zuschlägt. Warnungen bezüglich des Zigarettenrauchens, des Übergewichts, bestimmter Diäten, übermäßigen Alkoholgenusses oder Überarbeitung werden in den Wind geschlagen, da die Menschen entweder in dem Glauben befangen sind, »so etwas kann mir nicht passieren«, oder daß »der Arzt mich schon retten wird, wenn ich es übertreibe«. Paradoxerweise übernehmen die Ärzte häufig eine solche Einstellung. Diese Mystifizierung der Macht des Arztes über Krankheit und Tod resultiert aus dem Image der Ärzte als »Götter in Weiß«. Das Problem aber ist, daß Ärzte nur im Fernsehen allmächtig sind.

Es gibt einen Faktor, der für alle Beteiligten die Notwendigkeit einer Richtungsänderung im Gesundheitswesen rasch einsehbar macht – eskalierende Kosten. Im Laufe der vergangenen fünf Jahre gab Amerika mehr als 500 Milliarden Dollar für das Gesundheitswesen aus. Trotz dieses ungeheuren Aufwandes haben die Hauptursachen von Krankheit und Tod – die Degenerationskrankheiten wie Herzkrankheiten, cerebrovaskuläre Störungen und Arteriosklerose – in bedeutendem Umfang zugenommen. Die durchschnittliche Lebenserwartung ist unverändert geblieben. Ein fünfzig Jahre alter Amerikaner hat immer noch eine Lebenserwartung von weiteren zwanzig Jahren. Ein Mann desselben Alters in Schweden oder Irland jedoch kann erwarten, noch neunundzwanzig Jahre zu leben, also fast fünfzig Prozent länger als sein amerikanischer Altersgenosse.

Andere Statistiken zeigen, daß die Zahl der Amerikaner, die aus Krankheitsgründen ihrer Arbeit fernblieben, Arztbesuche machten oder ins Krankenhaus kamen, jedes Jahr zunahm. Das Vorkommen von Krebs nahm ebenfalls beständig zu. Die Statistiken über psychische

Krankheiten waren gleichermaßen enttäuschend. Ein starker Anstieg ist bei der Zahl der Leute zu verzeichnen, die aufgrund von Gefühlsstörungen, Eheproblemen, Spannungen am Arbeitsplatz oder anderen Lebensproblemen professionelle Hilfe benötigten.

Wie das »National Institute of Mental Health« (Nationales Institut für geistige Gesundheit) verlauten läßt, betrug die Zahl derer, die an medizinisch bedeutsamen Depressionen litten, im Jahre 1975 15 Millionen. Es gab Anzeichen für eine Abnahme bei bestimmten Formen des Drogenmißbrauchs, aber der Alkoholmißbrauch nahm weiterhin zu und betrifft inzwischen eine von zehn amerikanischen Familien. Diese Statistiken sind nur einige wenige von denen, die den Ärztestand, die Gesetzgeber und offizielle Vertreter des Gesundheitswesens dazu zwingen, sich die Frage zu stellen, wieviel unsere Gesellschaft von den enormen Ausgaben im Gesundheitswesen wirklich profitiert. Eindeutig erreichen wir damit in keinem Fall eine bessere allgemeine Gesundheit und Widerstandsfähigkeit gegen Krankheiten.

Einige Planer im Gesundheitswesen gestehen zu, daß eine allgemeine Verbesserung der Volksgesundheit nicht ohne eine Neubewertung der gesellschaftlichen Prioritäten erreicht werden kann. 1977 gaben die Amerikaner mehr als dreißig Milliarden Dollar für Tabak und Alkohol aus, aber nur vier Milliarden für medizinische Forschungen, Verhinderung von Krankheiten und Erziehung zur Gesundheit. Wie kann der allgemeine Gesundheitszustand besser werden, so fragen einige Ärzte, solange die Amerikaner mehr als siebenmal soviel für Dinge ausgeben, von denen man weiß, daß sie krank machen, wie für Bemühungen zur Verhinderung von Krankheiten?

Anstatt die irrationalen Prioritäten in der Gesellschaft als Ganzes zu beklagen, schlägt eine andere Gruppe von Planern im Gesundheitswesen eine Umverteilung der Prioritäten im medizinischen Berufsstand selbst vor. Mehr als 95 Prozent der zur Verfügung stehenden Mittel werden für die Behandlung von Krankheiten eingesetzt. Weniger als 2,5 Prozent fließen in die Forschung und in Präventivmaßnahmen und nur 0,5 Prozent werden für die Erziehung zur Gesundheit ausgegeben. Mehr als 50 Prozent der Mittel im Gesundheitswesen werden für die Behandlung in Endstadien von Krankheiten verbraucht, wie zum Beispiel Krebs, Schlaganfälle und Herzkrankheiten.

Da die Ärzteschaft noch weit davon entfernt ist zu lernen, wie man diese Krankheiten verhindert oder heilt, sind die gegenwärtigen Behandlungsmethoden sehr teuer und erbringen häufig nur kurzfristige Erfolge. Um ein Beispiel anzuführen: Herz-Behandlungszentren kosten Hunderte von Dollars am Tag für jeden Herzpatienten, aber zwei neuere Untersuchungen zeigen, daß einige Herzpatienten im Alter von über 65 Jahren sogar etwas bessere Überlebenschancen haben, wenn sie zu Hause richtig behandelt werden, als wenn die Behandlung in einem solchen Zentrum stattfindet.

Trotz dieser Beobachtungen ist es wirklich jeder einzelne, der die Möglichkeit besitzt, für sich selbst das volle Ausmaß von Kraft und Gesundheit zu erreichen. Jüngste Forschungen weisen darauf hin, daß jeder seine Gesundheit wesentlich verbessern kann, indem er sich die ganzen Vorteile seiner inneren Heilungskapazitäten erschließt und einem einfachen Programm gesünderen Lebens folgt. Im Gegensatz zu der allgemeinen Meinung ist der Durchschnittsmensch nicht auf Gnade oder Ungnade den heute am meisten verbreiteten Krankheiten ausgeliefert. Krankheit ist nicht einfach eine Sache von Zufall, Bestimmung oder Schicksal. Es gibt eine erdrückende Anzahl von wissenschaftlichen Beweisen dafür, daß die meisten der heutigen Krankheiten, seien sie schwerer oder weniger schwer, ihre Ursachen in einem Mangel an Lebenskraft, ungesunden Gewohnheiten und dem Versäumnis haben, den Vorteil der ganzen inneren Gesundheitskapazität auszunützen.

Kurz, der einzelne und nicht sein Arzt ist letztlich für seine Gesundheit verantwortlich. Der einzelne und nicht sein Arzt bestimmt, ob er positive Gesundheit erlangen oder einen vorzeitigen Tod erleiden will (oder vielleicht, schlimmer noch, ob er das letzte Dutzend Jahre seines Lebens verbringen will, indem er langsam an einem Emphysem erstickt, durch Schlaganfälle zunehmend gelähmt wird oder an den Verkrüppelungen von Verkehrsunfall-Verletzungen leidet). Der einzelne und nicht sein Arzt bestimmt, ob er hohe Arztrechnungen bekommt oder ob er zu niedrigeren Prämien für die Leistungen seiner Krankenversicherung beiträgt.

Die Gesundheit von uns allen liegt im Bereich unserer eigenen Verantwortlichkeit. Wir sollten und wir können unsere Gesundheit selbst in die Hand nehmen; man kann damit anfangen, indem man die folgenden ersten Schritte unternimmt:

1. Entwicklung einer neuen Zielvorstellung von physisch-emotional-spirituellem Wohlbefinden, »positiver Gesundheit«.
2. Wiederherstellung der Basis unserer Gesundheit und der uns innewohnenden Heilungskapazität.
3. Identifizierung von wirksamen Techniken und Strategien, um die volle Gesundheitskapazität zu entwickeln.
4. Lösung spezifischer Gesundheitsprobleme durch ein ausgewogenes, angenehmes und integriertes Programm.

Somit ist der erste und wichtigste Schritt zur Erlangung der vollen Gesundheit, Vitalität und emotionaler Ausgeglichenheit, die eigenen natürlichen Fähigkeiten zur Selbstheilung anzuerkennen.

Wenn es überhaupt ein grundlegendes Axiom in der holistischen Medizin gibt, dann ist es die Anerkennung dieser inneren Heilungskapazität. Obgleich viele orthodoxe medizinische Untersuchungen die Wechselwirkung zwischen körperlicher und seelischer Gesundheit klar dokumentiert haben, behandelt die konventionelle Medizin entweder den Körper oder die Seele, aber selten beides zugleich. Es gibt wohl kaum noch jemand, der die Auswirkungen von chronischen Angstzuständen und Depressionen in Form von klassischen psychosomatischen Krankheiten in Zweifel zieht, wie zum Beispiel Asthma, Magengeschwüre, Bluthochdruck, aber neugewonnenes Beweismaterial zeigt inzwischen, daß mental-emotionale Zustände selbst die Krankheiten beeinflussen, die zuvor für ausschließlich organisch bedingt gehalten wurden.

Eine Untersuchung beispielsweise beweist einen hochgradigen Zusammenhang zwischen der Unterdrückung von chronischen Depressionen und Angstzuständen und Krebs; eine andere zeigt auf, daß optimistische Gefühle und solche des Wohlbefindens stark mit einer raschen Genesung nach Operationen korrelieren; viele andere Untersuchungen haben ergeben, daß ein Placebo (Scheinmedikament) in manchen Fällen bedeutende Besserung sowohl bei psychischen als auch bei physischen Krankheiten hervorrufen kann.

Die Vertreter der holistischen Medizin halten daran fest, daß alle Formen von Krankheit ein gewisses Ausmaß von Unausgeglichenheit und Unausgewogenheit im System Geist-Körper-Seele beinhalten. Konsequenterweise muß eine Behandlung sowohl auf die körperlichen als auch auf die emotionalen als auch auf die spirituellen Aspekte der Persönlichkeit ausgerichtet sein. In der Praxis kann die Therapie in einem holistischen Gesundheitszentrum folgende Bestandteile einschließen: konventionelle Antibiotika, ein Ernährungs- und/oder Fitneßprogramm, ein Programm zur Verbesserung der Gewohnheiten im Umgang mit der Gesundheit, traditionelle und transpersonale Formen der Psychotherapie, östliche Medizin wie zum Beispiel Akupunktur und Akupressur, Biofeedback, Berufs- und Eheberatungen und Techniken zur Bewußtseinserweiterung und Erweiterung des spirituellen Horizontes.

Mit anderen Worten: Der holistisch orientierte Arzt arbeitet mit dem breitesten Spektrum von den uralten bis zu den modernsten Techniken, um ein spezielles Therapieprogramm aufzustellen, das jedem Klienten dazu verhilft, die körperlich-emotional-spirituelle Harmonie der positiven Gesundheit zu erlangen.

Die meisten Menschen können intuitiv das Ausmaß einschätzen, in welchem Grad ihr psychischer Zustand ihr körperliches Befinden beeinflußt. Manche Menschen glauben, daß die Kirche die einzige kompetente Instanz für eine Anleitung zum spirituellen Wachstum ist oder sein sollte. Andere bezweifeln die Wirklichkeit eines spirituellen Wachstums schlechthin. Wieder andere setzen spirituelles Wachstum mit Mystizismus gleich.

Innerhalb der holistischen Medizin jedoch ist das geistige Wesen ein pragmatisches Konzept, kein religiöses oder mystisches. Holismus beinhaltet, daß das menschliche Leben mehr ist als die Summe von geistig-emotionalen Zuständen – wie Gedanken, Wahrnehmungen, Gefühlen – und körperlichen Bestandteilen wie Gehirn, Herz und Gedärmen. Das Spirituelle bezieht sich auf das, was unserem Leben Bedeutung und Richtung gibt. Wesentliche Anzeichen von spiritueller Gesundheit sind Zufriedenheit mit dem Beruf, ein sorgenfreies Familienleben und ein Empfinden von tiefem innerem Glück.

Obgleich spirituelles Wachstum auch Teil eines religiösen Lebens sein kann, können wir es ebenso im Sinne einer Aktualisierung eines uns innewohnenden menschlichen Potentials erfahren und verstehen. In jedem Fall erfährt der Mensch durch spirituelles Wachstum eine persönliche Verbindung zu einer größeren Wirklichkeit, sei es Natur, Gott oder Geschichte. Da die westliche Medizin nur zaghaft mit der Erforschung der Rolle des spirituellen Wesens für die Gesundheit begonnen hat, betrachten dies viele Verfechter der holistischen Medizin als vielversprechendes Forschungsgebiet.

Integration von Körper, Seele und Geist

Positive Gesundheit muß das Ziel der Gesundheitsfürsorge sein. Dieses zweite Axiom steht in engem Zusammenhang mit dem ersten. Die Vertreter der holistischen Medizin weisen immer wieder darauf hin, daß eine ungenügende Integration von Körper, Geist und Seele nicht notwendigerweise mit den Mitteln konventioneller medizinischer Tests gemessen werden kann. Stattdessen mag ein solches Ungleichgewicht in Form von Langeweile, Frustration, destruktiven Gewohnheiten oder Mangel von bedeutsamen Lebensinhalten in Erscheinung treten.

All diese emotional-geistigen Symptome können die persönliche Energie vermindern, zu vielfach verbreiteten körperlichen Erscheinungen beitragen wie Kopfschmerzen, Schlaflosigkeit und Magen-Darm-Störungen und sicherlich die Fähigkeit eines Menschen unterminieren, das Leben zu genießen. Die Langzeiteffekte solcher emotional-spiritueller Disharmonie können dazu angetan sein, das körperliche System zu schwächen und den Körper für Krankheiten empfänglich zu machen. All diese Faktoren deuten auf die Notwendigkeit hin, einen neuen Gesundheitsbegriff zu schaffen.

Die Anhänger der holistischen Medizin sind der Ansicht, daß dieser neue Standard durch wissenschaftliche Forschungen sorgfältig untermauert werden muß. Am »Langley-Porter-Institut« für Neuropsychiatrie in San Francisco untersuchen derzeit (1978 – Anm. d. Hrsg.) Dr. Kenneth R. Pelletier und seine Mitarbeiter die Merkmale von ungewöhnlich gesunden Personen. Aufmerksamkeitsentwicklung, Gehirnwellen, Muskeltonus, kardiovaskuläre (auf Herz und Gefäße bezogene) und Atemfunktionen sind einige wenige der in Untersuchung befindlichen Faktoren. Der Psychologe David Orme-Johnson und seine Kollegen gehen bei diesen Forschungen noch einen Schritt weiter, indem sie versuchen, die besonderen körperlichen Merkmale von erleuchteten Menschen herauszufinden. Gemäß den uralten Schriften der Menschheit ist Erleuchtung die höchste Form mental-physikalisch-spiritueller Entwicklung.

Eine vollständige wissenschaftliche Definition der positiven Gesundheit steht noch aus, aber führende Ärzte haben sich auf folgende Hauptmerkmale geeinigt: Zuallererst gewährleistet positive Gesundheit ein hohes Maß an allgemeiner Vitalität und weitgespannter Lebensfreude. Ein solcher Mensch ist körperlich fit, frei von gesundheitsschädigenden Angewohnheiten wie Rauchen, Völlerei oder übermäßigem Alkoholgenuß. Eine angemessene Ernährung und ausreichender Schlaf sind die regelmäßigen Bestandteile der Alltagsroutine eines in diesem Sinne gesunden Menschen. Arbeit ist für ihn produktiv und von positiver Bedeutung; Liebesbeziehungen sind tiefgehend. All diese Faktoren tragen zu einem langen, befriedigenden Leben bei, das von Streß- und spannungsbedingten Alltagsbeschwerden ebenso frei ist wie von schweren Krankheiten. In einem solchen Leben ist es möglich, höchsten Werten menschlichen Wesens Ausdruck zu verleihen.

esotera-Interview mit dem Geschäftsführer der 1979 gegründeten »Gesellschaft für Ganzheitsmedizin mbH« in Berchtesgaden, Dr. Janos Pasztorfi, über seine Auffassung von Ganzheitsmedizin und ihrer Anwendung

Eine neue Einstellung zu sich und zum Leben

Esotera: Der Begriff Ganzheitstherapie hat sich bei uns in der medizinischen Praxis noch nicht durchgesetzt. Könnten Sie definieren, was Sie unter dreidimensionaler Ganzheitstherapie verstehen?
Dr. Pasztorfi: Sie ist die einzige Ganzheitstherapie, die alle drei Dimensionen des Menschen (Geist = Bewußtsein, Psyche, Körper) gleichzeitig und systematisch erfaßt und behandelt. Die anderen sog. Ganzheitsbehandlungen beziehen sich nur auf den Körper. Höchstens werden noch psychische Faktoren beachtet. Aus der schematischen Darstellung (s. S. 54) mit den nebenstehenden Erläuterungen ist ersichtlich, mit welchen Zielen und mit welchen Methoden die drei Dimensionen gleichzeitig behandelt werden.
Kann man also sagen, hier wird ein neues Bild vom Menschen vorausgesetzt, das von der herrschenden Medizin so nicht gesehen wird?
Dr. Pasztorfi: Das ganzheitliche Bild vom Menschen ist zwar nicht neu, es wird aber von der Medizin tatsächlich nicht so gesehen.
Reicht demnach diese Ganzheitstherapie in den Bereich der Lebenshilfe hinein, der bisher von Philosophen, Psychologen oder Seelsorgern wahrgenommen wird – oder werden sollte?
Dr. Pasztorfi: Ja. Durch die Änderung der Denk-, Betrachtungs- und Verhaltensweise und durch eine neue Einstellung des Patienten zu sich, zur Umwelt und zum Leben werden alle bisher krankmachenden psychischen, sozialen und Streßbelastungen so entschärft, daß sie den Patienten nicht mehr krank machen können. Er findet seinen Platz in der Familie, in der Gesellschaft oder kurz: im Leben wieder.
Welche Patienten können mit dieser Therapieform besonders erfolgreich behandelt werden – und warum?
Dr. Pasztorfi: Jeder Patient kann mit dieser Therapie erfolgreich behandelt werden, wenn er den Heilungswunsch und die Bereitschaft zur

Dreidimensionale Ganzheitstherapie

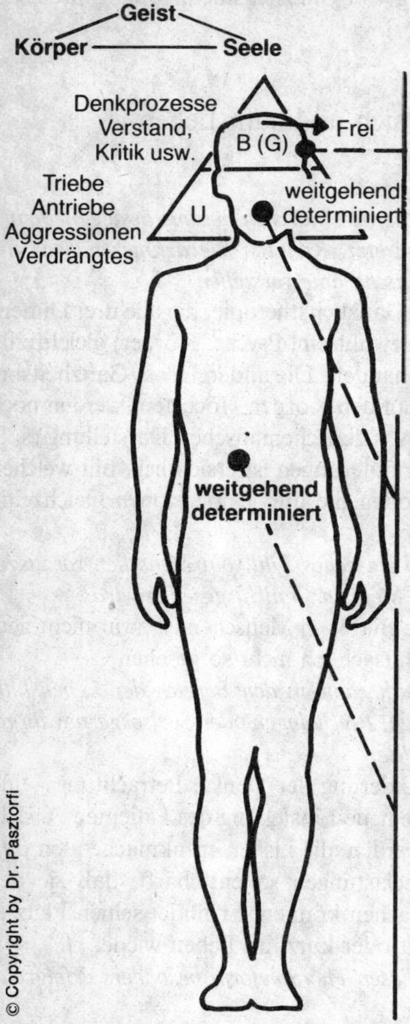

Behandlungsziel:
Änderung der Denk-, Betrachtungs- und Verhaltensweisen.
Ausschalten der Vergangenheits- und Zukunftsbelastungen.
Änderung der Einstellung zu sich selbst und zur Umwelt.
Probleme nicht entstehen lassen bzw. lösen lernen.
Methoden: Gesprächsth., gestufte Aktivhypnose.

Behandlungsziel:
Mobilisierung des Energiepotentials.
Entschärfung von psychischen- und Streßbelastungen
Methoden:
Hypnose, gest. Aktivhypnose

Behandlungsziel:
Entspannung und Entgiftung des Körpers. Aktivierung der körpereigenen Kräfte. Unterstützung der körperlichen Regenerationsbemühungen.
Methoden: Hypnose, AT, gest. Aktivhypn., suggestive Durchblutungstherapie Bewegungstherapie, Atemkorrektur, FRZ-Massage, pulsierendes Magnetfeld, Interferenzstrom, Akupunktur, Phytotherapie, Aromatherapie, Farbentherapie, Enzymtherapie, Homöopathie.

Mitarbeit mitbringt, ungeachtet, ob er psychische Störungen, psychosomatische Krankheiten oder scheinbar rein körperliche Krankheiten hat.

Welches sind die Haupthindernisse für die Erweiterung des bisherigen Therapieverständnisses aus Ihrer Sicht? Sind es vor allem weltanschauliche Gründe?

Dr. Pasztorfi: Die dreidimensionale Ganzheitstherapie verlangt von dem Patienten seine Mitarbeit. Er muß an seiner Gesundheit mit dem Therapeuten gemeinsam arbeiten. Diese Notwendigkeit steht aber im krassen Gegensatz zur durch die Konsumgesellschaft eingeprägten Meinung. Durch die Massenmedien wird uns tagtäglich eingetrichtert, daß wir unsere Gesundheit bei den verschiedenen Medizinspezialisten genauso kaufen können wie Zucker und Mehl im Laden. Deshalb sind nur sehr wenige Menschen bereit, für die Wiedererlangung ihrer Gesundheit auch etwas selber zu tun. Ein weiteres Hindernis für diese Behandlung aus der Sicht der Medizin ist der Zeitaufwand des Therapeuten. Obwohl eine Behandlung selten längerer Dauer als vier bis sechs Wochen bedarf, muß man sich täglich mit jedem Patienten bis zu ca. 1 Stunde beschäftigen. Aus diesem Grund ist diese Therapie für kassenärztliche Praxen ungeeignet. Die religiöse Weltanschauung stellt kein Hindernis dar.

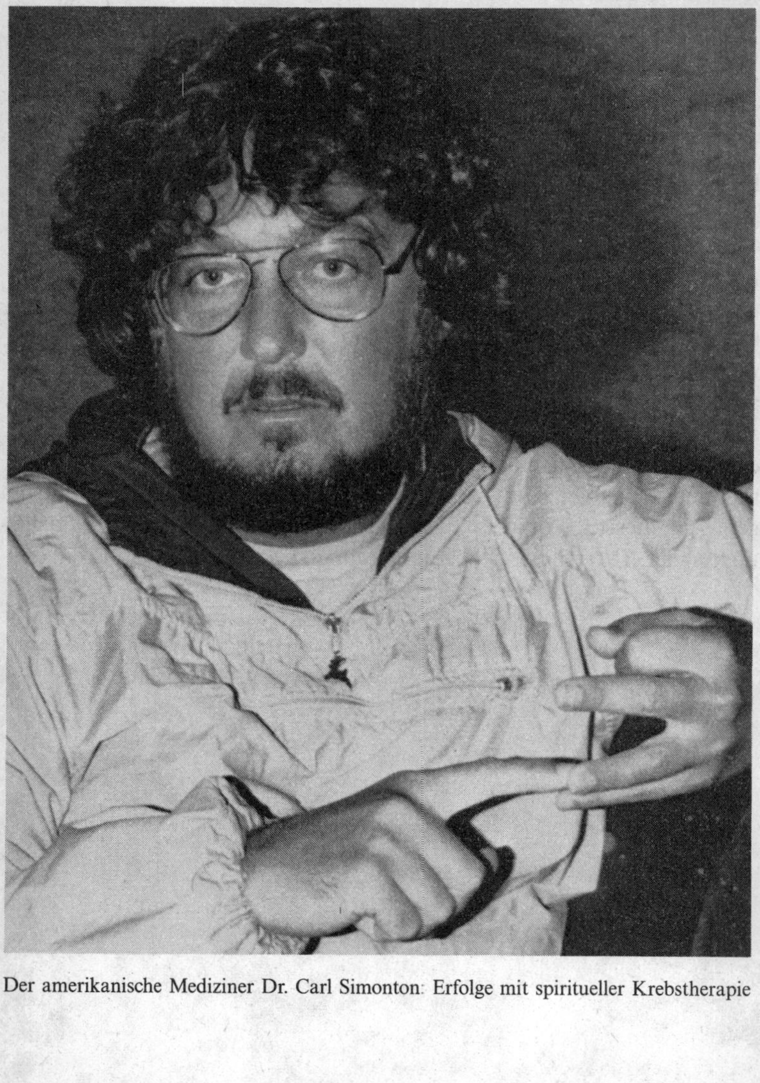

Der amerikanische Mediziner Dr. Carl Simonton: Erfolge mit spiritueller Krebstherapie

Interview mit Dr. med. Carl Simonton, Krebsspezialist aus den USA und Vertreter einer neuartigen, spirituell ausgerichteten Therapieform

Verdoppelte Lebenserwartung

Dr. med. Carl Simonton praktiziert in der von ihm geleiteten Krebsklinik in Texas eine revolutionäre Krebstherapie, bei der seine Patienten durch Meditation, Visualisierungsübungen und eine spirituelle Lebensführung eine Verdoppelung der Lebenserwartung erzielen. Innerhalb von fünf Jahren gingen mehrere tausend Therapeuten in den USA durch die von Simonton veranstalteten Workshops und arbeiten seitdem nach seiner Methode. Ende Juli 1981 kam der Krebsspezialist zu einem Workshop nach München. Esotera befragte ihn über seine Behandlungsmethode

Esotera: Herr Dr. Simonton, Sie gehen in Ihrer Klinik in Fort Worth (Texas) Krebskrankheiten mit einem völlig neuen therapeutischen Konzept an. Könnten Sie kurz die grundlegenden Prinzipien dieser neuen therapeutischen Methode skizzieren?

Dr. Carl Simonton: Das Prinzip ist ein ganz einfaches. Es gilt nicht ausschließlich für Krebskrankheiten: Unsere Gesundheit spiegelt die Art wider, wie wir unser Leben führen. Wenn ich also meinen Gesundheitszustand verbessern möchte, muß ich auch meine Lebensführung verbessern. Ich teile die Bedingungen für Gesundheit in fünf künstliche Kategorien ein: Ernährung, körperliche Übungen, regelmäßige Entspannungs- und Meditationsübungen, Spiel und Beratung für den Umgang mit den Streßfaktoren des Lebens. In die weitreichende letzte Kategorie fällt für mich auch Spiritualität als geistige Haltung.

Was verstehen Sie dabei unter »Spiel«?

Dr. C. S.: »Spiel« ist eine der jüngsten Kategorien, die ich in dieses Konzept eingebracht habe. »Spiel« ist etwas, dessen Ausübung für den Betreffenden mit großer Wahrscheinlichkeit einen Zustand des Glücklichseins bedeutet oder auch Spaß. Allerdings – was an einem Tag »Spiel« sein kann, ist es am andern Tag nicht unbedingt. Man muß die

Verordnung von »Spiel« in der Therapie also individuell und variabel handhaben. Deshalb lasse ich den Patienten eine Liste von vierzig Aktivitäten erstellen, die er als »Spiel« empfindet. Jede dieser Aktivitäten sollte jedoch weniger als fünf Dollar für ihre Ausübung kosten, und das Spielen sollte sich auf eine Stunde pro Tag beschränken. Wenn wir davon ausgehen, daß durch die Einbringung und Verwirklichung dieser und der anderen vier Gesundheitskategorien eine Änderung in unserer Lebensführung und damit in unserem Gesundheitszustand erreicht werden soll, ist eines für das therapeutische Vorgehen hier ganz wichtig: Auch Veränderung – im Übermaß und zu schnell – kann Streß bedeuten. Die Veränderung im Lebensstil des einzelnen muß also in einer Weise erfolgen, die mit seiner Person vereinbar ist und ohne den all unseren Alltagsaktivitäten innewohnenden Leistungsdruck. Wir müssen sanft mit uns umgehen. Im Prinzip ist das also alles ganz einfach. Aber in der praktischen Anwendung erfordert es ein hohes Maß an persönlicher Bewußtheit.

Wenn wir in Betracht ziehen, daß Krankheit im allgemeinen und Krebs im besonderen als Spiegel einer disharmonischen Lebensführung eine Folge von – im weitesten Sinne – Disharmonie im System der Ganzheit Mensch, also der Einheit von Körper, Geist und Psyche sind: Wo liegen dann die Ursachen dieser Störung – in uns oder in unserer Umwelt oder in beiden?

Dr. C. S.: Das ist eine sehr schwierige Frage. Und der Versuch ihrer Beantwortung bringt mich auf eine philosophische Ebene. Ich glaube, daß wir alle – spirituell gesprochen – mit einem spezifischen Ziel geboren werden. Wir werden jedoch auch in eine spezifische Umwelt hineingeboren. Also treffen wir in der Zeit um unsere Geburt eine Reihe von Entscheidungen, um zu überleben, wie zu überleben. Es ist klar, daß diese Entscheidungen während der Kindheit außerhalb unserer persönlichen Bewußtheit liegen. In dieser unbewußten Form treffen wir eine schier unendliche Zahl von Entscheidungen hinsichtlich der Natur unserer selbst und der Welt und der anzuwendenden Überlebensstrategien. Hierin sehe ich einen ganz wichtigen Bereich für das Entstehen von Harmonie oder Disharmonie, denn sehr viele unserer da getroffenen Entscheidungen sind weit von der Wahrheit und von unserem individuellen Lebensweg entfernt. Und ich bin – wieder philosophisch gesprochen – der Meinung, daß unser letztgültiges Lebensziel die Erfahrung von Glück ist. Wenn wir jedoch auf unserem Lebensweg – und nicht weit weg davon – wären, dann würden wir auch das größtmögliche Glück erfahren, das uns innerhalb unseres Lebens jeweils beschieden sein kann. Aufgrund der Struktur der Umgebung aber, in die wir hineingeboren werden, schlagen wir einen anderen Weg ein. In der Folge stehen uns verschiedene Mechanismen zur Verfügung, um diesen Irrtum zu korrigieren. Als einen davon sehe ich Krankheit an. Krankheit ist ein Alarmsignal, ein Signal, den Weg zu verlassen, auf dem wir uns gerade befinden, und uns in Richtung auf unseren idealen Weg zu bewegen.

Was aber nun die konkrete Veränderung anbetrifft – man kann nicht verstandesmäßig herausfinden, wie diese aussehen soll. Denn der irrtümliche Weg, auf dem man sich befindet, beruht ja auf einer Unzahl zumeist unbewußter Entscheidungen. Es wäre also dumm, zu glauben, man könne den neuen Weg bewußt aufspüren. Hier ist für mich der Punkt, an dem Vertrauen in das Universum, Glaube u.ä. wichtig werden.

Zurück zum Krebs: Gibt es nach Ihren Erfahrungen so etwas wie ein spezifisches Syndrom von Störungen, die für das Zustandekommen von Krebs verantwortlich sind?

Dr. C. S.: Ja, ich denke schon. Depression ist der zentrale Faktor. Und das ist schon seit der Zeit des griechisch-römischen Arztes Galenus Galen (129 bis 199 n. Chr., Anm. d. Red.) immer wieder gesagt und gezeigt worden, der feststellte, daß besonders depressive Frauen dazu neigen, Krebs zu bekommen. Allerdings ist die Form der Depression bei Krebspatienten etwas verschieden von dem, was wir normalerweise unter Depression verstehen. Es ist eine verborgene Depression. Es sieht so aus, als ob die Leute, die Krebs bekommen, gewöhnlich schlechtere Beziehungen zu ihren Eltern haben als der Durchschnitt. Sie werden also in eine Umgebung geboren, die sie feindlicher empfinden, als das bei anderen Leuten der Fall ist. In der Folge versuchen sie, viele Dinge zu tun, um die Elternliebe zu ergattern. Sie müssen sich also anders verhalten, als sie sind; erst ihren Eltern gegenüber, dann der ganzen Welt. Wenn wir jetzt wieder an das ideale Lebensziel, an den vorhin erwähnten Lebensweg denken, dann sind Krebspatienten von dieser Ideallinie im Vergleich zu allen anderen Menschen – die auch krank sein mögen – am weitesten entfernt.

Nun braucht es aber eine ungeheure Energie, um sich so weit ab vom eigentlichen Weg aufzuhalten, um alle fehlgeleiteten Vorstellungen vom eigenen Leben, der Struktur der Umgebung und des Universums aufrechtzuerhalten. Und je mehr Energie der Betreffende in die Aufrechterhaltung dieser Phantasiewelt steckt, desto weiter ist er von der Ideallinie weg, desto mehr entwickelt sich zutiefst in ihm ein Gefühl absoluter Hoffnungslosigkeit. Die Besonderheit dieser Depression aber ist, daß sie nicht bewußt registriert, sondern unterdrückt wird. Leute, die diese Krebspatienten vor ihrer Krankheit gekannt haben, würden sagen, oh, der oder der ist doch ganz glücklich. Aber dieses äußere Image ist ein Teil der in der Kindheit und später aufgebauten Strategien, um Zuwendung zu erlangen. Niemand hat gerne traurige Menschen um sich. Sicherlich kann man diese Struktur des Krebspatienten nicht bedingungslos verallgemeinern. Teile davon befinden sich in jedem von uns. Nur bei den Krebspatienten scheint sie eben bis zu einem nicht mehr zu überbietenden Maß ausgebaut zu sein.

Wo aber liegt nun die physische Verbindung zwischen dem Vorhandensein dieser unterdrückten Depression einerseits und dem Entstehen von Krebszellen andererseits?

Dr. C. S.: Diese Frage ist bislang nur teilweise zu beantworten. Doch ein Aspekt scheint hier gesichert. Mit dieser Form von Depression einhergehend, findet auch eine Depression, eine Schwächung unseres körperlichen Immunsystems statt, unserer körperlichen Abwehrmechanismen. Und das spielt zweifelsfrei eine Rolle bei der Entstehung von bösartigen karzinogenen Prozessen. Dies ist in der medizinischen Forschung in immer größerem Maße bewiesen worden. Aber das beantwortet nur einen Teil des Krebsproblems. Die Energie, die in die Entwicklung einer bösartigen Krebszelle eingeht, ist bisher noch nicht bekannt. Meiner Meinung nach hat dieser letzte Punkt viel mit den fehlgeleiteten psychischen Prozessen zu tun, von denen ich sprach. Ich glaube, daß die Energie, die auf so konfuse Weise benutzt wird, um die falsche Wirklichkeit aufrechtzuerhalten und die Depression zu unterdrücken, daß dieser Vorgang in irgendeiner Weise auf die zelluläre Ebene übersetzt wird. Wissenschaftlich gesehen haben wir darüber noch nicht einmal brauchbare Theorien. Aber wir haben genügend vorläufige Anhaltspunkte, die diese Hypothese unterstützen. Die Übersetzung von emotionalen Vorgängen auf die Ebene des Zellgeschehens ist vorläufig noch eine wissenschaftliche Grauzone. Hier hat die Wissenschaft noch nicht einmal an der Oberfläche des Problems gekratzt.

Bei der Behandlung dieser hinter dem Krebs liegenden Störungen setzen Sie eine besondere therapeutische Methode, die Visualisierung, ein. Wie sieht diese Visualisierung aus und was sind ihre Inhalte?

Dr. C. S.: Visualisierung ist einfach ein Prozeß, bei dem nach einer vorangehenden Entspannungsübung in einem entspannten Zustand bestimmte Inhalte visualisiert, also bildlich vorgestellt werden. Die meisten von uns denken bildhaft. In diesem Entspannungszustand werden bildhafte Gedanken, Vorstellungsbilder produziert, die sich auf für den Betreffenden gute und von ihm gewünschte Ergebnisse beziehen. Ich begann damit 1971 bei Krebspatienten, die ich in einen entspannten Zustand gehen und dann sich vorstellen ließ, sie würden wieder gesund. Ich ließ sie sich den Krebs in ihrem Körper vorstellen, die Behandlung, die sie bekamen, und ihre körperlichen Abwehrmechanismen – die weißen Blutkörperchen, wie sie kommen und die Krebszellen zerstören. Über die bildhafte Vorstellung von der Krankheit, ihrer Behandlung und den körpereigenen Gegenkräften visualisierten sie den Prozeß der Gesundung.

Nun ist das nicht ganz so einfach. Wenn jemand schwer krank ist, kann er sich nicht vorstellen, wie es ist, wenn er kerngesund ist. Das ist unmöglich. Also ist das Ganze ein Prozeß, in dem die Visualisierung eine ständig wiederkehrende Übung ist, die die Vorstellung des Krankseins langsam aufbricht und damit auch die bereits angesprochene Hoffnungslosigkeit und einige der Ängste in bezug auf die Krankheit. Aber das ist nur ein Teil des Gesundungsprozesses, der den Patienten lediglich darauf einstellt, was er tun kann. Denn das eigentliche Geschehen wird nicht direkt durch das bewirkt, auf das wir meditieren, sondern durch die Art unserer Lebensführung. Meditation und Visualisierung sind lediglich Hilfsmittel zu einer effektiveren Lebensführung. Ich liebe das Wort Hilfsmittel hier nicht, denn es steckt viel mehr dahinter. Aber man sollte die irrtümliche Vorstellung vermeiden, daß Visualisierung und Meditation allein zur Gesundung ausreichen. Natürlich hat Meditation an sich ebenso wie der umgekehrte Geisteszustand negativer emotionaler Vorgänge eine direkte Wirkung auf Zellebene, die jedoch – wie gesagt – nicht erklärbar ist.

Wenn nun die Errichtung neuer, auf eine gesunde Lebensführung gerichteter Bilder im Bewußtsein den Weg zur Gesundheit ebnet, heißt das umgekehrt, daß Krankheit ein Produkt unseres Bewußtseins ist?

Dr. C. S.: Ja, wenn man Bewußtsein nicht als das auffaßt, was einem bewußt ist, denn sonst müßte man ja unterstellen, daß die Leute bewußt Krebs haben wollen, was ja nicht stimmt. Sondern Krankheit ist ein Produkt unserer Lebensführung und unsere Lebensführung eine Folge unseres Bewußtseins im weitesten Sinne.

Wie muß ein Bewußtsein aussehen, das eine Lebensführung gestattet, die nicht krank macht?

Dr. C. S.: Nun, wenn ein kennzeichnender Faktor des kranken Bewußtseins die Disharmonie ist, muß ein gesundes Bewußtsein sich notwendigerweise in Richtung auf Harmonie bewegen. Wenn wir den Menschen als Ganzes, also als Einheit von Körper, Geist und Psyche betrachten, dann muß ein gesundes Bewußtsein die Balance zwischen diesen drei Komponenten wahren, die natürlich nicht völlig getrennt zu sehen sind, da dies eine künstliche Abgrenzung wäre. Es gibt sehr wohl spirituelle Aspekte körperlicher Übungen, wie es auch körperliche Aspekte psychischer Abläufe gibt usw. Für die Krebspatienten entwikkeln wir jeweils ein spezielles Programm, das dazu dienen soll, im Hinblick auf ihren Körper, Geist und ihre Psyche eine Ausgeglichenheit herzustellen und damit Harmonie in ihrer Lebensführung. Dieses Programm beinhaltet jedoch auch, daß ihnen die Zeit für sanfte Veränderungen ihrer selbst bleibt und sie lernen, sich zu akzeptieren, wo sie stehen.

So ein Programm ist im allgemeinen für den Zeitraum von zwei Jahren entworfen und besteht aus übergreifenden therapeutischen Aspekten, die die einzelnen Patienten dann jeweils ihren spezifischen Bedürfnissen anpassen müssen. Hier kommen wieder die eingangs genannten Kategorien herein: körperliche Übungen, Diät, Meditation, Spiel und Beratung, wobei Beratung und Meditation im besonderen spirituelle Inhalte einschließen. Natürlich ist es schwierig, dieses sanfter Veränderung Rechnung tragende Langzeitprogramm jemandem zu erklären, der vielleicht noch eine Lebenserwartung von vier Monaten hat. Auf der anderen Seite muß der Patient sich davon freimachen und sich auf allmähliche Veränderungen einstellen; läßt er sich von der möglicherweise kurzen Lebenserwartung so in Streß bringen, daß er die Veränderungsschritte möglichst schnell vollziehen will, ist er ziemlich sicher in vier Monaten tot.

Könnten Sie so ein Programm am Beispiel eines Ihrer Patienten beschreiben?

Dr. C. S.: Der letzte Patient, mit dem ich gesprochen habe, bevor ich hierherkam, war ein 35jähriger mit Leukämie. Er ist körperlich sehr aktiv und läuft dreimal in der Woche eine Stunde. Eine Stunde am Tag betreibt er die Aktivität des Spielens – er hat eine Liste von 40 Aktivitäten, von denen zwanzig jeweils weniger als fünf Dollar kosten. Man muß dabei berücksichtigen, daß jede einzelne Liste der Spiele bei einem Patienten das ausweist, was der Betreffende als spielerische Aktivität empfindet – manche haben zwei- bis dreihundert Punkte auf ihrer Liste. Bei diesem Patienten wächst sie immer noch – er hat auf seiner Liste zum Beispiel Segeln, Lesen, Musikhören . . .

Was die Ernährung anbetrifft, hat er eine besondere Diät, die unter anderem in immer mehr frischem Gemüse und Obst besteht – aber auch dies muß beispielsweise je nachdem, ob der Betreffende zugleich eine medikamentöse Therapie macht oder nicht, individuell angepaßt werden. Meditation betreibt er dreimal am Tag, jeweils etwa eine Viertelstunde. Er entspannt sich dabei nach einer besonderen Methode und – da seine Chemotherapie jetzt vorüber ist – stellt sich seine normalen weißen Blutkörperchen vor, wie sie jedwede abnormalen, krebsbefallenen weißen Blutkörperchen erkennen und zerstören. Er stellt sich vor, wie diese normalen Blutkörperchen zirkulieren und die krankhaften dort angreifen, wo sie entstehen. Des weiteren arbeitet er in seiner Meditation an verschiedenen anderen, für seine Therapie spezifischen Dingen. Eines davon ist der Bereich der Hoffnungslosigkeit. Er macht eine spezielle Übung, bei der er sich auf das konzentriert, worin er sich gerade in diesem Augenblick am hoffnungslosesten fühlt, und dabei bewußt anerkennt, daß genau das ein Signal ist, daß er sich hierin ändern müsse. Meinetwegen die Arbeit betreffend, läuft die Meditationsübung etwa so:

»Ich fühle mich hoffnungslos und hilflos in meiner Arbeit, und darin muß ich mich ändern, weiß jedoch nicht, wie . . . und ich muß genauso wenig oder viel wissen, wie ich wußte, wie ich geboren werden sollte . . . und ich entspanne mich in der Hoffnungslosigkeit, wie ich mich gerne im Geburtskanal entspannen würde . . . im Vertrauen auf das, was mir geholfen hat, geboren zu werden – was es auch immer sein mag –, daß es mir genauso hilft, mich zu ändern . . ., so daß ich, wenn ich auf die andere Seite dieser Depression über meine Arbeit komme, meinem wahren Lebensziel näher sein werde ...«

Das ist nur ein Teil der Meditation, die er dreimal täglich betreibt. Außerdem meditiert er über seine Beziehungen zu Frau und Kindern und auf andere Bereiche, die er als immer glücklichere Erfahrung visualisiert. Therapeutische Beratung bekommt er zweimal die Woche – normalerweise empfehle ich einmal –, auch seine Frau unterzieht sich dieser Beratung, denn eine der Veränderungen seines Lebensstils ist, daß er nur noch halb so viel arbeitet wie früher und deshalb halb so viel verdient. Mit dieser neuen Situation muß auch seine Frau zurechtkommen und die Kinder damit vertraut machen, daß er beispielsweise nicht jeden Morgen arbeiten geht, sondern statt dessen auch mal segeln usw.

Ein weiterer Punkt ist die Vermittlung zunehmenden Vertrauens in das Universum, die durch immer größere Bewußtmachung und Erweiterung der Zeiträume des Alltags geschieht, in denen er im Hier und Jetzt lebt. Denn wir alle verschwenden viel Zeit mit Nachdenken über vergangene und zukünftige Ereignisse. Mehr Bewußtsein vom Jetzt also. Über diesen Punkt denkt er vor Beginn der Meditation beispielsweise nach. Das ist ein spiritueller Prozeß der Stärkung des Vertrauens in das Menschsein, in die eigene Position im Universum. Besondere weitere Aspekte der Beratung ergeben sich jeweils in der aktuellen Situation mit seinem Therapeuten, da er an der Ostküste lebt und dort bei einem von unseren Therapeuten ist.

Was heißt für Sie Vertrauen in das Universum? Versuchen Sie Ihren Patienten das Bewußtsein des Eingebettetseins in die Harmonie kosmischer Abläufe zu vermitteln?

Dr. C. S.: Der spirituelle Standpunkt, den ich meinen Patienten zu vermitteln suche, ist eben dieses Vertrauen in das Universum. Das heißt, Vertrauen, daß das Universum freundlich ist, daß es sich um jeden von uns kümmert. Hier kann man natürlich das Wort Gott oder was auch immer einführen. Dazu gehört auch das Bewußtsein, daß nicht wir selbst uns krank oder gesund machen, sondern daß wir eine wesentliche Rolle spielen im Prozeß des Gesund- oder Krankwerdens, denn ich kann zum Beispiel nicht bewußt die Nahrung verdauen, die ich zu mir nehme; aber ich kann darauf achten, daß ich Dinge zu mir nehme, die mir guttun, die die Verdauung erleichtern. Doch ich verdaue meine Nahrung in diesem Sinne ebensowenig, wie ich mich von meinem eigenen Krebs befreie. Ich habe ihn auch nicht bewußt produziert. Aber ich kann die Dinge tun, die ich bewußt zu beeinflussen vermag. Und wenn ich diese Dinge tue, dann ist der weitere entscheidende Faktor der des Vertrauens, daß ich mich also auch der Gesundung öffne . . . Gott, den Dingen und Menschen um mich herum, allem, was ich verstehe und nicht verstehe. Das ist die Art des universalen Vertrauens, das ich zusammen mit meinen Patienten zu entwickeln versuche.

Inwieweit beeinflußt dieses Vertrauen das Verhältnis Ihrer Patienten zum Tod, mit dem ja viele von ihnen auf eine sehr direkte Weise konfrontiert werden?

Dr. C. S.: Unser Verständnis von Leben und Tod ist gewöhnlich, daß wir alle geboren werden und auch sterben müssen. Ein großer Anteil unseres Lebens besteht also darin, den Tod zu verstehen, als Ausgang unseres Lebens darin zu integrieren, so daß wir ein erfülltes Leben und einen erfüllten Tod haben. Bei der Auswertung unserer therapeutischen Erfolge sind zwei wichtige Faktoren die Lebens-, aber auch die Sterbensqualität unserer Patienten. Manche der Patienten, mit denen ich es zu tun habe, leben nicht sehr lange. Und wenn diese Patienten – auch nur einige Monate lang – ein sehr erfülltes Leben führen, auch zusammen mit ihren Familien, dann gelingt es uns im allgemeinen auch, durch unsere Therapie zu erreichen, daß sie einen friedlichen Tod sterben. Sie gehen ohne Angst in diesen Tod und sind auch in der Lage, in angemessener Weise mit ihren Familien darüber zu sprechen. Ich glaube, damit ist schon sehr viel erreicht.

Für Gesunde ist es schwer, sich vorzustellen, daß es für todkranke Menschen so etwas wie Lebensqualität gibt. Wie sieht diese Lebensqualität aus?

Dr. C. S.: Ich habe eine ganze Reihe von solch todkranken Patienten gehabt, die alle in gewisser Weise ähnliches sagen. Erstens sagen sie, daß sie während des ihnen verbliebenen Zeitraums das Leben ganz anders gesehen hätten als jemals zuvor. Das Leben erscheint ihnen sinnvoller. Sie leben in größerem Einklang mit sich selbst. Sie schlafen besser, sind am Morgen erholter, erleben mehr Freude, besonders über die kleinen Dinge im Leben. Es mag hier trivial klingen, aber es klingt nicht trivial, wenn ein solcher Patient es erzählt, wie er spazierengeht und sich dabei irgendwo hinsetzt und zwanzig Minuten mit großer Freude einen krabbelnden Käfer beobachtet. Das Leben dieser Leute ist oft voll von solch winzigen Ereignissen, die sie dann auch mit ihrer Familie besprechen, die so etwas nie zuvor von ihnen gehört hat. Dabei verbessert sich auch das allgemeine Kommunikationsniveau. Das geht so weit, daß viele sterbende Patienten zu mir gesagt haben, es sei das Beste gewesen, was ihnen je hätte passieren können, Krebs zu bekommen, was selbst ich nur schwer verstehen kann. Aber ich sehe in ihren Augen und Gesichtern, daß es wahr ist. Ihr Leben ist gekennzeichnet von einer größeren Wertschätzung für alles um sie herum und für sie selbst. Zwar gebrauchen diese Menschen nicht solche Formulierungen wie »eins sein mit den Dingen« oder ähnliches, aber das, was sie zum Ausdruck bringen, fällt durchaus in diese Kategorien oder geht in diese Richtung. Natürlich gilt das nicht für alle Patienten, mit denen ich arbeite, aber für einen großen Teil, weit mehr als die Hälfte.

Was geschieht durch diese Therapie im Bereich der körperlichen Symptome der Patienten? Gibt es auch hier eine irgendwie meßbare Form der Verbesserung der Lebensqualität?

Dr. C. S.: Als gelernter Spezialist in der Strahlenbehandlung von Krebskrankheiten kenne ich den normalen Verlauf dieser Krankheiten und die Symptome, die Krebspatienten in normal-medizinischen Krebszentren haben. Der Krankheitsverlauf meiner Patienten ist davon im allgemeinen sehr verschieden. Sie brauchen vielfach weniger oder gar keine Schmerzmittel. Natürlich gibt es auch völlige Heilungen, ebenso völlig unerwartete Heilungen. Darunter sind Patienten, mit denen ich vor sieben oder acht Jahren angefangen habe zu arbeiten, die nach normalen Maßstäben schon längst tot sein müßten, heute aber in einer besseren körperlichen Verfassung sind als ich selbst! Aber es ist eine Sache, über Krankheitsverläufe und Heilungschancen das zu haben, was man vom wissenschaftlichen Standpunkt her als »anekdotisches Material« bezeichnet – solche Fälle zum Beispiel –, oder etwas wissenschaftlich bewiesen zu haben. Denn selbst Tumore, die nach der Behandlung auf dem Röntgenschirm nicht mehr zu sehen sind – und solche Fälle habe ich gehabt –, beweisen auch als gehäufte Einzelfälle wissenschaftlich gar nichts. Es laufen zwar wissenschaftliche Untersuchungen auf breiter Ebene – mit Kontrollgruppen usw. –, aber es wird noch Jahre dauern, bis wir über den Erfolg dieser Therapie wissenschaftlich handfeste Aussagen machen können.

Eines allerdings läßt sich nach meinen bisherigen Beobachtungen sagen: Die Patienten, die sich unserer Therapie unterziehen, leben durchschnittlich doppelt so lange wie die Krebspatienten in den besten medizinischen Zentren mit orthodoxen Therapieformen, wobei diese doppelte Lebenserwartung auf vergleichbare Krankheitsformen bezogen ist. Diese doppelte Lebenserwartung bezieht sich auf die statistisch ermittelten Normen der Zentren mit den positivsten Werten! Viele meiner Patienten werden aber auch zugleich mit den üblichen Methoden der Chemo- und Strahlentherapie behandelt. Aber, um noch einmal auf den Vergleich mit der Lebenserwartung anderer Krebspatienten zurückzukommen: Auch das ist kein wissenschaftlicher Vergleich. Denn meine Patienten sind das, was man eine selektive Population, also eine ausgewählte Gruppe nennt. Und wir wissen nicht, ob diese Auswahl das Bild der Erfolge verbessert oder verschlechtert.

Eine ausgewählte Gruppe sind meine Patienten schon insofern, als viele, die bei uns anrufen, gar nicht in die Klinik kommen. Man darf nicht vergessen, daß Krebspatienten allgemein von einer tiefen Hoffnungslosigkeit geprägt sind. Wenn sie dann etwas über Visualisierung und Meditation hören, halten sie das einfach für Blödsinn. Denn oft glauben sie ja nicht einmal, daß ihnen irgendeine traditionelle Therapieform helfen könnte – und so was schon gleich gar nicht.

Wenn wir uns nun auf die ausgewählte Gruppe Ihrer Patienten beschränken und keine Vergleiche ziehen zu irgendeiner statistischen Norm: Haben Sie irgendwelche Prozentzahlen darüber, wie viele Ihrer Patienten sterben?

Dr. C. S.: Alle sterben, wenn sie lange genug leben. Aber, wenn Sie meinen, wie viele davon an Krebs sterben, dann sterben die meisten – rund 90 Prozent – an Krebs oder Krankheiten, die damit in Zusammenhang stehen. D. h., sie haben zum Zeitpunkt ihres Todes bedeutsame Krebssymptome oder aber sterben an Embolien usw.

Glauben Sie, daß Sie – langfristig gesehen – die Überlebenschancen Ihrer Patienten noch mehr verbessern können?

Dr. C. S.: Ich weiß es nicht, ob das möglich sein wird, aber ich glaube es.

Haben Sie für Ihre sterbenden Patienten irgendwelche Techniken der Sterbehilfe entwickelt?

Dr. C. S.: Ja, ich kenne Elisabeth Kübler-Ross und habe auch mit ihr zusammengearbeitet und von dort viele fruchtbare Impulse bekommen. Wir beginnen in der Beratung sehr früh, die Patienten im emotionalen

Bereich für eine Auseinandersetzung mit dem Tod vorzubereiten. Es ist schwierig, in wenigen Sätzen zu sagen, was dort geschieht. Ich brauche für meine Patienten dazu Stunden und Tage. Einer der wesentlichen Punkte ist, ihnen klarzumachen, daß sie, wenn es ihnen gelingt, mit ihren Ängsten in bezug auf den Tod besser umzugehen, ihr Leben mit den so frei werdenden Energien effektiver leben können, denn Todesangst verbraucht viel Energie. Außerdem versuchen wir zu vermitteln, daß Tod ein ebenso natürlicher Prozeß wie Geburt ist und ebenso wie die Geburt ein Teil des Lebens.

Unsere Patienten haben Krankheitsschübe. Auf den Umgang mit solchen Schüben bereiten wir sie vor, so daß sie uns während eines solchen Schubes rufen und wir auf die in der Beratung durchgesprochenen Inhalte Bezug nehmen können. Nach so einem vier- bis fünfwöchigen Schub klären wir dann mit ihnen, ob sie weiter an ihrer Gesundung arbeiten wollen oder ob sie dieses Kampfes müde sind und sich lieber auf den Tod vorbereiten wollen. Jeder von uns hat einen Teil in sich, der sterben will, und einen, der leben will. Wir drängen unsere Patienten nicht zu leben, wenn sie lieber sterben wollen. Wir fragen den Patienten. Entscheidet er sich für den Tod, sind die Inhalte der Beratung aufs Verabschieden, aufs friedliche Gehen usw. gerichtet. Häufig geschieht es dabei, daß sie ihren Entschluß ändern und wieder leben wollen.

Neben all diesen Beratungsformen machen wir Phantasie-Spiele mit den Patienten, in denen viele spirituelle Elemente sind. Wir lassen sie phantasieren, wie sie sterben, sich ins Universum hinausbegeben und zurückschauen auf das Leben, wie es war, auf ihr eigenes Begräbnis und all diese Dinge, und wie sie dann zurückkommen und wiedergeboren werden. Dann lassen wir sie sich vorstellen, was für Eltern sie in ihrem neuen Leben haben wollen, was für sie besonders wichtig sein wird, so daß die Leute ein positives Empfinden von dem entwickeln können, was ihnen in der Stunde des Todes und darüber hinaus widerfährt. Die meisten fürchten nicht den Tod, sondern die Zeit davor: Schmerzen, Hilflosigkeit, Verlassensein usw. Und hier muß man sie so intensiv wie möglich durch ihre Ängste hindurchgehen lassen und sie damit zur Auflösung bringen, indem man alles in der Phantasie unter kundiger Beratung vorwegnimmt.

Ein wesentlicher Faktor scheint in Ihrer Therapie nach alldem auch die emotionale Beziehung zum Patienten zu sein. Stanley Krippner spricht im

Zusammenhang mit Geistheilung davon, daß die Heiler ihre leidenschaftliche Liebe zum Menschen auszeichnet. Sind die Wirkungsmechanismen in der Geistheilung Ihrer Meinung nach ähnlich wie in Ihrer Therapie, also vom Glauben bzw. Vertrauen des Patienten abhängig und vor allem psychisch-körperlicher Natur, oder sehen Sie in der Geistheilung etwas, was darüber hinausgeht?

Dr. C. S.: Ich glaube, daß es spirituelle Wirkungen gibt, die nicht auf psychologischer Ebene interpretiert und verstanden werden können. Und ich glaube, daß hier ganz wesentliche Aspekte der Heilung liegen, die wir noch nicht verstehen. Ich meine, daß es wichtig ist, mit den Dingen zu arbeiten, die man versteht; aber man muß auch offen gegenüber dem sein, was man nicht versteht. Und es gibt viele spirituelle Aspekte in der Gesundheit und der Heilung, die ich nicht verstehe. Ich versuche diesen Dingen so viel Verständnis entgegenzubringen, wie es mir von meinem Hintergrund her möglich und wie es für mich nötig ist.

Würden Sie es als Mediziner für möglich halten, daß es in der Geistheilung eine direkte Wirkung des Geistes auf die Materie gibt?

Dr. C. S.: Diese Möglichkeit auszuschließen wäre meiner Meinung nach einfach dumm. Es wäre auch falsch zu sagen, so und so funktioniert Geistheilung, wenn man es noch nicht genau weiß. Man kann feststellen, daß es funktioniert und man nicht weiß, wie. Es deshalb zu leugnen, ist einfach engstirnig.

Sie versuchen mit Ihrer Therapie, das System Körper, Geist und Psyche zu harmonisieren. Bedeutet es für Sie keinen Konflikt, wenn Ihre Patienten zugleich auch chemo- oder strahlentherapeutisch behandelt werden, was ja in seinen Nebenwirkungen die Harmonie des Systems durchaus stört?

Dr. C. S.: Natürlich bedeutet das einen gewissen Konflikt, mit dem ich aber zurechtkomme.

Wenn alles perfekt stimmen müßte, damit ich leben kann, dann könnte ich genauso gut sterben. Mein Ziel ist es, in Richtung auf die Perfektion zu gehen, sie aber nicht so nahe herankommen zu lassen, daß ich perfekt sein muß.

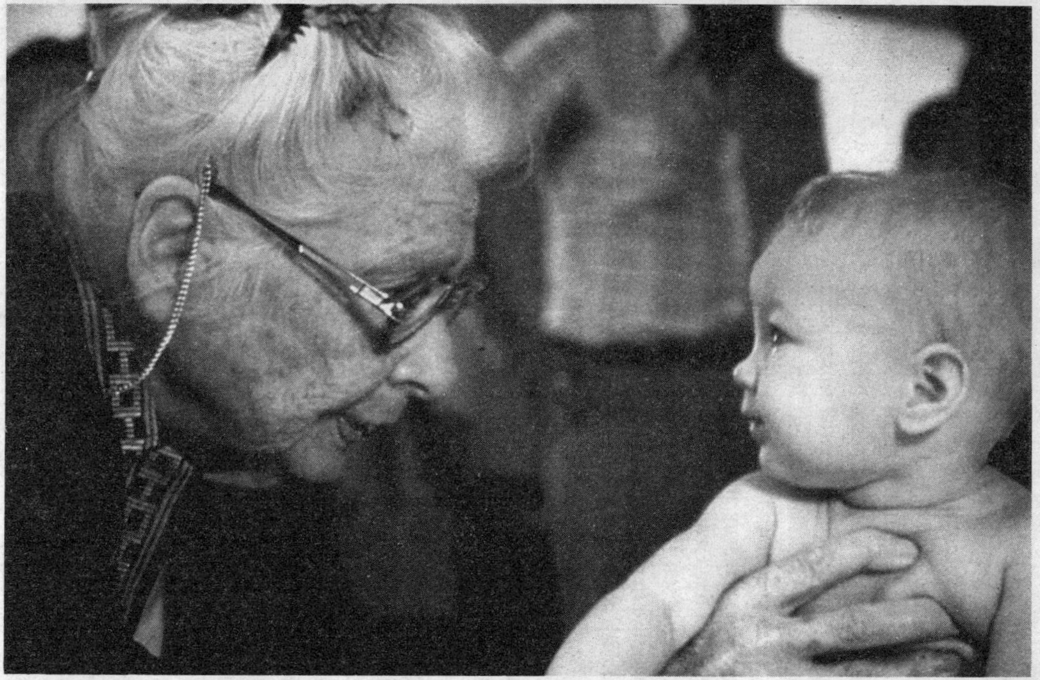

Die 1979 verstorbene Begründerin der »Rolfing« genannten »Strukturellen Integration«, Dr. Ida Rolf

Hans Georg Brecklinghaus

Alles im Lot

Rolfing®: Wiederherstellung von Gleichgewicht und Einheit der Körperstruktur durch Ida Rolfs »Strukturelle Integration«

Dem New-Age Forscher und Entdecker der Delphin-Sprache, John Lilly, sagte sie: »Ich bin lediglich eine nette kleine grauhaarige alte Dame.« Der amerikanische Psychotherapeut Will Schutz bezeichnete sie als »mutigen Pionier, mürrischen Bilderstürmer, warmen und sensitiven Menschen«. Und Fritz Perls, der Vater der Gestalttherapie, nannte sie einmal scherzhaft »Frau Ellbogen«, in Anspielung auf den häufigen Gebrauch desselben bei ihrer Arbeit . . . Die Rede ist von Ida Rolf, der Begründerin der »Strukturellen Integration«, wie sie ihre eher unter dem Namen »Rolfing« bekannte Methode der Körpertherapie nannte.

Ziel des Rolfing ist es, durch systematische Behandlung des Bindegewebes Spannungsmuster im menschlichen Körper aufzulösen, das Gleichgewicht der Körperstruktur (wieder)herzustellen und so dem Menschen zu einer körperlich, seelisch wie geistig aufrechten Lebenshaltung zu verhelfen. Die Integration seiner körperlichen Struktur ist eine Einladung an den Menschen, mit weniger persönlichen Begrenzungen und weniger Energieaufwand bewußter und verantwortlicher zu leben. Die Körperarbeit des Rolfing, die von der Technik her entfernt an Tiefenmassage erinnert, findet in einer Serie von zehn aufeinander aufbauenden Sitzungen statt, die in einen Zeitraum von durchschnittlich zwei bis drei Monaten verteilt werden.

»Gott kam nicht herunter und hat es mir erzählt; ich mußte es herausfinden in vielen Jahren der Erfahrung«, bemerkte Ida Rolf einmal über Ursprung und Entwicklung ihrer Arbeit. Erst kam die Arbeit; die Inspiration kam später. Sie begann in den zwanziger Jahren als promovierte Biochemikerin am Medizinischen Fachbereich des Rockefeller Instituts (New York). Sie beschäftigte sich außerdem viel mit Yoga, Osteopathie und Homöopathie. Aus beruflichem Interesse und durch

® Die Begriffe »Rolfing« und »Rolfer« sind eingetragene Zeichen des Rolf Institute of Structural Integration in Boulder/Col., USA.

chronische Krankheiten in der Familie motiviert, begann sie Menschen zu beraten und mit ihnen zu arbeiten. Im Laufe der Jahre entdeckte sie, daß der menschliche Körper und seine Struktur, die sich unter anderem in der Körperhaltung ausdrückt, durch eine bestimmte Art der Bindegewebsmanipulation sehr viel stärker veränderbar ist, als bislang angenommen worden war. Sie fand heraus, daß das Bindegewebe, vor allem die Faszien (= Muskelhäute), dem Körper seine Gestalt verleihen. Die Faszien bestimmen nämlich mit ihrer netzförmigen Anordnung durch ihren Spannungszustand die Stellung der Knochen und der Körpereinheiten zueinander; sie sind grundlegend für die muskuläre Balance.

Balance in der Schwerkraft

Was bedeutet »Körperstruktur« eigentlich? Wir können den Körper als eine Summe verschiedener Segmente betrachten; Kopf, Schultergürtel, Brustkorb, Becken, Ober- und Unterschenkel, Füße. Die Stellung jedes Segments hängt ab von der Stellung der anderen, so daß sich alle Segmente in ihrer Lage wechselseitig bedingen. Ein Beispiel unter anderen: Stehen Kopf und Nacken stark vor, so kommt es meist zu einem Hohlkreuz im Lendenwirbelbereich und das Becken kippt nach vorn. Das gekippte Becken wiederum wird durch eine Auswärtsdrehung der Beine ausgeglichen. Das führt zu Spannungen in den Beinen, weil das Körpergewicht auf die Außenseite der Füße verlagert ist. Die so beschriebene Körperhaltung – meist ergänzt durch seitliche Rotationen des Becken- und Schultergürtels – ist weit verbreitet, wenn auch nur eine von vielen typischen. Ein so aus dem Lot geratender Körper hat es schwer, sich gegen die Schwerkraft zu behaupten.

Vom ersten Moment seiner Entwicklung existiert der Mensch im Schwerefeld der Erde und formt seinen Körper entsprechend den Erfordernissen und Einflüssen der Schwerkraft. Die grundsätzliche Richtung der Gravitation ist es, alles zu Boden zu ziehen. »Die eine mag ihren verlorenen Kampf mit der Schwerkraft als scharfen Schmerz im Rücken empfinden, ein anderer als die unschmeichelhafte Kontur seines Körpers, wieder ein anderer als ständige Müdigkeit, und noch jemand als ständig bedrohliche Umwelt. Diejenigen, die über 40 sind, mögen es Alter nennen – all diese Signale können aber auch auf ein einzelnes, so hervorstechendes Problem in ihrer eigenen Struktur und der anderer Menschen deuten, daß es ignoriert wurde: sie sind außer Balance geraten. Sie sind alle im Kriegszustand mit der Schwerkraft.« Soweit Ida Rolf.

Die Schwerkraft also eine destruktive Kraft? Nicht unbedingt. Eine Körperstruktur, bei der die einzelnen Segmente symmetrisch um eine gedachte innere vertikale Achse herum organisiert sind, ist ausbalanciert. Die Schwerkraft kann hier durch den Körper hindurchfließen. Der Mensch nimmt eine entspannte, aufrechte Haltung ein, weil sich seine Körperstruktur mit der Schwerkraft in Einklang befindet. Er kann die Erdanziehung als positive, stützende Kraft erleben und nutzen. Der Organismus braucht weniger Energie einzusetzen, um sich aufrecht zu halten. Diese überschüssige Energie kann anderweitig eingesetzt werden. Grundlegend dafür ist die Balance des Körpers, die sich im einzelnen als muskuläre Balance, als ausgeglichene Gewebespannung sowie als freies Spiel der Gelenke zeigt. Der Körper funktioniert auf allen Ebenen (Nervensystem, Atem, Kreislauf, Stoffwechsel) besser. Reaktionsfähigkeit und Sensibilität wachsen, der Mensch erlebt den Körper als harmonisch und vital.

Wie die Körperstruktur aus dem Lot gerät

Wie bei Aristoteles, Wilhelm Reich und anderen – wie aber auch in den fernöstlichen Ideen des Yoga z.B. – war Ida Rolfs Menschenbild geprägt durch die Einheit von Leib und Seele. Sie verstand körperliche und psychische Prozesse als Erscheinungsformen eines einzigen zugrundeliegenden Prozesses.

Daher sind die Gründe für die Entstehung einer unausgeglichenen Körperstruktur, wie sie bei den meisten Menschen zu beobachten ist, vielfältiger Natur, denn der Körper ist ein Spiegel der persönlichen Vergangenheit und Gegenwart, in dem sich Verletzungen gefühlsmäßiger und physischer Art ebenso zeigen wie Lebenseinstellung sowie kulturell und familiär bedingte Umgangsformen mit sich und dem eigenen Körper. Einige Beispiele mögen das verdeutlichen:

Michael ist 8 Jahre alt. Eines Tages fällt er vom Fahrrad und verletzt sich das linke Knie. Er humpelt einige Zeit, wobei er das Gewicht auf das rechte Bein verlagert. Dies bewirkt eine Umstrukturierung des Muskelspiels in den Beinen, aber auch im Becken und entlang der Wirbelsäule. Obgleich Michael nach dem Heilen des Knies aufhört zu humpeln, haben die kompensierenden Bewegungsmuster sich bereits in einer komplexen Weise im Netzwerk der Muskelfaszien niedergeschlagen.

Marie ist ein Teenager. Sie erlebte die Mutter schon als Kind oft mit viel Angst vor Strafen usw. In vielen Situationen zog sie den Kopf ein und hob die Schultern. Zusätzlich empfindet sie nun ihre erwachende Sexualität als bedrohlich; sie versucht den wachsenden Busen durch vorgeschobene Schultern und eingezogene Brust zu verstecken. Einige Jahre später ist ihr diese Körperhaltung zur Gewohnheit geworden, die ihr kaum auffällt. Diese ihre Haltung beeinflußt auf subtile Weise ihr Selbstwertgefühl, ihre Lebenseinstellung sowie ihren Selbstausdruck negativ.

Hannas Mutter erlebte damals während der Schwangerschaft mehrere kleine Unfälle, und es gab starke emotionale Belastungen. Dies bewirkte Veränderung in Hannas Umgebung. Rotationen im Körper der Mutter und Platzmangel führten zu Muskelverhärtungen und Strukturveränderungen beim Embryo. Heute geht Hanna in die Schule und sitzt dort auf Stühlen, die in Kreuzbein und Nacken dauernden Streß erzeugen ...

Robert ist Ende zwanzig und geht seit vier Jahren regelmäßig zum Body-Building. Seine Brustmuskeln sind stark ausgebildet, sein Bauch ist hart; das Becken ist eng und die Beine sind muskulös. Das bringt ihm bereits jetzt sexuelle Störungen (verspanntes Becken), eingeschränkte Atmung (angespannte Brustmuskeln) und schlechte Verdauung (Taille und Bauch sind verfestigt). Die innere tiefe Muskulatur ist völlig unterentwickelt.

Paul arbeitet seit zwanzig Jahren im Betrieb. Das Rheuma und die Arthrose in den Schultern sind so stark geworden, daß es schließlich nicht mehr geht. Die Schultern schmerzen, und er kann seine Arme nur noch eingeschränkt bewegen. Außerdem leidet er unter chronischen Rückenschmerzen. Ein langsamer Verschleißprozeß, oft als unvermeidbar und als Alterserscheinung abgetan ...

In jedem dieser Beispiele verkürzen und verdicken die Muskelfaszien in einer bestimmten Körpergegend durch einwirkenden akuten oder dauerhaften Streß. Die betroffenen Muskeln verhärten, werden unbeweglicher. Der Stoffwechsel in dem Gebiet ist eingeschränkt. Es entsteht eine ungleiche Belastung verschiedener Faszien und Muskeln durch ungleiche Spannungen im Gewebe. Die Körpersegmente werden aus ihrer vertikalen Anordnung gezogen. Verdickungen, Verkürzungen, Verklebungen in einem Teil veranlassen nämlich andere Körperteile zu entsprechenden Kompensationen, um die Statik auszugleichen. Mit der Zeit treten andere Einflüsse hinzu und modifizieren die vorhandene Körperstruktur weiter. Die Schwerkraft übt dabei einen stetig verstärkenden Einfluß auf alle Unausgewogenheiten aus. Eine anfangs vielleicht nur leichte Fehlhaltung prägt sich im Laufe der Jahre immer stärker aus. Das vorläufige Endergebnis einer solchen Entwicklung wird ausgesprochen deutlich bei älteren Menschen.

Die unelastische, chronisch verspannte Körperbefindlichkeit formt auch das Fühlen und die psychischen Reaktionen der Person. Körperliche Unsicherheit z.B. – etwa durch ein strukturbedingt scheinbar längeres Bein – kann beim Kind zu mangelnder Selbstsicherheit führen. Die Gesamtpersönlichkeit reagiert häufig emotional und geistig unflexibler auf innere oder äußere Reize. Sobald nämlich die Körperstruktur sich der inneren Haltung angepaßt hat, wird sie die innere Haltung festlegen. Kein Wunder zum Beispiel, daß Menschen das Leben als ständigen Kampf empfinden, wenn sie dem Boden zu vornübergeneigt sind.

Das Bindegewebe als Schlüssel

Wie sieht nun die Arbeitsweise des Rolfing aus? Mit Hilfe systematischer Manipulationen werden alte Spannungsmuster in verkürzten, verklebten Bindegewebsstrukturen gelöst und die Körpersegmente durch Gewebeverschiebung in Richtung auf die beschriebene Idealstruktur hin ausbalanciert. Dies kann nur in einem den *ganzen* Körper umfassenden Prozeß gelingen, bei dem die Veränderung eines Teils auf der Veränderung eines anderen aufbaut. Integriert wird der Körper im Hinblick auf seine Bewegungsfunktionen. Deshalb werden Bewegungsabläufe wie auch die Atmung miteinbezogen. Der Rolfer gibt dem Klienten zusätzlich gezielte Anleitungen zu günstigeren Haltungs- und Bewegungsmustern im Alltag. Den zehn Basissitzungen können nach mehreren Monaten fünf fortgeschrittene Sitzungen folgen. Die während des Rolfing angelegten Veränderungen wirken sich noch über Monate nachher weiter im Körper aus.

Was unterscheidet Rolfing von anderen Methoden? Ida Rolfs Antwort: »Nur Rolfing nutzt die Schwerkraft als Werkzeug. Und es ist die Schwerkraft, von der wir unsere Resultate bekommen.« Und weiter: »Viele Therapeuten betonen die Krankheitsmodelle, anstatt das Gesundheitsmodell zu unterstützen. Rolfer praktizieren keine Krankheitsbehandlung; sie sind spezialisiert auf Gesundheit. Sie schenken ihre Aufmerksamkeit dem besseren Funktionieren von Geist und Körper des Menschen.«

Daher mochte sie auch nie die Bezeichnung Therapie für ihre Arbeit. Es handele sich vielmehr um einen »educational process«, einen erzieherischen Prozeß, also um eine Unterweisung des Klienten, seinen Körper differenzierter wahrzunehmen und dessen innere Weisheit zu entdecken. Wir können von einer ganzheitlichen Gesundheitsvorsorge sprechen, von einer Art »Geburtshilfe« für spontane Selbstheilungsprozesse.

Die chronischen Verspannungen des Gewebes sind häufig emotionsgeladen. Dies kann während der Sitzung als Schmerz erlebt werden. Dieser Schmerz ist um so geringer, je mehr er zugelassen wird. Und er verschwindet sofort, wenn der Druck der Hände des Rolfers aufhört. Es kommt nicht selten vor, daß verdrängte Gefühle oder Erlebnisse, die im Gewebe »gespeichert« sind, bewußt wiedererlebt werden. Daher hat das Lösen von chronischen Spannungen einen befreienden, kathartischen Effekt. Ein solches Erlebnis hatte auch der eingangs erwähnte Wissenschaftler John Lilly in einer Sitzung mit Ida Rolf: »Zum Beispiel arbeitete sie an meiner linken Schulter. Plötzlich sah ich mich selbst als zwei, und eine Hälfte wurde von meinem Lieblingshund, der seine Zähne in meine linke Schulter geschlagen hatte, über den Rasen gezerrt. Ich geriet in Wut und Panik und hatte das Gefühl, von dem Hund verraten zu werden. Plötzlich, als der Erwachsene, konnte ich mehr von der Szene sehen, und ich sah, daß der Hund mich von einer Mauer weggezerrt hatte, über die ich beinah gestürzt wäre. Auf einmal war ich in der Lage, dem Hund zu verzeihen und den Schmerz anzunehmen. Und als Ida mit der Arbeit an der Schulter fortfuhr, hatte der Schmerz aufgehört.«

Lernen, Gefühle zuzulassen

Große Aufmerksamkeit schenkt ein Rolfer den Vorgängen, die sich in der Sitzung auf der Ebene des autonomen Nervensystems (ANS) abspielen. Wenn sich Spannungen im Körpergewebe auflösen, ist dies nämlich in der Regel mit einem Abbau gespeicherter emotionaler Spannungen im ANS verbunden. Es kommt zu einer Entladung, die in ein Gleichgewicht im ANS mündet, was der Mensch als friedvoll und beglückend erlebt. Es ist dies jedoch nicht allein eine momentane Erfahrung. Vielmehr lernt der Mensch, diesem Prozeß des Gefühle-fließen-Lassens in seinem Leben zu vertrauen. Ohne daß gleich Widerstände auf der Verstandesebene provoziert werden. Diese Fähigkeit geht einher mit mehr Wahlmöglichkeiten auf der Verhaltensebene. Die Bandbreite möglicher Reaktionen auf seelischen Streß wird größer und kann auf einem insgesamt niedrigeren Spannungsniveau stattfinden.

Interessant ist die Tatsache, daß psychische und korporale Veränderungen nicht immer gleichzeitig vor sich gehen, sondern auch hintereinander ablaufen können – wobei mal der eine, mal der andere Bereich vorangeht.

An anderer Stelle wurde bereits gesagt, daß der Mensch mit Hilfe seines Rolfers seinen Körper differenzierter wahrzunehmen lernt. Der Klient wächst mit seinem Bewußtsein (wieder) mehr in seinen Leib hinein. Auch und gerade in solche Teile, die er irgendwann »verlassen« hat, die er kaum mehr oder nur unangenehm spürt. Dies vermittelt ein Gefühl von Ganz-Werden und eine Möglichkeit, wieder mehr mit und aus dem *ganzen* Körper zu leben statt nur aus dem Kopf.

Die Ergebnisse des Rolfing sind erfahrungsgemäß dauerhaft. Natürlich hängt die Qualität des »Dauerns« auch ab vom einzelnen und seiner Behandlung des eigenen Körpers. Aber da durch den Rolfing-Prozeß das Unterscheidungsvermögen für positive und negative Wirkungen auf Körper und Persönlichkeit gefördert wurde, erscheint die gerolfte Person in der neuen Struktur gefestigt. Dabei spielt auch eine große Rolle, daß die veränderte Körperstruktur zu veränderten, der Schwerkraft besser angepaßten Bewegungsmustern führt. Diese neue Art, sich zu bewegen, wirkt wiederum positiv auf die Körperstruktur. Hier macht sich ein in der Natur grundlegender Wechselwirkungszusammenhang zwischen Struktur (Form) und Funktion (Aufgabe) bemerkbar. So entspricht zum Beispiel jedes Gelenk in seinem Aufbau den jeweils erforderlichen Bewegungsmöglichkeiten. Diese spezifischen Bewegungsmuster wiederum formen das Gelenk. Diesen Zusammenhang finden wir bei einzelnen Körperteilen ebenso wie für ihr Zusammenwirken als eine Ganzheit.

Erwartungen und Ergebnisse

In der Geschichte des Rolfing lassen sich drei Phasen unterscheiden. In den ersten Jahrzehnten arbeitete Ida Rolf vor allem mit Menschen, die unter chronischen Beschwerden litten (Rücken- und Gelenkerkrankungen, Haltungsschäden usw.). Sie gab ihre Erfahrungen nur an einen kleinen Kreis weiter. Bekannter wurde das Rolfing in Amerika, nachdem Greta Garbo und Cary Grant sich hatten rolfen lassen.

Die zweite Phase begann damit, daß Frau Rolf in der Mitte der sechziger Jahre den Begründer der Gestalttherapie, Fritz Perls, nach einem Herzanfall behandelt hatte. Er lud sie ein, in Esalen, dem damaligen Mekka des Human Potential Movement, zu arbeiten, wo sie bald auch anfing, Schüler auszubilden. Hier fand die Begegnung des Rolfing mit den Methoden der Humanistischen Psychologie statt. Von da an wurde das Rolfing in den USA immer populärer, und 1973 gründete Frau Rolf in Boulder/Colorado das »Rolf Institute of Structural Integration« als Ausbildungsstätte und Berufsorganisation.

Die jetzige dritte Phase ist neben der Verbreitung des Rolfing auch in Europa und anderen Kontinenten dadurch gekennzeichnet, daß die Methode die inhaltlichen Elemente aus den beiden vorhergegangenen Phasen in sich vereinigt.

Dementsprechend kommen die Klienten auch mit sehr unterschiedlichen Motiven. Manche erwarten eine bessere körperliche Grundlage für seelische Bereiche, manche wollen chronische Verspannungen oder Beschwerden loswerden. Andere haben eher berufliche Motive, z.B. Sportler, Schauspieler oder Tänzer. Daher gestalten wir Rolfer die Sitzungen in Bezug zur Persönlichkeit weitgehend individuell.

Jeder erlebt Unterschiedliches; die einen durchleben einen sehr wohltuenden Prozeß, andere berichten von intensivem spannungslösenden Schmerz; wieder andere erleben eine meditative Ruhe und Erleichterung. Wobei vorherige Erwartungen und tatsächliches Erleben nicht übereinstimmen müssen.

Rolfing beschränkt sich vom methodischen Ansatz her weitgehend auf die Strukturarbeit. Faszinierend ist, wie vielfältig dennoch – oder gerade deshalb – die Ergebnisse sind. Hier einige in der Aussage typische Beispiele (die Namen wurden verändert):

Hermann ist Handwerker. Er berichtet: »Am tollsten war, daß meine Rückenschmerzen, die ich seit Jahren habe, fast weg sind. Mein Hohlkreuz ist viel gerader.«

Robert erzählt: »Ich fühle mich größer. Meine Füße stehen ganz anders auf dem Boden. Ich habe mehr Vertrauen in mich selber und traue mich mehr, meine Bedürfnisse ohne Schuldgefühle zu zeigen und zu verwirklichen.«

Maria, Lehrerin, berichtet ein Jahr nach ihrem Rolfing: »Oft spüre ich viel Wärme den Rücken herunter. Nacken und Schultern sind frei geworden, ich habe nur noch selten Kopfschmerzen. Und zwar meist dann, wenn ich mich überfordere.«

Werner war lange Zeit ohne Perspektive: »Nach langem Hin und Her habe ich jetzt eine neue Orientierung in meinem Leben gefunden. Ich glaub, daß das viel mit dem Rolfing zu tun hat. Ich hab auch mehr Energie als früher, Dinge anzupacken.«

Raimund hat jetzt sieben Sitzungen gehabt: »Seit meiner Kindheit hatte ich nie wieder so ein Gefühl für meinen Körper. Ich bin auch kälteunempfindlicher geworden. Mein Denken ist spielerischer.«

Christa freut sich: »Ich spüre viel eher, wenn ich mich unvorteilhaft bewege oder meine Schultern hochziehe. Ich kann dann eher loslassen. Im Gegensatz zu früher gehe ich gern und oft tanzen. Es ist irre, wie beweglich mein Becken jetzt ist.«

Max ist 16 Jahre: » Meine Knie schmerzen kaum noch. Ich steh sicherer auf den Beinen und kann schneller schwimmen.«

Renate, 25, berichtet: »Richtig aufgerichtet fühl ich mich oft. Meine Haut ist besser durchblutet und ich atme freier. Beim Tai Chi kann ich mich lockerer und kontrollierter bewegen.«

Elke sagt: »Meine Sexualität ist befriedigender und ich trau mich in meiner Beziehung auch mal wütend zu werden. Früher war ich eher depressiv, wenn mir was nicht gepaßt hat.«

Margaret macht gleichzeitig eine Psychotherapie: »Eine Zeitlang ging in der Therapie nichts mehr. Erst als ich durchs Rolfing wieder Zugang zu meinem Körper gefunden hatte, ging es auch in der Therapie wieder vorwärts. Bei den Rolfingsitzungen kamen mir viele alte Sachen hoch, Gefühle und so. Teilweise erledigten die sich dort auch. Einiges werde ich aber in der Therapie noch weiter bearbeiten müssen.«

Ursula versuchte nach einer vergeblichen Bandscheibenoperation das Rolfing: »Ich habe heute so gut wie keine Probleme mehr mit dem Rücken. Mein Körper fühlt sich oft so viel leichter an. Am schönsten ist, daß ich ein Gefühl hab, wieder in mir selber daheim zu sein.«

Wissenschaftliche Untersuchungen

Es hat eine Reihe von wissenschaftlichen Untersuchungen zu subjektiven Wahrnehmungen gerolfter Personen gegeben. Dr. Valerie Hunt, Leiterin eines Laboratoriums für Bewegungsverhalten an der Universität von Kalifornien (Los Angeles) führte 1977 an 14 Personen eine Vorher-Nachher-Messung von Muskelspannung bei Bewegung durch. Es stellte sich unter anderem heraus, daß die Klienten nach der Rolfing-Behandlung ihre Muskeln beim Gehen, Aufstehen und anderen Bewegungen kürzere Zeit und weniger anspannten als Unbehandelte. Dies bedeutet, daß die Energie-Effizienz eines Körpers durch Rolfing verbessert wurde: Der Körper nutzt einen günstigeren Energieumsatz.

Julian Silverman, Untersuchungsspezialist am »Institut für geistige Hygiene« in Kalifornien, untersuchte die gleichen Personen mit dem EEG auf ihre Gehirnströme. Er resümierte: »Rolfing bewirkte im Gehirn eine spontanere, offenere und verfeinerte Reaktion auf die Umwelt und auf innere Reize.«

Zu diesen Untersuchungen wurde übrigens auch die Aura-Leserin Rosalyn Bruyere hinzugezogen, die die Energiestrahlung eines Körpers sehen kann. Sie beobachtete u.a., daß das Energiefeld der Aura eines Menschen durch das Rolfing verstärkt, vergrößert und zusammenhängender wird. Blau, die Farbe der Heilung, war eine vorherrschende Aurafarbe des Rolfers ein paar Minuten nach Beginn jeder Sitzung. Nach ein paar Sitzungen hatte auch der Klient eine überwiegend blaue Aura: entweder als Resultat des Einflusses durch den Rolfer, oder weil er selbst heilende Energie erzeugte.

In der oben erwähnten Studie von V. Hunt und J. Silverman stellte sich auch heraus, daß Rolfing zu einer signifikant wachsenden Dominanz der rechten Hirnhemisphäre führt bei Aufgaben, die am besten durch diese Seite des Hirns bewältigt werden. Die rechte Hemisphäre ist vor allem für intuitives und Analogie-Denken, Körpereindrücke und ganzheitliches Erfassen zuständig, während die linke hauptsächlich für analytisches und logisches Denken, Rechnen und Sprache verantwortlich ist.

In einem Vorher-Nachher-Vergleich von gerolften und nichtgerolften Personen fand Dale E. Townsend 1976 eine Reihe signifikanter Unterschiede in den Bereichen Selbstwahrnehmung, Selbstakzeptieren und Sich-mögen, Gegenwartsbezogenheit, Beziehungsfähigkeit und Gefühle-Zulassen.

Um angesichts so vieler positiver Ergebnisse Mißverständnissen vorzubeugen, möchte ich zweierlei betonen: Zum einen ist die Art und das Ausmaß von Resultaten wie bei allen Methoden menschlicher Entwicklung *auch* abhängig von dem, was ein Mensch selbst in den Prozeß einbringt an Veränderungsbereitschaft, Sicheinlassen-Wollen und an Offenheit für das, was geschehen wird. Unnötig zu sagen, daß die körperlichen wie seelischen Voraussetzungen, die jemand mitbringt, von Bedeutung sind. Das zweite ist, daß Rolfing kein Allheilmittel ist. Wenn wir Rolfer meinen, daß eine andere Hilfe medizinischer, heilerischer oder psychotherapeutischer Art angemessener oder wichtige Ergänzung zum Rolfing ist, so weisen wir im Einzelfall darauf hin. Wir suchen die Zusammenarbeit mit allen Professionen, die wie wir auf dem Felde menschlicher Entwicklung und Unterstützung arbeiten.

Der Körper als Tor zur Spiritualität

In Abwandlung eines Wortes von Ida Rolf läßt sich sagen: Der Rolfing-Prozeß führt nicht unbedingt zur Erleuchtung, aber er gibt uns die Beine, dorthin zu gelangen. Anders ausgedrückt: Wachstum in vertikaler Richtung öffnet den Menschen für den Himmel. Dazu braucht der Mensch eine entsprechende Erdverbundenheit. Nicht selten erleben gerolfte Menschen ihre geistigen Übungen (Meditation, Yoga usw.) in nicht gekannter Tiefe und Lebendigkeit.

Es ist dies das Paradox des Körpers: »Man kann nicht über den Körper hinausgehen, bevor man ihn selbst nicht befreit hat.« So Ida Rolf. Und: Je mehr er befreit ist, desto unwichtiger wird er; er beginnt auf eine Art zu verschwinden. Ein harmonisch in der Schwerkraft balancierter Körper stellt einen Raum dar, von dem aus ich mich bewegen und zu dem ich zurückkehren kann. Ein Raum, in dem ich emotionale und körperliche Erfahrungen ebenso machen kann wie Erfahrungen, die jenseits des persönlichen Ichs liegen, die über das Verhaftetsein im Materiellen hinausgehen. Aufrecht-Sein ermöglicht das Aufsteigen der Kundalini-Energie, jener feinstofflichen Energie des ätherischen (oder elektro-magnetischen) Körpers. Das Energiefeld des menschlichen Körpers zu erweitern und anzupassen an die Bedingungen des irdischen Schwerkraftfeldes ist ein Anliegen des Rolfing, was auf vielen verschiedenen Ebenen des Seins wirksam werden kann.

Unsere Welt steht, wer weiß es nicht, an einem Scheidepunkt der menschlichen Geschichte. Ein qualitativer Sprung in der Entwicklung des Menschen steht der Selbstzerstörung als Alternative gegenüber. Unser Körper ist das Medium, durch das wir die Welt erleben und täglich neu erschaffen. Die äußere Welt ist die Projektion des Inneren des Menschen. »Könnte es logisch sein anzunehmen, daß die äußeren Wirren des Menschen . . . abnehmen, wenn man eine Methode fände, seine physische Struktur besser zu organisieren?« fragte Dr. Rolf 1962. Die von ihr entwickelte Methode war ihre Antwort, denn: »Wir sind nicht wirklich aufgerichtet, wir sind erst auf dem Weg, aufrecht zu sein. Dies ist eine *metaphysische* Überlegung. Eine der Aufgaben eines Rolfers ist es, diesen Prozeß zu beschleunigen.«

Noch als sie 70 Jahre alt war, glaubte Frau Rolf, daß Rolfing mit ihr sterben werde. Ein Jahr vor ihrem Tod im Jahr 1979 gab es jedoch bereits 150 Rolfer. Heute sind es weit über 300 Frauen und Männer, die durch das Rolf-Institut ausgebildet wurden. Rolfing schickt sich an, auch in Asien und Südamerika Fuß zu fassen. Und im letzten Jahr hielt sich eine Gruppe von Rolfern auf Einladung der »Gesellschaft für traditionelle Heilweisen« in der Volksrepublik China auf. Auch die Methode als solche entwickelt sich, wie zu deren Lebzeiten, auch nach dem Tod ihrer Begründerin lebendig weiter. Dennoch sagte sie einmal: »Man kommt in einem Leben nicht sehr weit.« Es fällt mir schwer, ihr hierin zuzustimmen.

Holger Marschall

Den Nacken frei für den Alltag

Die Alexander-Technik: Keine Körpertherapie unter anderen, sondern ein Weg zur Verwirklichung des Einmaligen in jedem Menschen

Auf die eine oder andere Art ist heute vielen Menschen bewußt geworden, daß unser westlicher Zivilisationsweg uns von der Umwelt entfremdet hat. Aber diese Entfremdung ist auch bei uns selbst, an unserem Körper und unserer Seele zu beobachten. So, wie die Natur aus sich heraus richtig funktioniert, nämlich aufgrund des harmonischen Zusammenwirkens aller Bedingungen, »funktioniert« auch der menschliche Organismus aus sich heraus harmonisch, sofern wir nicht störend oder mißbräuchlich in die Grundprinzipien dieser höheren Ordnung eingreifen.

Alexander-Technik in diesem Sinn ist ein Wiedererlernen und -entdecken der natürlichen harmonischen Bedingungen unserer körperlichen und seelischen Einheit. Darüber hinaus bedeutet es für mich das Gehen eines Weges – eines »ziellosen« Weges, der eine Vielzahl körperlich-seelischer Prozesse mit sich bringt, die alle auf die Entwicklung zu einer vollständigen und reifen Persönlichkeit hinzielen.

Wenn ich von Alexander-Technik als dem Gehen eines Weges spreche, so möchte ich anmerken, daß ich selbst noch ein Lernender und Suchender auf diesem Wege bin und daß diese wenigen Zeilen nicht den Anspruch erheben können, das Thema vollständig und umfassend zu beschreiben, gemäß jener alten Weisheit, daß »der Weg, der erklärt werden kann, nicht der Weg selbst ist«. Doch bevor dieser Weg und seine Grundkomponenten hier näher beschrieben werden sollen, sei in kurzem Aufriß der Weg des Mannes geschildert, der diese Technik entdeckt und entwickelt hat:

Frederick Matthias Alexander wurde 1869 in Wynyard an der Nordwestküste Australiens geboren. Seine Kindheit verbrachte er zusammen mit seinem jüngeren Bruder, der ihn später bei seiner Arbeit unterstützte, auf der Farm seines Vaters und Großvaters. Schon als Siebenjähriger entwickelte er ein starkes Interesse an der Musik und am Rezitieren klassischer Texte und hatte mit knapp 20 Jahren seine ersten Amateur-

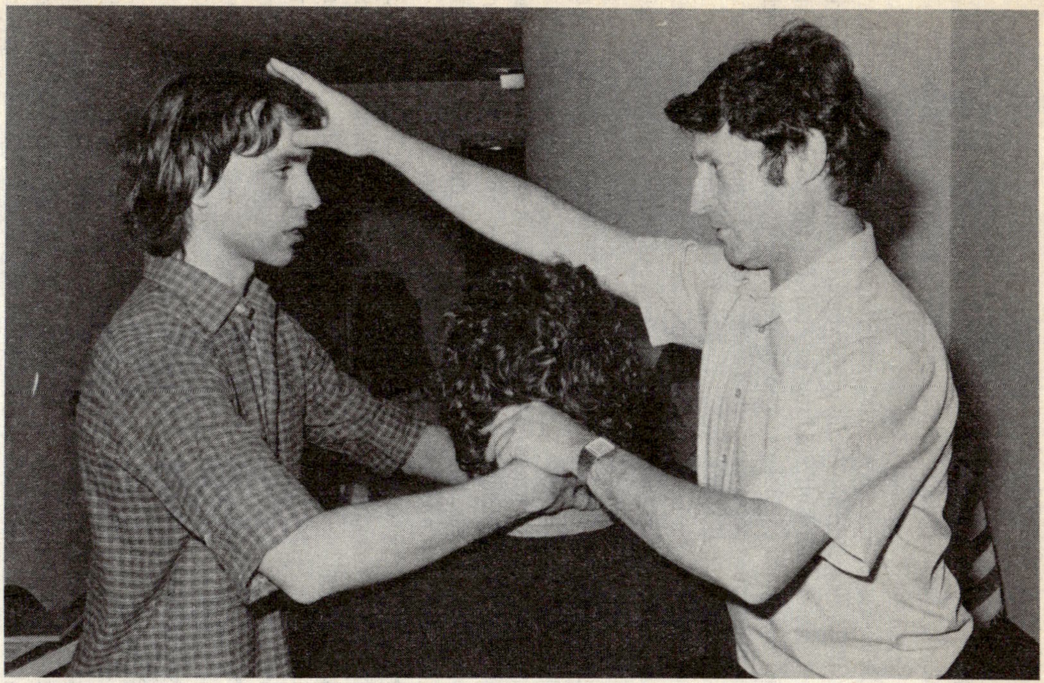

Alexander-Lehrer Yehuda Kuperman (rechts) und ein Schüler demonstrieren eine Alexander-Technik

auftritte als Schauspieler und Rezitator. Wenig später machte er das Rezitieren endgültig zu seinem Beruf. Er bekam jedoch schon bald derartige Schwierigkeiten mit seinem Hals und seinen Stimmbändern, daß man ihn beim Rezitieren »nach Luft schnappen« und durch den Mund »Luft einsaugen« hörte. Dies wuchs sich im Laufe der Zeit zu einem immer ernsteren Problem aus, auch hinsichtlich der weiteren Ausübung seines Berufes. Nachdem selbst Ärzte und Stimmbildner keine Abhilfe schaffen konnten, zog sich Alexander in die Abgeschiedenheit seines Studios zurück und versuchte durch Selbstbeobachtung mit Hilfe von Spiegeln der Ursache seines Leidens auf die Spur zu kommen.

Mit viel Geduld konnte er nach und nach das Fehlverhalten und die falsche Benutzung seines Körpers – die bei weitem nicht nur seine Sprachorgane beeinflußten – beobachten und daraus ableiten, wie diese zu vermeiden waren. Für kurze Zeit ging er nach Jahren des Selbststudiums wieder in seinen alten Beruf zurück und war dort in der Lage, seine Entdeckungen und Erfahrungen in der Praxis reichlich bei sich und seinen Kollegen anzuwenden. Bald konzentrierte er sich nur noch ganz auf das Unterrichten und fand darin seine eigentliche Aufgabe und Berufung.

Durchbruch in London

Befreundete Ärzte, die seine Arbeit auch als wesentliche Entdeckung auf medizinischem Gebiet einschätzten, rieten ihm, Australien zu verlassen und nach London überzusiedeln. Alexander befolgte diesen Rat, auch in der Hoffnung, in der Metropole des britischen Empires mehr Anklang und Würdigung – vor allem von wissenschaftlicher Seite – für seine Arbeit zu finden. Von Anfang an arbeitete er in London mit großem Erfolg bei Schauspielern, die ihn und seine Arbeit überaus schätzten. Aber auch George Bernard Shaw, Sir Staffort Cripps, der Earl of Lytton und andere prominente Persönlichkeiten zählten zu seinen Schülern und setzten sich immer wieder in der Öffentlichkeit nachdrücklich für sein Wirken ein.

1910 schrieb Alexander sein erstes Buch (*Man's Supreme Inheritance*, »Des Menschen höchstes Erbe«), dem in der Zeit zwischen 1914 und 1924 zwei weitere und 1942 sein letztes Werk folgen sollten. Die erste

Unterrichtsklasse für Kinder wurde von ihm 1924 ins Leben gerufen und weitere 6 Jahre später der erste Ausbildungskurs für Lehrer.

Der Zweite Weltkrieg markierte einen tiefen Einschnitt in seiner Arbeit. Obgleich er 1940 mit seiner Schule nach Amerika übersiedelte – wohin er schon in früheren Jahren öfters zum Unterrichten gereist war –, machte sich ein Stillstand in der Weiterverbreitung der Alexander-Technik bemerkbar, da die meisten seiner Schüler und wenigen Lehrer zum Militär einberufen wurden.

Im Sommer 1943 kehrte er nach England zurück und eröffnete unmittelbar nach dem Krieg wieder einen Ausbildungskurs. Während der letzten Lebensjahre akzeptierte Alexander mit immer größerer Gelassenheit Anfechtungen durch die medizinische und pädagogische Fachwelt – nach zuvor teilweise erbitterten Auseinandersetzungen. Bei den Feierlichkeiten zu seinem achtzigsten Geburtstag wurde die »Gesellschaft der Alexander-Technik-Lehrer« ins Leben gerufen, die seither über die Verbreitung seiner Methode und den Stand der Ausbildung wacht, die mindestens ein dreijähriges Grundstudium durch die ausgebildeten Lehrer umfassen muß.

Frederick Matthias Alexander unterrichtete bis zu seinem Tode täglich ca. 8 Schüler – 1955 starb er in London im Alter von 86 Jahren.

Was aber ist nun die von ihm in langwierigen Selbstbeobachtungen und Kämpfen entwickelte und weiterverbreitete Technik eigentlich?

Auch heute noch herrscht vielfach die Ansicht, daß die Alexander-Technik eine Methode sei, die Körperhaltung zu verbessern, Rückenschmerzen zu beseitigen, nervöse Verspannungen zu kurieren und dergleichen Dinge mehr. Solche »Behandlungen« haben mit Alexander-Technik nichts zu tun, auch wenn sich, quasi als Begleiterscheinung regelmäßiger Lektionen und der Anwendung der Alexander-Technik, diese Symptome verändern, bessern und sogar ganz verschwinden können. Leider glauben aber auch einige Alexander-Technik-Lehrer, auf diese »werbewirksamen« Hinweise nicht verzichten zu können, ohne zu bedenken, welch großen Schaden sie dabei anrichten können. Einige schwimmen erfolgreich auch auf der zur Zeit populären »Körperbewußtheitswelle« mit und wecken ebenfalls falsche und ungerechtfertigte Hoffnungen und Erwartungen, die die Sache und vor allem die unseriösen Lehrer, die sie »verkaufen«, nicht erfüllen können.

Um es deutlich zu sagen: Ziel der Alexander-Technik sind nicht korrekte Körperpositionen und -haltungen! Alexanders grundlegende Entdeckung besteht darin, daß er eines dynamischen Prinzips gewahr wurde, das beim zivilisierten Menschen im allgemeinen gestört ist. Er beobachtete an sich und anderen Menschen eingeschliffene Verhaltensmuster des Eigen-Gebrauchs, die dazu beitragen, dieses Prinzip zu stören und außer Kraft zu setzen. Das Ergebnis ist eine langsame, aber beständige Verschlechterung unseres körperlichen und seelischen Wohlbefindens. Im Verlauf seiner Selbstbeobachtungen fand er heraus, wo und wie wir das Prinzip am häufigsten stören, und daß es möglich ist, die erlernten Gewohnheiten und fehlerhaften Aktivitäten unseres Selbst (als körperlich-seelische Einheit) zu unterbinden bzw. ihnen vorzubeugen.

Unter diesem Prinzip ist die Beziehung zwischen Kopf, Nacken und Rücken zu verstehen, die eine Art »Schlüsselreflex« für den ganzen Körper ist und daher auch Primärkontrolle (primary control. Da es bislang kaum allgemeinverbindliche Übersetzungen der von Alexander spezifisch geprägten Begriffe gibt, hier jeweils die englischen Originalbezeichnungen in Klammern.) oder Grundbeziehung (basic relationship) genannt wird. Sie ermöglicht, daß der Körper seine Aktivitäten seiner Natur gemäß koordinieren kann, und gewährleistet somit das der jeweiligen Situation am besten angepaßte Körperverhalten. Durch Störung, das heißt fehlerhafte Aktivität dieses Haupt- oder Schlüsselreflexes, wird nicht nur der Tonus (Spannungszustand) einzelner Muskeln ungünstig beeinflußt, sondern die Gesamtkoordination des Körpers gerät aus den Fugen.

Fest steht, daß bei den meisten modernen Menschen körperliche (und seelische) Defekte zu einer fast schon alltäglichen Sache geworden sind. Neben vielen anderen Faktoren haben der Erziehungs- und Sozialisationsprozeß dazu entscheidend beigetragen. Bei ihnen liegen die Hauptursachen für Angst und Streß, mit denen bereits das heranwachsende Kind in Elternhaus und Schule reichlich Bekanntschaft macht. Unsere wichtigsten Lebensquellen sind von diesen Folgen betroffen und ständig gefährdet.

Durch Zusammenziehen der Muskeln vor allem im Bereich des Nakkens und des Solarplexus (Sonnengeflecht), wie dies typischerweise bei

Angst- und/oder Streßsituationen geschieht, ziehen wir den Brustkorb zum Becken hinab, wodurch sich der Druck im Unterleib vergrößert und sich die Rippen und das Zwerchfell nicht mehr frei bewegen können. Dies ist aber Voraussetzung für ein natürliches, gesundes Atmen. Andererseits werden auch die Nackenmuskeln, genauer die Kopfwendemuskeln, stark verkürzt, und der Hinterkopf wird auf diese Weise zu den Schultern hinabgezogen. Diese Muskelkontraktion setzt sich nach unten entlang der Wirbelsäule bis in die Glieder zu Finger- und Zehenspitzen fort. Eine solche Reaktion können wir bei allen Wirbeltieren beobachten, und sie ist auch durchaus normal. Im Tierbereich aber werden diese Reaktionen durch sich sofort anschließende Flucht- oder Angriffsimpulse aufgelöst und entspannt. Beim »zivilisierten« Menschen werden derartige Impulse jedoch unterdrückt, und es kommt zu keiner entsprechenden Entladung bzw. Entspannung. Statt dessen halten wir die Muskeln und damit gleichzeitig die Angstzustände weiterhin fest.

Warum die Verkürzung der Nackenmuskeln so schwerwiegende Folgen hat, möchte ich durch einen kleinen Exkurs über unsere Gehgewohnheiten verdeutlichen:

Beim Tier ist der Ausgangspunkt eines jeden Bewegungsablaufs der Kopf! Als eine Folge instinktiver Nervenimpulse »fällt« der Kopf des Tieres zu Beginn der Bewegung durch die Schwerkraft unmerklich nach unten und wird durch andere Impulse im selben Augenblick in der Richtung der Wirbelsäule nach vorne bewegt. Erst dann werden die Muskeln, die die Beine steuern, aktiviert, und, indem der Kopf die Vorwärtsbewegung anführt, wird die Wirbelsäule immer wieder neu gestreckt.

Krank durch falsches Gehen

Obgleich sich der Mensch im aufrechten Gang auf zwei Beinen fortbewegt und die Schwerkraft an ihm entlang in der vertikalen Ebene der Wirbelsäule wirkt, sind die wesentlichen Bewegungsmechanismen doch dieselben – zumindest sollten sie es sein. Auch wir sollten jede Bewegung mit dem Kopf beginnen, tun es aber normalerweise nicht.

Vermeiden wir es, die Nackenmuskeln zu verkürzen, so wird der Kopf aufgrund der Schwerkraft unmerklich nach vorne fallen, wodurch gleichzeitig die physikalische Trägheit des Körpers überwunden wird. Zugleich muß der Kopf gemäß unserem aufrechten Gang entlang der Wirbelsäule nach oben geführt werden, damit die ständig zu erneuernde Streckung der Wirbelsäule sowie gewisse Muskeln dem Zug der Schwerkraft als eine Art Anti-Schwerkraft-Mechanismus entgegenwirken und unseren Bewegungen jene Leichtigkeit und Anmut verleihen, die Heinrich von Kleist in seinem Stück über das Marionettentheater beschreibt.

Wird der Kopf aufgrund fehlerhafter Koordination nicht mehr nach vorne und oben geführt, kommt es zu einer Verlagerung aller anderen Körperpartien um die vertikale Schwerkraftachse, wodurch gewisse Muskelgruppen die Aufgabe anderer mit übernehmen müssen und stärker beansprucht bzw. mißbraucht werden. In der Folge treten dann körperliche Defekte und Unzulänglichkeiten auf, die rückwirkend zu psychischen Fehlhaltungen führen. Wir »gehen uns« also sozusagen »krank«.

»Wenn wir eine falsche Haltung und Fixierung des Kopfes verhindern, erreichen wir eine bessere Verteilung der Muskelspannung im Rumpf und in den Gliedern und eine bessere Koordination und Kontrolle der jeweiligen Aktivität, ob sie nun im Sprechen, Schreiben oder Flötespielen besteht«, schrieb Frank Pierce Jones in seinem Artikel »A technique for musicians«, der sich mit der Alexander-Technik speziell im Hinblick auf Musiker befaßt.

Der Ansatzpunkt liegt bei der Alexander-Technik in der Vermeidung der Fixierung des Kopfes bzw. des Nackens. Dazu müssen wir uns des erwähnten Prinzips der Primärkontrolle bedienen. Da dieses Prinzip bei allen Menschen vorhanden ist und von Natur aus richtig funktioniert, lernen wir in den Lektionen »nur« – indem wir zuerst die fehlerhaften Verhaltensmuster verhindern –, das schon Vorhandene neu zu benutzen und zu entfalten.

Der Leitsatz der Alexander-Technik

Wollen wir aber das Prinzip der Primärkontrolle anwenden, ist es notwendig, zuvor einen anderen wichtigen Grundsatz der Alexander-Technik zu berücksichtigen: Wir dürfen uns nicht auf die Einschätzung unserer Sinnesempfindungen, also auf das Fühlen oder Spüren, verlassen. Bei den meisten Menschen sind diese Sinneswahrnehmungen nämlich unvollkommen und trügerisch, und wir müssen erst wieder eine zuverlässige Einschätzung der Sinneswahrnehmungen lernen. Letztlich hängt davon ein höchstmögliches Maß an Koordination des Körpers und so der Psyche ab. Der Lehrer versucht während der Lektionen, dem Schüler die erforderlichen Sinneswahrnehmungen zu vermitteln und ihm gleichzeitig die Anleitungen oder Direktiven (directions) zum neuen Gebrauch der Primärkontrolle zu geben.

Diese Direktiven sind zusammengefaßt in dem Leitsatz:

> Laß den Nacken frei sein, um den Kopf nach vorne und oben gehen zu lassen, um den Rücken länger und breiter werden zu lassen.
>
> (Let the neck be free, to let the head go foreward and up, to let the back lengthen and widen.)

Für einen Außenstehenden mögen diese Worte abstrakt oder gar absurd klingen. Während der Lektionen und mit fortschreitender Erfahrung bekommen sie jedoch einen Sinn und Bedeutung, denn sie sind zusammen mit den veränderten Sinneswahrnehmungen das Mittel, wodurch dem Schüler ermöglicht wird, die fehlgesteuerten Aktivitäten und somit die Ursache von körperlichen Unvollkommenheiten zu unterbinden (inhibit). Der Lehrer benutzt während der Lektionen seine Hände als »Kommunikationskanäle«, über die er dem Schüler die Direktiven übermittelt. Dabei setzt er – wie später auch der Schüler – die bloßen Worte der Direktiven in äußerst feine Stimuli um. Voraussetzung ist aber, daß er sich selbst ständig neue Direktiven gibt und von seiner Primärkontrolle bewußten Gebrauch macht.

Noam Renen, ein seit langem tätiger Alexander-Technik-Lehrer, beschreibt in einem Artikel diese Direktiven als »bewußt vom Gehirn ausgesandte Stimuli, die die Primärkontrolle und von dort aus den ganzen Körper erreichen, um so an Stelle der gewohnheitsmäßigen Kontraktion eine Ausbreitung des Körpers zu bewirken.«

Wenn man sich hier noch einmal die Anweisungen für den Gebrauch der Primärkontrolle vergegenwärtigt, fällt auf, daß häufiger von »Laß« und »Lassen« die Rede ist. Dies ist von entscheidender Bedeutung und sollte nicht übersehen werden. Man kann diese Direktiven nämlich nicht *machen*, sondern man kann sie nur *zulassen*! Und obwohl, oder vielleicht gerade, weil für den westlichen »zivilisierten« Menschen so gut wie alles machbar ist, bereitet ihm das Zulassen so außerordentliche Schwierigkeiten, und er hat bis heute noch nicht dessen Sinn erfaßt. Die Ursachen dafür sind bekannt und, wenn auch nicht ausschließlich, so doch entscheidend in den Grundlagen unserer Gesellschaft zu suchen.

In dem Augenblick, wo wir aufhören, etwas zu machen und es geschehen- oder zulassen, eröffnet sich uns eine neue Dimension, die nichts Statisches und Starres kennt, dafür aber lebendig, aktiv und kreativ ist. Letztlich bedeutet dies wirklich zu leben, denn Leben ist immer neu und kreativ.

Durch Zulassen beeinflussen wir auch die Primärkontrolle und damit die Koordination unseres gesamten Körpers. Beim Erteilen der Direktiven sollen wir aber vermeiden, uns auf diese zu konzentrieren oder zu fixieren. Andernfalls treten fehlerhafte Koordinationen bzw. Aktivitäten ein, somit das Gegenteil von dem, was angestrebt wird: Vorbeugende Direktiven zu geben, damit die alten, gewohnheitsmäßigen Verhaltensmuster verhindert werden können.

Wenn wir uns also daran hindern (inhibit), in gewohnter Weise auf ein ausgemachtes Ziel hinzuarbeiten (die Vermeidung fehlerhafter Aktivitäten ist ja auch nur ein solches Ziel) und statt dessen unsere alten, unbewußten Verhaltensmuster durch bewußtere Mittel ersetzen, haben wir, wie Alexander sagte, »den ersten und wichtigsten Schritt zum Bruch mit einer Gewohnheit und in Richtung auf eine konstruktive, bewußte und rationale Kontrolle getan«.

Ein Ziel im herkömmlichen Sinn gibt es nicht mehr und somit keinen Leistungsdruck, etwas »richtig« zu machen. Vielmehr geht es darum, sich zurückzuhalten, zu warten, und sich gleichzeitig der Direktiven des Leitsatzes in der entsprechenden Reihenfolge zu erinnern.

Diese Fähigkeit, immer wieder innezuhalten, ist eine Qualität, die wir lernen können. Sie mag der Hauptgrund dafür sein, daß verschiedene Autoren, die sich mit dieser letztlich spirituellen Haltung befassen, vielfach auf Eugen Herrigels Buch *Die Kunst des Bogenschießens* hingewiesen haben. Herrigel beschreibt sehr anschaulich seine »Lehrjahre« mit einem Zen-Meister in Japan und seine großen Schwierigkeiten während der Unterweisungen im Bogenschießen. Im Verlauf der Lektionen, die ihn oft verzweifeln ließen, wurde er sich jenes »ziellosen Zieles«, das kein Wollen und Machen kennt, bewußt. Als er nach Monaten zum ersten Mal einen Schuß tat und der Meister voller Freude ausrief: »Jetzt hat ES geschossen«, realisierte er, daß er während des Schusses die spontane Aktion des Schießens nicht gestört hatte.

Sicherlich gibt es in der Alexander-Technik Parallelen zu den Lebensweisheiten des Ostens, insbesondere zu der des Zen-Buddhismus. Alexander hat dies aber nie ausdrücklich betont. Ihm war wichtig, den Menschen, die in unseren geographischen Breiten unter anderen philosophischen, kulturellen und sozialen Bedingungen leben, eine Lebenskunst (das meint das Wort »Technik«) für den Gebrauch im täglichen Leben zu vermitteln. Diese Lebenskunst will nicht den Menschen bzw. seine Krankheitssymptome kurieren. Sie will ihn zu einem Selbsterziehungsprozeß anhalten, in welchem er lernt, an seine eingefahrenen, unbewußten Gewohnheiten – ähnlich wie an unbewußte Seelenschichten – heranzukommen und diese in andere bewußte Konditionen zu bringen.

Mag sein, daß die Alexander-Technik, wie der Psychologe Dr. Erhardt Hanefeld in seinem Vorwort zu Roberto Assagiolis Buch *Handbuch der Psychosynthesis* sagt, die Grundlage einer zukünftigen Transpersonalen Körperarbeit sein kann. Eine weitere Körpertechnik unter anderen aber, wie viele meinen, ist sie nach allem bisher Gesagten gewiß nicht.

Alexander war davon überzeugt, daß sich in jedem Menschen etwas Kreatives, Einmaliges befindet. Wir müssen ihm nur die Möglichkeit geben, sich auszudrücken. Auf diesem Weg sind wir noch lange nicht an die Grenzen unseres geistigen, seelischen und körperlichen Potentials gekommen.

Interview mit Yehuda Kuperman, dem derzeit einzigen Leiter einer Schule für Alexander-Technik auf dem europäischen Kontinent

Mensch im Mittelpunkt

Neben Alexander-Lehrern in England und auf dem Kontinent, die in Einzelarbeit Schüler ausbilden, ist Yehuda Kuperman der einzige Ausbilder Kontinentaleuropas, der mit Klassen zu mehr als zehn Teilnehmern in Basel eine Art Schule der Alexander-Technik leitet.

Esotera: Herr Kupermann, Sie sprachen bei der Demonstration der Alexander-Technik häufig über das Fließen von Energie. Was verstehen Sie in Ihrer Arbeit unter Energie?

Yehuda Kuperman: Energie ist die Lebenskraft, die in uns allen ist; sie hat verschiedene Ausdrucksformen wie z.B. das Sehen, das Hören, das Denken, die Emotionen und andere Aktivitäten, die die Vielfalt des Menschen ausmachen. Von daher existiert also die Lebensenergie vorab in uns allen, aber für die meisten von uns besteht das Problem darin, wie wir diese Energie kanalisieren, so daß sie *für* uns und nicht gegen uns arbeitet und daß wir unseren objektiven Vorteil jeweils in den Situationen am besten nützen können, in denen wir uns gerade befinden. Wenn wir wollen, daß diese Energie unter den bestmöglichen Bedingungen wirkt, dann müssen wir uns im Gleichgewicht befinden. Normalerweise holen sich die Leute, wenn sie im Gleichgewicht sein wollen, dazu die Unterstützung von den Muskeln überall in ihrem Körper. Diese Halte-Muskeln produzieren sofort unnötige Spannungen, die objektive Reaktionen auf ankommende Reize stören.

Der Weg, mit solchen Situationen nach Alexander-Art umzugehen, ist jedoch ein anderer. Unser Körper ist aus so vielen verschiedenen Einheiten zusammengesetzt; und um so ein großes »Orchester« richtig zu handhaben, braucht es einen »Dirigenten«. Alexander entdeckte so einen »Dirigenten« im Prinzip der sog. »Primärkontrolle«, die auf der Beziehung zwischen Kopf, Nacken und Rücken beruht. Wenn diese Beziehung in der richtigen Weise hergestellt ist, dann kann die Energie, nach der Sie mich gefragt haben, in die richtigen Kanäle gelangen. Ein

Alexander-Lehrer kann mit seinen speziell dafür ausgebildeten Händen diesen Prozeß anleiten.

Ist dies zugleich ein Gleichgewicht im kosmischen Sinne, dahingehend, daß der Körper sich in einer harmonischen Position zu seiner Umwelt, zum gesamten Universum befindet?

Y. K.: Ja, aber das Individuum selbst ist der Mittelpunkt dieses Systems – was nicht egoistisch, sondern von seinem Gleichgewicht her zu verstehen ist. Zugleich ist der Mensch natürlich nur ein winziger Punkt, und jeder kann in diesem Sinne Mittelpunkt sein. Man muß bei sich selbst anfangen, um die eigene Stellung im Universum zu begreifen.

Mittelpunkt, Energiefluß, Balance, das alles erinnert in gewisser Weise an östliche Konzepte wie die Chakra-Lehre oder das Konzept von Prana, der Lebensenergie. Gibt es von daher natürliche Entsprechungen zwischen diesen Systemen fernöstlicher Mystik und Spiritualität und der Alexander-Technik?

Y. K.: Ich muß diese Frage vor einem größeren Hintergrund beantworten. Soweit ich weiß, versuchen all diese Systeme – und dazu kann man auch das System der körperlichen Übungen rechnen – die Lebensqualität des Menschen auf dieser Erde zu verbessern. Doch Alexanders ganz besonderer und grundlegender Beitrag war der, daß in dieser Zivilisation eine einzigartige Bewußtheit aus der Beziehung zwischen Kopf, Nacken und Rücken kommt.

Das erste Prinzip dieser Bewußtheit ist, zu erkennen, daß man etwas falsch macht. Das zweite Prinzip besteht darin, nicht zu versuchen, das Falsche zu verändern, denn wenn wir es verändern, so tun wir dies gemäß unseren vorangehenden falschen Gewohnheiten. Das dritte Prinzip ist, die natürliche Primärkontrolle zu erlangen, also die richtige Beziehung zwischen Kopf, Nacken und Rücken. Mit der Alexander-Technik ist kein anderes System vergleichbar, wenn darin nicht alle drei genannten Prinzipien vorhanden sind.

Ich will Ihnen ein Beispiel geben, das illustrieren mag, wie wichtig es ist, alle Aktivitäten auf diesen Prinzipien aufzubauen: Viele meiner Schüler sind professionelle Musiker. Ich kann kaum eine Note lesen, aber ich lehre sie, wie man Violine und Klavier spielt. Ich kann ihnen zeigen, daß eine verbesserte und integrierte körperliche Gesamtsituation, die von der Anwendung der Alexander-Technik herrührt, ihre Beherrschung des Instruments verbessert. Der große Unterschied dieser

Lehrmethode gegenüber vielen anderen besteht darin, daß das Ziel angesichts des Weges, auf dem wir es erreichen, von zweitrangiger Bedeutung ist.

Um die Auswirkungen des Freiwerdens der Energie im von Ihnen beschriebenen Sinne vielleicht noch etwas deutlicher zu machen: Sind die Übungen bzw. Praktiken der Alexander-Technik reine Körperübungen oder sind sie mit darauf ausgerichtet, auf die energetischen Bereiche im Menschen einen harmonisierenden Einfluß zu nehmen und damit letztlich zu einer spirituellen Entwicklung beizutragen?

Y. K.: Wenn die Auswirkungen unserer Technik, die kein System von Körperübungen ist, dahin gehen, dann ist es einfach ein Ausdruck, eine Folgewirkung der Anwendung der Technik. Wir sind sehr bescheiden in unseren Ansprüchen. Wir schaffen lediglich eine bestimmte Grundsitutation. Was sich daraus entwickelt, obliegt jedem einzelnen. Meine Arbeit ist, im Körper einen Hintergrund harmonischer Grundbefindlichkeit aufzubauen, die es dem Individuum ermöglicht, auf dieser Grundlage Yoga oder Geistheilung oder was auch immer zu praktizieren. Es geht darum, den Gebrauch des eigenen Selbst unter bestmöglichen Bedingungen zu lernen und damit allen daraus folgenden Aktivitäten eine größere, bessere Qualität zu verleihen.

Inwiefern besteht ein Zusammenhang zwischen Geistheilung und Alexander-Technik?

Y. K.: Ich habe beispielsweise keineswegs die Hände eines Heilers. Aber indem ich im Sinne der Alexander-Technik an mir selbst arbeite, kann ich durch die Öffnung meines eigenen Körpers, meines eigenen Rückens, in einen intensiven Kontakt mit dem Körper meines Schülers kommen. Und über die Kanäle meiner Hände kann ich fühlen, was im anderen Körper vorgeht, oder bestimmte Stimuli in ihn hineintragen. Aber es gibt Heiler mit wunderschönen Händen und wunderschönen Körpern, die – gemessen an den Bedingungen einer funktionierenden Primärkontrolle – völlig in sich zusammengebrochen sind. Wenn sie sich öffnen würden und nicht nur mit ihren psychischen Kräften arbeiten, sondern durch die entprechende Körpertechnik ihre ganze Person effektiver machen würden, dann wäre die von ihnen ausgestrahlte Energie noch viel reichhaltiger und wirksamer.

Wie sind Sie selbst zur Ausübung der Alexander-Technik und zu Ihrer Arbeit als Lehrer dieser Technik gekommen?

Y. K.: Meine ersten Stunden bei einem Alexander-Techniker in Israel haben mich von einem langwierigen Rückenleiden befreit. Aber schon in der ersten Stunde, die ich überhaupt hatte, entschloß ich mich nach fünf Minuten: Ich will diese Technik erlernen und Alexander-Lehrer werden. Damals – es war vor fast achtzehn Jahren – saß der einzige Alexander-Ausbilder Israels in Jerusalem. Dieser meinte, daß mein Entschluß doch wohl ungewöhnlich schnell erfolgt sei und deshalb entweder wirklich tragfähig oder total falsch. So empfahl er mir, diesen Entschluß bei einem Psychologen zu überprüfen. Ich ging zu einer Psychologin, die mit der Alexander-Technik vertraut war. Sie wies mich an, nach Hause zu gehen und zu versuchen, dort zwei Tage lang in einem Sessel zu sitzen und zu sehen, ob ich fähig wäre, nichts zu tun. Da ich damals ein ständig aktiver Mann war, hielt ich es gerade eine Stunde aus. Nach zwei Tagen ging ich zu der Psychologin, die mir prompt sagte, da ich diesen Test nicht bestanden hätte, wäre es wohl besser, ich würde kein Alexander-Lehrer, denn zuallererst sollte ein Alexander-Lehrer lernen, fähig zu sein, nichts zu tun. Wenn ich an einem Schüler mit meinen Händen arbeite, manipuliere ich ihn nicht. Alles was geschieht ist, daß über meine Hände die Energie oder die Botschaft dessen übermittelt wird, was sich in mir selbst durch meine Arbeit an mir selbst als Öffnungs- und Freiwerdungsvorgang vollzieht. Wenn der Schüler andererseits fühlt, wie die Hände aus dieser meiner Körpersituation heraus agieren, entwickelt er Vertrauen in den Lehrer, wodurch er wiederum bereit ist, sich von den Händen anleiten zu lassen. Jemandem zu helfen bedeutet, ihn alleine zu lassen, nicht direkt in ihn einzugreifen oder ihn zu unterstützen, denn was ist Unterstützung? Unterstützung bedeutet, jemandem zu helfen, sich zu verlieren. Ihn alleine lassen und doch mit ihm sein, ihm Stimuli zu vermitteln, an sich selbst zu arbeiten – das ist, was wir in der Alexander-Technik tun. Und schließlich wird der Schüler in einer Art Wechselwirkung auch wieder zum Medium des Lehrers, durch das der Lehrer die richtige Organisation seiner Beziehung zwischen Rückgrat, Nacken und Kopf immer neu festigt.

Gibt es Unterschiede zwischen den einzelnen Alexander-Lehrern in der Interpretation der Art, wie die Technik zu handhaben und zu lehren sei?

Y. K.: Jeder Lehrer unterrichtet anders. Anders, weil jeder seine eigene Persönlichkeit hat. Deshalb treffen sich die Lehrer auch immer wieder in Gruppen, um eine gemeinsame Kommunikation und Linie zu finden. Aber jede Hand ist anders. Es ist, wie wenn zwei verschiedene Violinisten Mozart spielen. Beide spielen Mozart, aber eben verschieden. Doch besonders gibt es Unterschiede zwischen den verschiedenen Schulungseinrichtungen, denn überall wird gemäß dem Standpunkt gelehrt, auf dem sich die einzelnen Lehrer befinden. Es gibt Schulen, in denen Sie das Wort Energie nie hören werden. In der Londoner Schule, wo ich gelernt habe, sprach mein großer Lehrer, Patrick MacDonald, nie von Energie. Aber er verfügte über den stärksten Energiefluß, den ich je erlebt habe.

Wie viele Schulen gibt es auf der Welt, in denen Alexander-Technik gelehrt wird? In welchem Land gibt es die meisten Lehrinstitute?

Eine große Zahl von Alexander-Lehrern und -Schulen befindet sich in Israel. Wir haben dort eine Schule in Jerusalem, eine in Tel Aviv und eine in Haifa. In den USA bestehen nicht mehr als vier oder fünf Schulen. In England gibt es acht Schulen. Auf dem Kontinent ist die einzige Schule meine hier in Basel. Aber von hier ausgehend, glaube ich, daß sich die Alexander-Technik in der Schweiz und in Deutschland sehr schnell verbreiten wird.

Wie viele Schüler unterrichten Sie in Ihrer Schule insgesamt?

Y. K.: Es sind jetzt zusammen 26 Schüler. Dies ist momentan eine der größten Klassen auf der ganzen Welt. Ich arbeite wechselweise mit zwei Gruppen zu je 13 Teilnehmern.

Offiziell ist die Alexander-Technik bislang nicht in dem Katalog der von Krankenkassen anerkannten Therapiemaßnahmen aufgenommen. Glauben Sie, daß es für die Schüler, die Sie hier ausbilden, unter dem Gesichtspunkt, daß Klienten die Behandlungen aus eigener Tasche bezahlen müssen, in der Schweiz und in Deutschland ausreichende Beschäftigungsmöglichkeiten geben wird?

Y. K.: Ich will meine Antwort in einem Beispiel formulieren. Als ich vor 17 Jahren nach meiner Ausbildung in London nach Israel kam, gab es einen einzigen Alexander-Lehrer in Jerusalem damals. Ich fragte ihn, ob er besorgt wäre, daß ich ihm Konkurrenz machen würde. Nein, meinte er, er sei auf ein Jahr im voraus ausgebucht. Und er fügte hinzu, daß, je mehr Lehrer es geben würde, auch desto mehr Schüler kommen würden. Heute haben wir allein in Jerusalem etwa 25 Lehrer, und alle haben mehr als genug zu tun. Wenn Sie in Jerusalem die Leute auf der Straße fragen, was Alexander-Technik ist, wird Ihnen jeder zweite etwas darüber sagen können. In Tel Aviv gibt es inzwischen ca. 20 Lehrer. Aber für die 300 000 Einwohner Jerusalems bräuchten wir 1000 Lehrer ...

Sehen Sie die Alexander Technik unter diesem Gesichtspunkt als eine Art Disziplin, die jeder praktizieren sollte und die über die Harmonisierung jedes einzelnen auch ein gesellschaftlicher Faktor zur Harmonisierung ganzer Systeme werden könnte?

Y. K.: Ich denke, daß dies das Ziel jedes menschlichen Wesens sein sollte und damit auch unser Ziel ist, das wir zwar nicht gerade in diesem Jahrhundert erreichen werden, vielleicht auch nicht im nächsten. Aber wenn die Welt in zwei Jahrhunderten noch existiert, dann ist eine solche Entwicklung möglich. Bedauerlicherweise wird die Alexander-Technik im Unterricht jeweils vom Lehrer an den einzelnen Schüler individuell weitergegeben; deshalb benötigen wir so viele Lehrer. Aber da wir momentan nicht genügend Lehrer haben, mag man sich damit trösten, daß diejenigen, die Gelegenheit hatten, die Prinzipien der Technik zu lernen und zu leben, auf ihre Umgebung als lebende Beispiele einen großen Einfluß ausüben können. So gesehen empfinde ich meine Aufgabe in gewisser Weise auch als eine Mission. Deshalb bilde ich Lehrer aus, die wieder Lehrer ausbilden werden.

Hanja Rau

»Mit allen Teilen und dem ganzen Gehirn«

Unter dem Motto »Bewußtheit durch Bewegung« wurde die Feldenkrais-Methode in der Bundesrepublik vorgestellt

»Was erwarten Sie – Gesundheit, Heilung, Wissen, sozialen Status? Sie werden sehen, daß Sie mehr bekommen, als Sie wollten – egal was Sie wollten«, verspricht Moshé Feldenkrais gleich als Einleitung. Da sitzt er also in einer Freiburger Turnhalle vor uns auf dem Kasten, der »große alte Mann aus Israel«, als der er angekündigt ist, und wir dreihundert Menschen aus Berlin oder München, Holland, Österreich, Frankreich oder der Schweiz, von jugendlich bis alt, von Behindertem bis Bewegungskünstler, hocken und liegen auf unseren Decken im weiten Feld zu seinen Füßen. Tatsächlich voll Erwartung – lange Wege, zwei Wochen Zeit und immerhin achthundert Mark für zehnmal fünf Stunden Unterricht haben wir aufgebracht, um bei seinem ersten längeren Seminar in Deutschland dabei zu sein. Mich plagt die Frage, wie das sein wird, den »teuren« Lehrer derart teilen zu müssen mit Hunderten ...

So habe ich mich an einen Platz dicht am Mann gedrängt und liege und lausche; bekomme den ersten Eindruck von der hallenfüllenden Kraft des 77jährigen, der schwer und faltig aussieht und dabei sprüht vor geistiger Beweglichkeit. Eine Floskel? Doch so ist er, wie er über das oft versagende drahtlose Mikrofon seine Botschaft vermittelt, sprunghaft zwischen heftig und gütig, zwischen fast kindlichen spontanen Lauten und mächtiger Autorität, die er in schnellem Scherz relativiert, in einer Sprache voll überraschender Bilder und gefärbt vom starken jiddischen Akzent.

Was ist es, was er zu sagen hat, welche sind die Lehren, die da auf uns heruntertrommeln, tropfen, schmeicheln und donnern? Wir sollten nicht mitschreiben, sondern wirken lassen – und später einem nahen Menschen davon berichten, um es zu vertiefen. Nun, Feldenkrais sagte, soviel ich weiß: daß es nicht mit dem Willen zu leben gilt, sondern mit Lernen. Daß man den starken Willen nur braucht, um Dinge gegen die eigene Natur zu tun. Daß Verbesserung nicht über Üben läuft, sondern über richtiges Denken – auf der Basis gemachter Erfahrung.

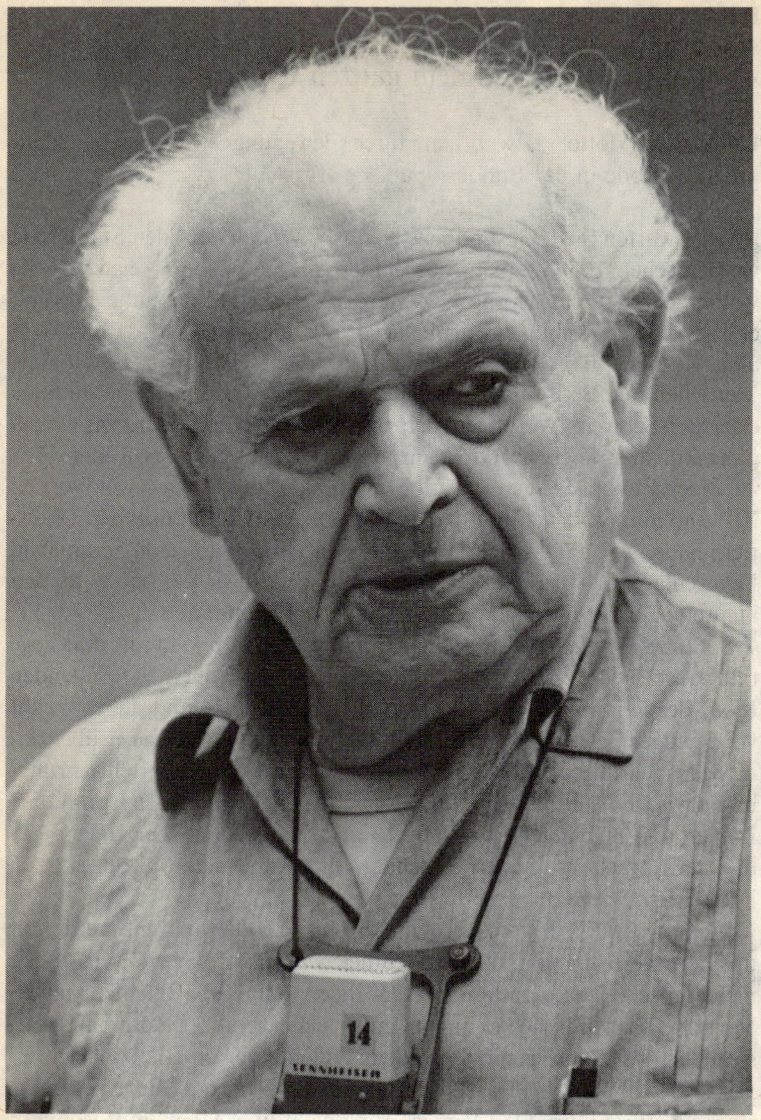

Moshé Feldenkrais (gestorben am 1. Juli 1984), Begründer der nach ihm benannten Körpertherapie

Daß wir langsam lernen sollen (»und das ist ein Befehl«, unterbricht Moshés Schrei unser Dösen), um schnell und stark zu leben. Daß lachend leichter zu lernen ist als »seriös«. Daß Bewegung das Wesen des Lebens ist und daß Bewegung mit dem ganzen Wesen zu geschehen hat – »mit allen Teilen und dem ganzen Gehirn«. Und daß es darum geht, »die Meglichkeiten zu vergreßern« – zur Möglichkeit der Wahl anstelle von Zwang: damit man machen kann, was man will, und so leben, daß man gerne lebt.

So weit, so gut – wir hören. Die Mehrheit mit sichtlichem Interesse und »Vergnigen« an den launig vorgetragenen Einsichten – man klatscht vor Freude. Andere klatschen oder pfeifen auch mal, um ihn ein bißchen anzutreiben, endlich was tun zu lassen, statt zu reden. Und ein paar wenige in unserer Runde können tagelang seinen Stil nicht akzeptieren, finden ihn »ruppig«, autoritär, bleiben stecken in Verdrossenheit, wenn er uns wieder einmal an den Kopf wirft, wie »dumm« wir sind, wie unbewußt, und dann gar provozierend fragt, wen er nun noch enttäuschen könne . . .

Ich fühle mich gut angeregt und bestens unterhalten. Längst nicht mehr »eifersüchtig« vorn in seiner Nähe, sondern irgendwo im Raum auf meiner Decke lasse ich wirken, was ich höre und was da ganz bewußt an Fragen angerührt und doch nicht beantwortet wird. Manchmal nicke ich auch einfach etwas ein, bin dabei nicht die einzige – und ziemlich sicher, daß der wendige alte Mann, der da so gerne redet, all die Wirkungen weiß und einbezieht und will: den Spaß wie den Ärger, blitzartige Einsicht wie das Entspannungsschläfchen zwischendurch.

Vom zweiten Tag an intensiviert sich das Tun. Moshé läßt uns spüren, was er meint, wenn er spricht, und wie er an unseren Körpern »Unmegliches meglich« zu machen versteht. »Bitte legen Sie sich auf den Rükken«, und dann leitet er an zu sorgsam aufeinander aufbauenden Bewegungsfolgen, die sich in seinen Tausenden von Unterrichtsstunden nie genau wiederholt haben sollen. Frei von parasitären Bewegungen will er uns werden lassen und schön, elegant und ästhetisch – nicht etwa über emsiges Trainieren, sondern durch das Entwickeln des kinästhetischen Sinns, des »sichersten Gefihls, das wir haben!«

So spüren wir nach, wie der Körper auf dem Boden ruht (»wie freundlich der Boden ist!«), wie die Fersen aufliegen, die Schulterblätter – daß wir gar nicht so symmetrisch sind, wie wir dachten, und bereits das umgekehrte Falten der Hände – mit dem anderen kleinen Finger als gewohnt nach oben – das gesamte Körperempfinden verändert.

Ein befreiendes Aha-Erlebnis

Wir sollen den Boden ertasten mit der rechten Hand und werden auch schon heftig angegangen von unserem stets engagierten Lehrer, wie beschränkt, wie »dumm« wir das tun: Wer hat uns verboten, dabei den Ellbogen abzuwinkeln, die Hand zu wenden, Hüfte zu drehen und Körpermitte anzuheben? Kurz, alle unsere Möglichkeiten zu nutzen, so daß aus dem beengten Klopfen ein voller raumgreifender Kreis werden kann? Ein befreiendes Aha-Erlebnis – »Bewußtheit durch Bewegung« heißt (mit dem deutschen Titel seines bekanntesten Buchs) Moshés Losung, und wir erfahren, wie sie auch umkehrbar ist, wie sich durch Bewußtheit Bewegung verbessert.

Vom Mythos des Unbewußten hält Moshé nicht viel, schon eher vom Automatisieren des Gelernten. Mit unserer neu entdeckten Lockerheit läßt er uns durch den Raum rollen, 300 Leute nach rechts, dann nach links, wir kullern und kichern, weil es nah wird und so schnell und so ungewohnt, in unserem Alter . . .

Immer weiter geht es mit neuen Erfahrungen mit uns selbst: Wie etwa Kopf und Becken durch die Wirbelsäule derart verbunden sind, daß man eigentlich ohne Anspannen das eine gar nicht bewegen kann ohne das andere. Wieviel weiter Beweglichkeit reicht, wenn wir keinen Körperteil »totstellen« – und wie häufig wir das tun, ohne es zu wissen. Daß manche einen Brustkorb haben und andere eher einen Kasten und daß, wenn wir uns das wechselseitig vorstellen können, wir bereits mehr verstehen von der Welt.

Moshés Sprüche machen die Runde, viel Gelächter ist im Raum. »Wenn ihr lacht, kennt ihr lernen«, meint unser Lehrer und fährt fort, uns mit unseren eigenen Leistungen zu verblüffen. Am siebten Tag mit einem Meisterstück: Nach einigem Sitzen und Knöchelfassen, Zur-Seite-Rollen und Beinespreizen gelingt es schließlich fast allen, wie zu Kleinkindzeiten den Zeh zu »küssen« und gar die Sohle auf den Kopf zu legen. Rechts zuerst, denn nur da haben wir experimentiert, »den Prozeß organisiert«, ohne ein Ziel anzugehen.

Bei Feldenkrais soll man nicht üben, sondern etwas »Kligeres« lernen. Und der Beweis: Allein durch Imagination, das Vorstellen also, wie sich die linke Seite ebenso einrichten könnte in der Bewegung, klappt es auch hier. Spontaner Beifall, für uns selbst und diese gute Lehre. Doch Moshé läßt uns nicht lange ruhen, weder auf den Lorbeeren noch auf dem Hintern. Gleich bringt er uns wieder zum Kugeln, wie die Bälle, erst langsam »wie in Honig« – und dann so schnell »wie keiner träumt, Sie kennen«.

Auch sich selbst gönnt der engagierte alte Mann kaum eine Pause. Wenn wir unser Pensum hinter uns haben und er auch noch die Autogrammsammler, die Fragesteller, die Dankbaren, Kritischen, Anhänglichen versorgt hat mit persönlichem Kontakt – freundlich im allgemeinen, doch dabei meist unaufhaltsam weiterziehend wie ein Planet –, dann behandelt er Behinderte, die die Stunden zwischen uns verbracht haben und nun hier auf ihn warten.

Durch die Glasscheibe schauen wir zu, wie er einem kleinen Mädchen hilft, die verkrampften Hände zu lockern, die angespannten Arme um seinen großen Körper zu öffnen, das schwache Rückgrat für Momente aufzurichten und zu strahlen. Wir sehen, wie jung er auch ist und wie die Kinder ihn lieben.

Seine direkte und wesentlich nonverbale Behandlungsweise, »Funktionale Integration« genannt, führt Feldenkrais an einer Frau aus unseren Reihen vor. Wir bemerken starke Spannungen in ihrem Gesicht und Körper, und auf dem Massagetisch weist Moshé auf die verschobene Mitte und Hüfte hin, auf ungleich aufliegende und verschieden bewegliche Füße, einen gespannten und geschwollenen Knöchel. Dann greift er ein mit seinen »edlen, feinen und nichttuenden Sachen«. Mit einem flachen Brettchen (in diesem Fall einer Schreibunterlage) beginnt er, über die Fußsohle das Gehirn anzusprechen, es anzuregen zu besserer körperlicher Einrichtung. »Das ist nicht Heilen, sondern viele Stellen Organisieren; und das ist wie beim Puzzle, wo die Teile ineinandergreifen.« Mit den sparsamen Hilfen des kundigen »Spielers« dreht sich der Fuß, öffnet sich die Hüfte wie von selbst, wird die Atmung voll, und ein Gesicht blüht auf.

Ein so faszinierender Vorgang war das, daß es mich nun auch zur Behandlung bei einem der Feldenkrais-Assistenten drängt. Obwohl ich keine besonderen Beschwerden habe und mich der Preis – 125 Mark für dreißig Minuten »Funktionale Integration« – etwas schreckt, will ich auf die Erfahrung am eigenen Leib nicht verzichten. Bei Mia, die freundlich und sicher auf mich wirkt, bekomme ich ein halbes Stündchen der kostbaren Zeit. Woran ich leide? Spontan fasse ich an meine feste linke Schulter. »Kein Wunder«, meint Mia mit aufmerksamem Blick; hilft mir merken, daß ich den linken Fuß stärker belaste, daher die rechte Hüfte ständig drückt, was Spannung in die rechte Bauchseite bringt – und in die linke Schulter.

Ein nie erlebtes Stückchen Atemraum

Ich liege, Mia greift zu. Mit leichter Hand, doch auch an etwas schmerzhaften Stellen. Sie läßt mich spüren, was mir gut tut – Verschiebungen, die mich tiefer atmen lassen –, wie meine »Mitte« sich zu verlagern beginnt und schließlich ein nie erlebtes Stückchen Atemraum zwischen linkem Schlüsselbein und Achselhöhle aufgeht, begleitet von meinem unwillkürlichen Seufzer.

Wieder auf den Füßen, hänge ich nach rechts – doch fühlt sich das nur so an, weil die alte Gewohnheit durchbrochen ist: Der Spiegel zeigt mir, wie gerade ich bin. »Sprich erst morgen darüber, bleib heut beim Spüren«, gibt mir Mia als Rat mit. Nach zwei Wochen kann ich es immer noch spüren, das verstärkte Benützen des rechten Fußes, das neue Stück Atem, das meine Schulter mitbewegt und löst.

Was sonst ist mir geblieben von diesem Seminar? Ein leichteres Gefühl in meinen Gelenken und Gliedern und die immer wiederkehrende Erinnerung, daß mein Kopf freier beweglich ist, als ich ihn halte. Ein paar Bilder und Namen von Menschen, die ich rund um das Seminar getroffen habe. Die wichtige Erfahrung, daß ich mich nicht »privilegiert« in der ersten Reihe, sondern irgendwo im Mittelfeld am wohlsten und durchaus auch noch persönlich angesprochen fühlen konnte. Und das Weiterforschen mit Bewegungsweisen, wie ich sie als Beispiele der Feldenkrais-Methode erlebt habe.

Auch Moshés Meinungen schaffen noch – unerledigt – in meinem Kopf. Besonders heftig war seine Ablehnung der Psychologie, der er einen »oberflächlichen Zugang zur Menschheit« nachsagt. Was Therapeuten Gutes täten, käme aus ihrem warmen menschlichen Herzen, nicht von ihrer Wissenschaft: Die habe sich zersplittert in 250 Arten und eine Symbolsprache entwickelt, »daß keiner nicht weiß, was anderer spricht«. Leben sei ohne Worte möglich, ohne Bewegung nicht; und bei seiner Methode gehe es darum, über Bewegung bewußt zu werden, wie man etwas tut – damit man fähig werde, zu wählen. Wenn man darangehe, seine unausgesprochenen Träume zu realisieren, das sei ein wesentliches Anzeichen von Gesundheit.

Und die Minderwertigkeitsgefühle, die Depressionen, die ihm auch mitgeteilt werden? Moshé hält das Verstärken der Emotionen für Gift. »Geben Sie Ihre schlechten Gefihle bei mir ab, für ein paar Sekunden – Sie bekommen sie bestimmt zurück, ich brauche sie nicht! Spüren Sie, daß Sie sich ausruhen können und was für ein schöner, vitaler Mensch Sie sind. Und dann setzen Sie ihn wieder auf, Ihren Rucksack, und sehen Sie, daß Sie jetzt leichter damit weiterlaufen.«

Gut angefühlt hat sich die Vorstellung – ist es so einfach? Von den angebotenen zwei Minuten Sprechzeit für einen Psychologen, »daß er kann besser sagen«, hat in Freiburg verständlicherweise keiner Gebrauch gemacht. Zu hören war allerdings, daß auch Teilnehmer der großen Feldenkrais-Ausbildungsgruppen anderweitig Therapiestunden nehmen, weil ihnen das, was da alles aufsteigt im Lauf der Bewegungsstunden, nicht allein zu bewältigen möglich scheint . . .

Nach diesem Seminar habe ich den Eindruck, daß sich, wie ich, viele gut und reichlich versorgt fühlen mit den Anregungen des Moshé Feldenkrais. Mit rund 300 Blumen haben wir uns verabschiedet, und er schmatzte für jede einen Kuß.

Interview mit Franz Wurm, Leiter des einzigen Feldenkrais-Instituts Europas in Zürich, über geistigen Hintergrund und umfassende Wirkung der Arbeit seines Lehrers Moshé Feldenkrais

Der Körper als Kriterium

Esotera: Herr Wurm, Sie sind Leiter des Züricher Feldenkrais-Institutes, des einzigen Feldenkrais-Institutes in Europa, und Sie kennen Moshé Feldenkrais seit 33 Jahren. Es ist bei Feldenkrais oft von »richtig« und von »falsch« die Rede, von »richtiger« Körperhaltung, von »falschen« Bewegungsabläufen, von einem Körper oder einer Psyche, die »richtig« erzogen sind oder »falsch« erzogen sind; wo aber liegt nun das Kriterium für »richtig« oder »falsch«, d.h., welcher Harmoniebegriff steht dahinter?

Franz Wurm: Einen Harmoniebegriff dafür zu finden, der gleichzeitig genau genug und allgemein genug wäre, dürfte sehr schwierig sein; man könnte das, was »richtig« ist, einfach als funktionsgerecht bezeichnen. Ein ganz einfaches Beispiel: Wenn man ein sehr schweres Gewicht hebt, dabei den Bauch einzieht und dazu einatmet, dann wird man sich wahrscheinlich etwas antun; wenn man aber ausatmet und den Unterleib quasi als Hauptstütze nimmt, wird das Heben sehr viel leichter fallen. Oder wenn man die Atmung betrachtet – wir atmen völlig unterschiedlich, je nachdem, was wir gerade tun. Man atmet anders, wenn man spricht, als wenn man zuhört. Im Schlaf atmen wir verschieden, je nachdem, ob wir auf dem Rücken, auf dem Bauch, der linken oder der rechten Seite liegen – abgesehen von den Träumen, die sich da auch einmischen können. Wenn man nun in der Bauchlage ebenso atmen wollte wie in der Rückenlage oder im Stehen, dann kann man mit gutem Recht sagen, das ist nicht funktionsgerecht – oder, grob gesprochen, nicht richtig. Funktionsgerecht heißt also der Funktion angemessen, die man gerade ausübt, und das geht über sämtliche körperlichen Funktionen bis in die psychischen.

Wo ist da nun die Verbindung zum Psychischen zu suchen, und was ist im psychischen Bereich richtig oder falsch?

F. W.: Es gibt keine Verbindung zum Psychischen in diesem Sinne, sondern es ist ein und dasselbe, ein unteilbares Ganzes. Feldenkrais sagt häufig: »Sie haben nur eine Muskulatur!« Und außerdem sieht man wohl kaum eine Psyche ohne einen Körper herumwandeln (umgekehrt vielleicht). Im ganzen körperlichen Verhalten zeigen sich ja die inneren Vorgänge. Man sieht jemandem an, ob er müde oder vergnügt, frisch oder nachdenklich oder was auch immer ist. Es gibt beim Menschen jedoch eine kleine Komplikation, die spezifisch menschlich ist, nämlich: Durch die besondere Struktur unseres Gehirns können wir solch einen körperlichen Ausdruck hemmen; das ist eine Struktur, die buchstäblich eine etwas »längere Leitung« hat, und die Länge dieser Leitung erlaubt es uns zu merken, was sich abspielt, und – dazu ja oder nein zu sagen; das bedeutet aber auch, wir können uns ändern. Und da wir geboren werden mit einem Gehirn bzw. einem Nervensystem, das völlig blank ist, können wir unentwegt und alles lernen, das heißt aber auch, wir können falsch lernen.

Da greift nicht nur die Erziehung ein, sondern Erziehung im weitesten Sinn, also die ganze Umwelt. Andererseits ermöglicht uns eben diese längere Leitung, umzulernen. Der Lieblingssatz von Moshé Feldenkrais ist daher: »Wenn Sie wissen, was Sie tun, können Sie tun, was Sie wollen.« Die Methode von Moshé geht eigentlich nicht darauf aus, daß sie jemanden ändert, sondern daß sie ihm seine Mittel in die Hand gibt und ihn sich selber verfügbar macht.

Dem Menschen seine Mittel in die Hand zu geben, ist ein Ziel fast aller Techniken und Methoden, die die Selbstverwirklichung des einzelnen im weitesten Sinne anstreben, also auch eine Vereinheitlichung und Ganzwerdung von Körper und Geist im holistischen Sinne. Dieses Ziel haben sich auch spirituelle Disziplinen gesteckt, die versuchen, eine Spiritualität zu praktizieren mit der Zielvorstellung eines kosmischen Eingebettetseins in die Harmoniegesetze unserer selbst und unserer Umwelt. Inwieweit würden Sie diesen spirituellen Aspekt auch hinter der Feldenkrais-Methode sehen?

F. W.: Dieser Aspekt ist, so meine ich, vollständig auch in dieser Methode vorhanden, nur auf eine sehr andere Art. Der Hauptunterschied ist, daß wir ja in den anderen Methoden fast immer über die Sprache gehen. Und die Sprache führt nicht nur weitgehend zu Mißverständnissen, sie ist ein hervorragendes Mittel, um sich »mißzuverständigen«. Wenn Sie sich nun vorstellen, Sie reden nicht von so konkreten, so greifbaren Dingen wie Feldenkrais-Instruktionen zu körperlichen Übungen, sondern operieren mit philosophischen, mit psychologischen

Begriffen, was kommt da eigentlich am anderen Ende an? Im Sinne dieser körperlich-seelischen Einheit, die auch in jeder holistischen Disziplin die Grundlage bildet, kann man über den Körper das Innenleben erreichen, und zugleich hat man dann an sich selber den sehr konkreten nachprüfbaren Maßstab – nämlich den Körper –, ob man wirklich tut, was gemeint ist. Ich meine, daß bei Feldenkrais von einer anderen Seite her etwas sehr Ähnliches und – weil relativ leicht Nachprüfbares – sehr Geeignetes für ein do-it-yourself läuft; zumeist wirkt es auch etwas schneller, als wenn sich z.B. ein Psychiater oder Analytiker mit seinem Patienten zuerst einmal über die Terminologie einigen muß, was ja sehr lange geht.

Auch schneller als östliche und sprachgebundenere Methoden zur Selbstverwirklichung wie Meditation und Yoga oder Entsprechendes?

F. W.: Ja, das gilt auch dafür; wobei Meditation wie auch Yoga meines Erachtens vom Westen mißverstanden werden, insofern nämlich, als der Orient erst anfängt zu meditieren oder Yoga zu praktizieren von dem Zustand aus, den wir durch Yoga oder Meditation erreichen wollen. Wir benützen Yoga und Meditation genauso, wie wir Valium fressen – statt daß wir uns davon befreien. Wir nehmen Meditation und Yoga statt Valium, und kaum haben wir aufgehört, sind wir wieder im alten Trab drin und können bei der nächsten Gelegenheit von vorne anfangen; denn letztlich geht es dem Orientalen um den Versuch einer allmählichen Änderung seines Lebens und nicht – wie hier vielfach – um ein Aussteigen für ein paar Momente.

Wo liegt das eigentliche Bezugssystem der Feldenkrais-Methode, im Körperlichen oder im Spirituellen?

F. W.: Feldenkrais war nicht umsonst ursprünglich Physiker und ging von der Struktur des Menschen aus, kam dann allmählich von der Körperdynamik zur Neurologie und zur Verhaltens-Physiologie und -Psychologie. Das Bezugssystem ist also der Mensch in bezug auf seine Umgebung. Daran mißt sich, was richtig ist. Vom Standpunkt eines Marsmenschen aus, der plötzlich auf die Erde fiele, ist kein Lebewesen so ideal gebaut, um aus dem Stehen sofort und eigentlich ohne Energieaufwand eine Bewegung in eine beliebige Richtung zu machen, und keines so elend gebaut, um stillzustehen, habachtzustehen z. B. Damit ist eigentlich eine Struktur bereits gegeben, die gewissermaßen als Maßstab gelten kann; als Maßstab könnte auch gelten, daß, was immer man ausführt, mit einem Minimum an Energieaufwand ein Maximum an Wirkung erzielt.

Etwas, worauf ich in diesem Zusammenhang noch einmal eingehen möchte, ist diese Trennung von Psyche und Körper, die eigentlich nur ein Mißverständnis durch die Sprache ist; irgendwann vor ein paar tausend Jahren hat man zweierlei Phänomene am Menschen mit zwei Namen belegt, und wie wir halt sind, wenn wir für etwas einen Namen haben, muß es auch etwas geben, das für den Namen steht. Und dadurch ist eine Dichotomie in unserem Denken entstanden, die – auch verglichen mit den orientalischen Denkweisen – ein bißchen sachfremd ist. Aber so passiert es. Finden Sie irgendwann einmal meinetwegen, um ein dummes Beispiel zu nehmen, einen Ödipuskomplex, und dann ist eben dieses Ding nicht mehr aus der Welt zu schaffen. Psyche und Körper sind nicht einmal die beiden Seiten einer Münze, sondern zwei Arten, die Münze zu sehen, oder, wenn man wieder das Beispiel eines Marsmenschen nimmt: Wenn er eine Lokomotive sieht, dann ist das zunächst ein Haufen Metall, das wäre sozusagen die Struktur, so und so zusammengesetzt vielleicht, aber was soll das Ding? Lokomotive wird es erst in dem Moment, wo es sich bewegt. Dann hat es eine Funktion. Und je nachdem, ob man etwas von der Funktion her oder der Struktur her anschaut, kann man es so oder so benennen. Es bleibt trotzdem die gleiche Lokomotive.

Maruschi Magyarosy

Aroma-Therapie

Die verblüffende therapeutische Wirksamkeit subtiler Pflanzenstoffe

Die Heilkraft von Pflanzen und ihren Essenzen ist im Laufe von Jahrtausenden entdeckt worden. Priester und Magier kannten die geheime Kraft und Wirkung der Duftstoffe und stellten entsprechende Salben zusammen. Man nimmt an, daß die früheste Verwendung von Wohlgerüchen im religiösen Bereich war. Weihrauch und Brandopfer als Teil religiöser Handlungen gehen auf undenkliche Zeiten zurück. Ägypter, Griechen, Römer – sie alle glaubten, daß der Duft süßriechender Kräuter und Gewürze, der von ihren Altären zum Himmel aufstieg, die Götter erfreuen würde.

Der Name Parfüm ist abgeleitet vom lateinischen *per fumum*, das heißt »durch Rauch«. Das Beräuchern eines Patienten ist eine der ältesten überlieferten Formen der Heilbehandlung mit pflanzlichen Stoffen. Die Bezeichnung Räucherwerk bezieht sich insbesondere auf Myrrhe und Weihrauch. Es waren hauptsächlich die Priester alter Kulturen, die zuerst aromatische Pflanzen verwendeten für Heil- und religiöse Zeremonien. Sie wußten, daß die Duftstoffe, die dabei wirkten, nicht nur die Götter, sondern auch das Gemüt der Gläubigen beeinflußten.

Seit Jahrhunderten werden in allen Ländern Duftöle benutzt, um Körper und Kleidung zu parfümieren – als eine Art Lock- und Reizmittel. Die Literatur enthält eine Vielzahl von Geschichten über Frauen, die ihre außerordentliche Macht über Männer der magischen Anziehung von Duftölen verdanken. Es heißt, daß »Kleopatra derartig parfümiert war, daß die Winde liebeskrank« wurden. Sie besaß einen eigenen »Balsam-Garten«, der nach heutigen Maßstäben Millionen wert war.

In der griechischen Mythologie wird die Erfindung der Duftstoffe den Göttern zugeschrieben. Aromatische Arzneien und Kosmetika waren in Griechenland ebenso verbreitet wie in Ägypten. Zur Mumifizierung Verstorbener wurden Myrrhe, Zedernholzöl und andere aromatische Essenzen verwendet, ein Beweis ihrer antiseptischen Eigenschaften. Der berühmte griechische Arzt Marestheus erkannte, daß aromatische

Pflanzen, besonders die Blüten, meist eine anregende oder beruhigende Wirkung auf Geist und Gemüt haben. Anakreon wiederum empfahl die Einreibung der Brust mit Essenzen, da hier der Sitz des Herzens sei, nicht nur der physische Mittelpunkt, sondern auch das Zentrum des Gefühls.

In den Tempeln des Äskulap, des griechischen Gottes der Heilkunst, hat man eine Reihe von Rezepten medizinischer Parfüms auf Marmortafeln aufgezeichnet gefunden. Äskulap, ein Sohn Apollos, war in Epidauros geboren worden, das sich später zu einer großen Stadt mit Bädern und Heilstätten entwickelte. Die heilenden Essenzen wurden von Priesterinnen zubereitet und weiterempfohlen.

Aus uralten Schriften geht hervor, daß die Chinesen aromatische Substanzen lange vor den Ägyptern verwendet haben. Die klassischen indischen Texte der Pflanzenheilkunde sind in der Ayurveda, dem Buch über die »Wissenschaft des Lebens« enthalten. Sandelholz zum Beispiel wurde von den Indern immer sehr gerne benutzt, als Räucherwerk, in Kosmetika und in einer Salbe, mit der man das Haupt der Rajas und Priester salbte.

Renée Gattefossée war es vermutlich, der als erster das Wort »Aroma-Therapie« prägte. Einst Chemiker, entdeckte er durch seine Forschungsarbeiten bald überzeugende Beweise, daß viele ätherische Öle sogar noch stärkere antiseptische Eigenschaften besitzen als manche der keimtötenden Chemikalien. Während eines Experiments in seinem Labor erlitt er schwere Verbrennungen an einer Hand, die er anschließend sofort in reinstes Lavendelöl tauchte. Die Wunde heilte außerordentlich rasch, ohne eine Narbe zu hinterlassen . . .

In Italien sind es Männer wie Dr. Gatti, Dr. Cajola, Ravesti, die die Therapiemöglichkeiten ätherischer Öle erkannten. Ihr Forschungsgebiet reicht von den medizinischen Eigenschaften und Wirkungen der Öle auf die Psyche bis zu ihrer Verwendung in der Hautpflege. Ihr Interesse galt vor allem den in Italien heimischen Zitrusölen – Bergamott, Zitronen- und Orangenöl. Sie erkannten den positiven Einfluß bestimmter Essenzen bei Angstzuständen und Depressionen.

Wie wir alle eine eigene individuelle Persönlichkeit sind, so hat jede Pflanzengattung ihre eigene Persönlichkeit bestimmten Eigenschaften. Mit dem Auszug der ätherischen Öle einer Pflanze isoliert man diese Persönlichkeit. Sie haben sehr oft eine »normalisierende« Wirkung auf den Menschen. Im Gegensatz zu den chemischen Medikamenten regen sie die dem Menschen innewohnende natürliche Heilkraft an, denn wir können nicht direkt heilen. Wir können aber unserem Körper helfen, sich selbst zu heilen, indem wir seine natürliche Heilkraft unterstützen und anregen.

Yin und Yang sind Bezeichnungen aus dem Osten. Am treffendsten könnte man sie mit Begriffen wie positiv und negativ, aktiv und passiv umschreiben. Aber ist der Tag gut und die Nacht schlecht? Wir bewerten und beurteilen oft Dinge als gut oder schlecht, die nur der eine oder andere Aspekt derselben Wahrheit sind. Diese Dualität – Yin und Yang – ist überall im gesamten Universum. Bei unserem Streben nach Gesundheit und Harmonie versuchen wir, den Punkt des Gleichgewichts zwischen Yin und Yang zu finden. Wir erleben Yin und Yang im Wechsel der Jahreszeiten, im Wetter, im Kreislauf von Tag und Nacht. Und ebenso, wie dieses Prinzip unseren Körper bestimmt, ist es in Pflanzen zu erkennen. Wenn wir wissen, bei welchem Öl der Einfluß von Yin oder Yang vorherrscht, haben wir schon einen wichtigen Hinweis für die Anwendung im Krankheitsfall. Wir können beobachten, daß der Geruchsreiz eine sofortige und direkte Wirkung im Nervensystem auslöst. Somit haben die Düfte ätherischer Öle einen besonders starken Einfluß auf Gefühl und Gemüt. Die vermutlich früheste Form der Aroma-Therapie war das Räuchern, die Fumigation. Man wandte es in erster Linie bei nervösen Beschwerden an. Es wurde als eine Art Reinigungsprozeß betrachtet.

Ganz allgemein haben ätherische Öle eine gleichzeitig erhebende und beruhigende Wirkung auf den psychischen und geistigen Zustand des Menschen. Die Wahrnehmungsfähigkeit wird klarer und schärfer, und es entsteht das Gefühl, daß man bis zu einem gewissen Grad die Ereignisse hinter sich läßt. Man sieht sie wieder objektiver und deshalb eher in ihrer wahren Perspektive.

Wenn Essenzen ihre volle Wirkung im seelisch-geistigen Bereich ent-

falten sollen, dann muß die Wahrnehmung über den Geruchssinn erfolgen. So haben die Essenzen einen direkten und rasch wirksam werdenden Einfluß auf die Psyche. Man könnte das Riechen als einen ersten Akt der Verdauung betrachten. Der Geruch der Nahrungsmittel regt den Fluß der Verdauungssäfte an. Er regt die Sekretion der Säfte an. Der größte Teil dessen, was wir den Geschmack einer Speise nennen, ist tatsächlich ihr Geruch. Alle Gewürze und Kräuter fördern den Fluß der Verdauungssäfte. Diese Eigenschaften verdanken sie ausschließlich ihrem Gehalt ätherischer Öle. Die krampflösende karminative (gegen Blähungen) und verdauungsfördernde Wirkung von ätherischen Ölen ist wohlbekannt.
Essenzen zur Behandlung von Verdauungsstörungen werden oral verabreicht, aber auch als Einlauf, durch Wirbelsäulenmassage mit aromatischen Essenzen im Bereich der Lendenwirbel sowie mit Hilfe von Kompressen auf Magen und Bauch.

Die Wirkung ätherischer Öle auf das Herz-Kreislauf-System erfolgt im allgemeinen über das vegetative Nervensystem. Kampferöl z. B. setzt man als herzstimulierendes Mittel ein, wenn der Blutdruck erhöht werden soll. Einige andere Öle dagegen, wie Lavendel oder Rosenperlargonie, erzeugen schon in kleinsten Mengen arterielle Hypotonie (Unterdruck). Die Behandlung erfolgt oral, mit Kompressen in der Herzgegend, durch Massage der Wirbelsäule, insbesondere im Bereich des Dorsalwirbels, sowie durch aromatische Bäder.

Arznei für Seele und Geist

Obgleich die ätherischen Öle ihre Wirkung über den Geruchssinn entfalten, geht ihr Einfluß bis in wesentlich tiefere Schichten, als durch die Sinne erreichbar sind. Sie wirken auf unseren Geist, erhellen ihn, machen ihn weniger schwerfällig, weniger dunkel. In diesem Sinne sind ätherische Öle Arznei für die Seele. Und indem sie unseren Geist erheben, üben sie gleichzeitig eine beruhigende Wirkung auf das Nervensystem aus. Eine ganze Anzahl von Essenzen kann entweder stimulierend oder sedativ auf die Nerven wirken. Kamille und Melisse sind eher sedativ, Geranie und Patschuli können bei Spannungs- und Angstzuständen eingesetzt werden.

Untersuchungen an psychisch kranken Patienten brachten folgende Ergebnisse: Wenn man auf ein Stück Zucker 1 bis 3 Tropfen des betreffenden ätherischen Öls gab und dieses auf der Zunge behielt, so daß es sich langsam auflöste, kam es zur Inhalation der ätherischen Öle über die Luftwege. Das Ausmaß der Angst und nervösen Erregung wurde beträchtlich verringert. Die Anwendung erfolgte mindestens dreimal täglich. Zu den so erprobten Ölen gehören Bergamott, Kampfer, Zypresse, Lavendel, Majoran, Neroli und Rose. Bäder und Massagen haben die gleichen Wirkungen. Zur Behandlung depressiver Zustände erwiesen sich bislang als besonders günstig die Öle von Zitrusfrüchten, Sandelholz, Patschuli, Jasmin und Nelke, Bergamott.

Hier als Hilfsmittel eine Liste, die auf der Erkenntnis, Erfahrung und Intuition von Tisserand beruht, der das Buch *Aroma-Therapie – Heilung durch Duftstoffe* geschrieben hat:

Angst, nervöse Spannung: Benzoe, Bergamott, Kamille, Kampfer, Zypresse, Geranie, Jasmin, Lavendel, Majoran, Melisse, Neroli, Rose, Sandelholz, Ylang-Ylang

Depression, Melancholie: Basilikum, Bergamott, Kamille, Weihrauch, Geranie, Jasmin, Lavendel, Neroli, Patschuli, Pfefferminze, Rose, Sandelholz, Ylang-Ylang

Zorn, Wutausbrüche: Kamille, Melisse, Rose, Ylang-Ylang

Apathie: Jasmin, Wacholder, Patschuli, Rosmarin

Unentschlossenheit: Basilikum, Zypresse, Weihrauch, Pfefferminz, Patschuli

Angst, Paranoia: Basilikum, Muskatellersalbei, Jasmin, Wacholder

Kummer, Leid: Ysop, Majoran, Rose

Überempfindlichkeit: Kamille, Jasmin, Melisse

Hypochondrie: Jasmin, Melisse

Ungeduld, Reizbarkeit: Kamille, Kampfer, Zypresse, Lavendel, Majoran, Weihrauch

Eifersucht: Rose

Panik, Hysterie: Kamille, Muskatellersalbei, Jasmin, Lavendel, Majoran, Melisse, Neroli, Ylang-Ylang

Schockzustände: Kampfer, Melisse, Neroli

Mißtrauen: Lavendel

Aromatische Bäder als Heilmittel

Hippokrates, der griechische Arzt, der um 500 vor Christus lebte, erkannte bereits im Wasser einen ernstzunehmenden Heilmittler. Aromatische Bäder können uns auf verschiedene Weise beeinflussen, sowohl durch den Duft der verwendeten Essenzen wie auch durch die physiologische Wirkung der Essenzen auf das Nervensystem und den übrigen Körper, die schon eintritt, wenn nur eine ganz geringe Menge des Öls von der Haut absorbiert wird.

Ein Lavendelbad zum Beispiel in nicht zu heißem Wasser (28 bis 35 Grad) wirkt entspannend und beruhigend. Aber sehr heißes Wasser (35 bis 39 Grad) hätte die Neigung, den Eigenschaften des Lavendelöls entgegenzuwirken. Daran sollte man denken, wenn man ein aromatisches Bad bereitet. Hier als Beispiel einige Rezepte, Essenzen im Bad zu verwenden (Diese Rezepte können entweder genau wie angegeben verwendet werden oder unter Zusatz einer angemessenen Menge von Pflanzenöl. Die angegebenen Tropfenzahlen gelten für ein Bad, aber man kann auch größere Mengen des Badezusatzes auf einmal zubereiten.):

Morgenbad; tonisierend, belebend:
5 Tropfen Rosmarinöl
5 Tropfen Wacholderöl
2 Tropfen Pfefferminzöl

Abendbad; beruhigend für alle, die Einschlafschwierigkeiten haben:
2 Tropfen Kamillenöl
5 Tropfen Lavendelöl
2 Tropfen Orangenblüte

Zitronenbad; erfrischend, entspannend und gründlich reinigend:
Saft einer halben Zitrone
5 Tropfen Zitronenöl
2 Tropfen Geranienöl

Aphrodisisches Bad:
2 Tropfen Ylang-Ylang-Öl
8 Tropfen Sandelholzöl
2 Tropfen Jasminöl

Besonders hautnährend wirken aufgrund des relativ hohen Vitamingehalts Avocadoöl, das Öl süßer Mandeln und Weizenkeimöl. Die Menge des ätherischen Öls bleibt die gleiche wie beim oben beschriebenen Bad. Dazu nimmt man zwischen einem halben bis 3 Teelöffel Pflanzenöl. Dann vermischt man beide Öle und gibt sie ins Wasser.

Sobald man im Wasser ist, durchdringen die Essenzen die Haut in ähnlicher Weise wie bei einer Aroma-Therapie-Massage. Die Absorption wird noch durch die den Körper umgebende Wärme des Wassers gefördert. Der Öl-Film umhüllt die Haut. Wenn man hineinsteigt, bleibt er unmittelbar auf der Haut. Ätherische Öle sind sehr subtil, ihre Wirkung wird manchmal erst später spürbar.

Massage in der Aroma-Therapie

Zwischen Aroma-Therapie und Massage besteht eine enge Beziehung. Die Verwendung eines aromatischen Öls steigert den Wert der Massage. Die Essenz durchdringt die Haut, und ihr Duft ruft einen gewissen psychischen Effekt hervor. Die Massage allein ist eine uralte Form der Therapie. Wir alle besitzen bis zu einem gewissen Grad die Fähigkeit, mit unseren Händen zu heilen. Massage und Meditation sind zwei Möglichkeiten, diese Gabe zu entwickeln.

Bei der Massage entsteht ein enger Kontakt zwischen dem Patienten und dem Heilenden. Dies ist ein wichtiger Faktor im Heilungsprozeß. Es entsteht mühelos eine direkte Kommunikation. Die Aroma-Therapie-Massage ist eine Kombination aus Schwedischer Massage, Effleurage und Shiatsu. Die Schwedische Massage ist eine Massage der Weichteile des Körpers. Sie besteht aus verschiedenen Handgriffen, zum Beispiel dem Streichen = Effleurage, Kneten = Petrissage, dem Klopfen oder Reiben. Die Knetmassage ist eine sehr tiefgehende Massage, die mit dem Daumen ausgeführt wird. Mit den übrigen Techniken bleibt man mehr an der Oberfläche und beeinflußt eher Gefäße und Muskeln. Eine Ausnahme ist das Streichen, das auch eine Reflexwirkung auf das Nervensystem hat. An dieser Massagebewegung ist man in der Aroma-Therapie vor allem interessiert. Die Effleurage ist eine langsame, sanfte Bewegung der ganzen Hand.

Meist hat eine Massage mit dem Strom in Abwärtsrichtung eine allgemein anregende Wirkung, nach oben, »gegen den Strom«, eher eine entspannende Wirkung. Bei der Massage selbst sollte man möglichst die Augen schließen, die Aufmerksamkeit auf den Händen bzw. einzig der Massagebewegung ruhen lassen. Man sollte nie eine Massage automatisch ausführen und sich dabei im Geiste mit etwas anderem beschäftigen.

Zum Schluß noch einige praktische Hinweise zur Selbstherstellung und Mischung der Öle: Für Öle zu äußerlichem Gebrauch sind zwei Grundzutaten erforderlich – ätherisches Öl und pflanzliches Öl: Avocado- und Weizenkeimöl ernähren gleichzeitig die Haut und haben besonders viele Vitamine; sehr gut eignet sich auch das Öl von süßen Mandeln, ebenso Oliven-, Sojabohnen oder Sonnenblumenöl.

Das Öl soll in luftdichten Behältern aufbewahrt werden. Besonders haltbar ist Weizenkeimöl, dank seines hohen Gehalts an Vitamin E. Allen Mischungen sollte daher mindestens 5 bis 10% Weizenkeimöl zugesetzt werden. Wie lange ein Öl hält, hängt davon ab, wie oft die Flasche geöffnet wird.

Die Flasche mit Pflanzenöl füllen und die Essenzen tropfenweise hinzufügen. Dann Flasche gut verschließen und vorsichtig schütteln. Als Faustregel gilt: 1 Tropfen Essenz auf 2 Gramm Pflanzenöl!

Eine sehr einfache Zubereitungsart für duftende Wässer besteht darin, daß man ein paar Tropfen einer Essenz mit destilliertem Wasser mischt. Auf diese Weise kann man Rosen- und Orangenblüten-, Lavendel- und Geranienwasser herstellen. Verwenden Sie etwa einen Tropfen Essenz auf eine halbe Tasse destilliertes Wasser. Die Mischungen müssen luftdicht verschlossen werden, nützlich sind Babyflaschen. Geben Sie 2 bis 3 Tropfen Essenz in 100 ml destilliertes Wasser, verschließen Sie die Flasche und schütteln sie kräftig durch.

Essenzen, Ölmischungen und andere Präparate müssen immer an kühlen, trockenen, dunklen Orten und luftdicht verschlossen aufbewahrt werden.

Für Inhalationen nimmt man zwischen 6 und 12 Tropfen Essenz in einer Schüssel mit heißem Wasser, etwa ½ bis 1 Liter. Das Wasser sollte man aufkochen, in die Schüssel gießen und eine Minute stehenlassen, ehe man die Essenzen hinzufügt. Ist es nämlich zu heiß, sind die Öldämpfe zu intensiv zum Einatmen.

Je häufiger man die Essenzen anwendet und je gründlicher man sie kennenlernt, um so besser wird man ihre Wirkungen und Eigenschaften unterscheiden. Jede Essenz hat ihren eigenen Charakter, ihre eigenen Eigenschaften. Diesen Umstand können wir uns zunutze machen, bestimmte Eigenschaften in uns zu unterstützen und hervorzuheben bzw. auszugleichen. Mit Hilfe der ätherischen Öle können wir uns selbst deutllicher erkennen!

Mechthild Scheffer

Blüten heilen die Seele

Die Blütentherapie von Dr. Edward Bach: Eine der fortgeschrittensten holistischen Heilmethoden des New Age

Michael M. erinnert sich noch genau an den Tag, an dem sein Leiden mit einem schweren Durchfall begann. Es war 1974, als sein Stiefvater beerdigt worden war. Weitere Schicksalsschläge folgten. Aus dem chronischen Durchfall wurde eine Colitis, die in siebzehn Krankenhäusern und Sanatorien nur durch Cortisongaben vorübergehende Besserung fand. Michael mußte seinen Beruf aufgeben und ließ in den folgenden sieben Jahren zusammen mit seiner Frau nichts unversucht, um der tückischen Krankheit Herr zu werden. Aber weder Schulmediziner noch Heilpraktiker noch Geistheiler konnten ihn 1981 vor einer Entfernung des Dickdarmes und dem Anlegen eines künstlichen Darmausganges bewahren.

Nach allen diesen Erfahrungen skeptisch und mutlos geworden, begann Michael M. zwei Monate später dennoch mit einer Bach-Blüten-Therapie. Im Diagnose-Gespräch erwiesen sich die Blüten-Essenzen »Lärche« (Larch) – gegen mangelndes Selbstvertrauen – und »Rote Kastanie« (Red Chestnut) – gegen eine zu starke innere Verbindung mit einem anderen Menschen – als angezeigt.

Innerhalb von 24 Stunden nach der ersten Einnahme der Tropfen vollzog sich, wie die Ehefrau Michael M's schildert, eine dramatische Veränderung in seinem Äußeren. Zuerst schien alle Lebenskraft aus dem Körper zu weichen. Aber nach drei bis vier Stunden verschwand die Maske leichenhafter Starre, um dem Gesicht Platz zu machen, das Michael früher, vor Ausbruch seiner Krankheit und den vielen Cortisongaben besessen hatte: der echte, alte Michael war wieder zum Vorschein gekommen. Nach weiteren zwei Sitzungen und der Gabe noch zwei anderer Blüten-Essenzen wurde Michael nach insgesamt dreimonatiger Therapie als »den Umständen entprechend geheilt« entlassen.

Das ist, stark verkürzt dargestellt, eine der vielen ans Wunderbare grenzenden Heilungen durch die Bach-Blüten-Essenzen – einer einfachen, fast möchte man sagen unscheinbaren Heilmethode mit Hilfe der

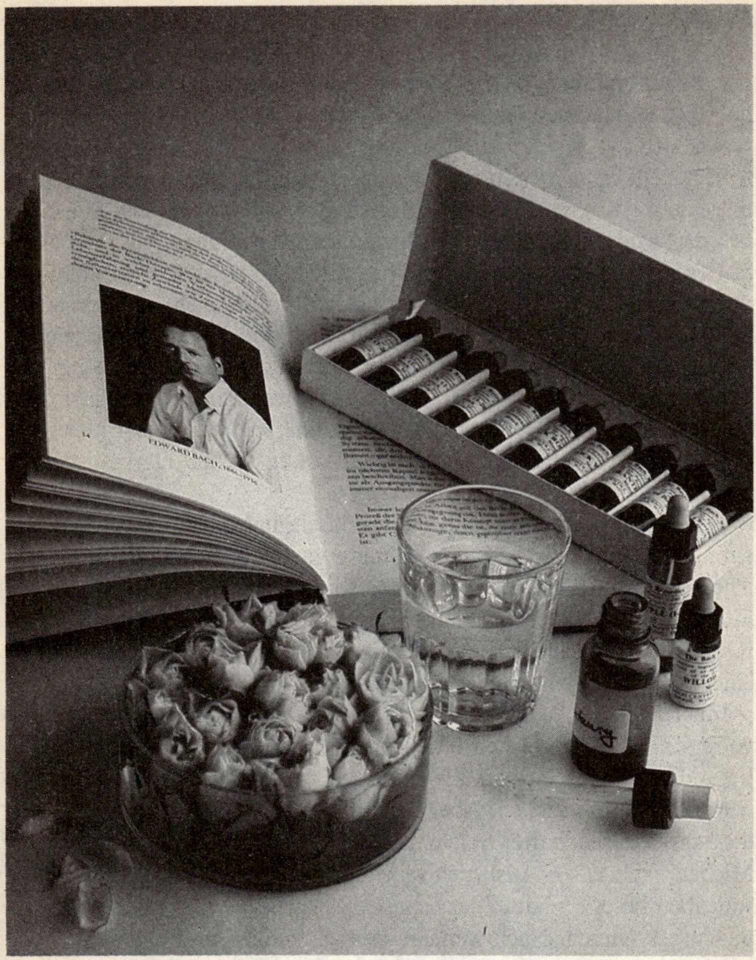

Bach-Blütenessenzen vor dem Porträtfoto ihres Entdeckers (im aufgeschlagenen Buch)

Energien von wildwachsenden Pflanzen und Bäumen, die nicht nur von ihrem Entdecker, Dr. Edward Bach, sondern Jahr für Jahr von mehr suchenden und erkennenden Fachleuten als »Heilmethode der Zukunft« bezeichnet wird.

Blüten-Therapeut Dr. Edward Bach – ein Pionier des New Age

Der im Jahre 1886 geborene englische Arzt walisischer Herkunft war zunächst 20 Jahre lang als erfolgreicher und renommierter Bakteriologe, dann als Homöopath im Sinne Hahnemanns tätig. Als er 1944 seine lukrative Praxis in der berühmten Londoner Ärztestraße, der Harleystreet, aufgab, um in unberührter Natur nach den Heilmitteln zu suchen, die in der Lage wären, »die wahren Ursachen von Krankheiten zu heilen«, erklärten ihn viele seiner Kollegen und die gesamte Fachwelt für verrückt.

Im Laufe seiner 20jährigen Tätigkeit als Arzt und Forscher war Edward Bach indes zu der Überzeugung gelangt, daß Krankheiten nur die körperlichen Manifestationen verschiedener negativer Gemütsverfassungen, wie zum Beispiel Angst, Eifersucht, Zweifel usw. seien, die wiederum durch einen Konflikt zwischen der Irrtümern unterworfenen sterblichen Persönlichkeit des Menschen und seinem wahren Wesen, seiner Seele herrühren. Eine ähnliche Vorstellung findet sich zum Beispiel auch in der klassischen tibetischen Medizin.

Gemäß dem alten Sprichwort »Bei der Krankheit wächst die Arznei« war auch Edward Bach der Meinung, daß in der uns umgebenden Pflanzenwelt harmonische Energien vorhanden sein müßten, die dem Menschen helfen könnten, seine negativen, krankheitserzeugenden Gemütsstimmungen selbst zu überwinden und so zu seinem wahren Wesen, seiner Seele, und damit zu seiner Einheit und Heilheit zurückzufinden.

Bach stellte sich die Forderung, daß durch den zu findenden Herstellungsprozeß an der Pflanze selbst nichts zerstört oder verändert zu werden brauche und daß die gewonnenen Arzneien keine Nebenwirkungen haben dürften. Die Heilmethode sollte außerdem »einfach« sein, so einfach, daß auch medizinisch nicht ausgebildete Menschen von ihr Gebrauch machen könnten. »Laßt Euch nicht durch die Einfachheit der

Methode von ihrem Gebrauch abhalten«, schrieb Bach später an seine homöopathischen Kollegen, »denn je weiter Eure Forschungen voranschreiten, um so mehr wird sich Euch die Einfachheit aller Schöpfung erschließen«.

In den ihm verbleibenden sechs Jahren seines Lebens durchstreifte Edward Bach die Wiesen und Wälder seiner englischen Heimat und entdeckte mit der ihm eigenen Sensitivität 38 Pflanzen, die in der Lage waren, negative menschliche Gemütsstimmungen harmonisierend zu beeinflussen. Bevor er eine bestimmte Blüte fand, erlitt er jeweils selbst sehr heftig den negativen seelischen Zustand, für den diese Blüte gebraucht wurde. Gleichzeitig war es ihm – wie er sagte – auch vergönnt, unter bestimmten körperlichen Symptomen zu leiden. In diesem Zustand wanderte er durch die Wälder und Felder seiner Umgebung, bis er zu einer bestimmten Blüte fand, die in kürzester Zeit sein inneres Gleichgewicht und seinen Seelenfrieden wiederherstellte. Innerhalb weniger Stunden verschwanden dann auch die körperlichen Beschwerden. Edward Bachs geistige und körperliche Sensitivität war zu diesem Zeitpunkt so stark entwickelt, daß er nur seine Hand über eine blühende Pflanze zu halten brauchte, um die heilenden Eigenschaften dieser Pflanze in sich zu fühlen.

Die therapeutische Grundidee der Bach-Blüten-Therapie

Die Herstellungsmethode, die Bach auf intuitivem Wege fand, ist in der westlichen Medizin ebenso neu wie verblüffend einfach: Die Blüten wildwachsender Pflanzen und Bäume werden an einem sonnigen Tag im Stadium der Vollreife gepflückt und sofort auf eine Glasschüssel mit Quellwasser gelegt, in der sich dann, in einem Prozeß natürlicher Alchemie, die in der reifen Blüte konzentrierte Wesensenergie der Pflanze auf das Quellwasser überträgt. Das so energetisch imprägnierte Wasser wird gefiltert, in eine Flasche gegossen und mit Alkohol versetzt. Diese »Essenzflasche« ist unbegrenzt haltbar und liefert die Basis zur Herstellung der in den angelsächsischen Ländern seit 50 Jahren bekannten und geschätzten Bach-Blüten-Essenzen. Die der Therapie mit Blüten-Essenzen zugrundeliegende Theorie ist spiritueller als die aller bisherigen westlichen Medizin-Systeme.

Edward Bachs Auffassung von Krankheit und Gesundheit wurzelt in einem übergeordneten Bezugssystem, das bewußt über die Grenzen der menschlichen Einzelpersönlichkeit hinausgeht. »Heile dich selbst«, sagt er. »Krankheit ist weder eine Grausamkeit noch eine Strafe, sondern einzig und allein ein Korrektiv; ein Werkzeug, dessen sich unsere eigene Seele bedient, um uns auf unsere Fehler hinzuweisen, um uns von größeren Irrtümern zurückzuhalten, um uns daran zu hindern, mehr Schaden anzurichten – und um uns auf den Weg der Wahrheit und des Lichts zurückzubringen, von dem wir nie hätten abkommen sollen.«

Edward Bach erkennt das menschliche Leben auf diesem Planeten als Teil eines umfassenderen Schöpfungsgedankens, eines größeren Energiefeldes, das durch eine übergeordnete mächtige Energieschwingung – kosmisches Prinzip, Liebe oder Gott genannt – verbunden ist.

Jeder Mensch hat als Teil des größeren Schöpfungsgedankens eine unsterbliche Seele (das, was er eigentlich ist) und eine sterbliche Persönlichkeit (das, was er auf Erden darstellt). Jede Seele hat für ihre Persönlichkeit einen Auftrag oder eine Matrix mit bestimmten Energiepotentialen, die sich durch die Persönlichkeit in der Welt der Materie verwirklichen möchte.

Diese Energiepotentiale sind übergeordnete, ideelle Qualitäten. Bach nannte sie »die Tugenden unserer höheren Natur«. Dazu gehören zum Beispiel Sanftmut, Stärke, Mut, Beständigkeit, Weisheit, Freude und Zielstrebigkeit. Man könnte diese Qualitäten auch als ideale archetypische Seelenkonzepte der Menschheit bezeichnen, deren Verwirklichung im Sinne eines größeren Schöpfungsgedankens unsere Harmonie, unser Glücksgefühl und damit auch unsere wahre Gesundheit ausmacht.

Verkennt die Persönlichkeit diesen Auftrag und verwirklicht bestimmte Energiepotentiale nicht, so entsteht eine Disharmonie zwischen Seele und Persönlichkeit, die sich im energetischen Feld des Menschen als Verzerrung oder Stauung ausdrückt und früher oder später als Unglücklichsein erlebt wird. Die nicht verwirklichten Tugenden zeigen sich nun von ihrer Schattenseite, als »Mängel«, zum Beispiel als Stolz, Grausamkeit, Haß, Eigenliebe, Unwissenheit, Habgier. Solche Mängel sind die wahren Ursachen für Krankheiten, weil sie zu negativen Gemütsstimmungen wie Angst, Sorge, Stolz, Verbitterung, Unentschlossenheit führen. Diese negativen Gemütsstimmungen, an denen die Diagnose für die Blüten-Therapie ansetzt, sind Signale dafür, daß der

Mensch dabei ist, vom Weg, den seine Seele für ihn vorgezeichnet hat, abzukommen.

Werden diese Gefühlssignale von der Persönlichkeit nicht beachtet, kommt es zu einer körperlichen Krankheit als Korrektiv. So könnte beispielsweise egoistisches Machtstreben über die negative Gemütsstimmung Ungeduld mit starken inneren Spannungen später zu einer körperlichen Krankheit, wie zum Beispiel Schlaganfall, führen, der den betreffenden Menschen zur Ohnmacht zwingt und ihn auf die Toleranz und Geduld seiner Mitmenschen angewiesen sein läßt.

Der geistige Fortschritt der Bach-Blüten-Therapie liegt also unter anderem darin, daß man sich bei der Diagnose ausschließlich an negativen Gemütshaltungen, wie Sorge, Furcht, Ungeduld, Niedergeschlagenheit, orientiert. Körperliche Zustände gelten nur als Wegweiser zum eigentlichen Leidensgeschehen und als Folgeerscheinungen bestimmter negativer Einstellungen und Lebenshaltungen.

Um diese negativen Gemütshaltungen bei sich und anderen zu erkennen, braucht man nicht unbedingt eine medizinische oder psychologische Ausbildung, sondern viel eher eine gute Auffassungsgabe, Denk- und Erkenntnisfähigkeit sowie vor allem ein natürliches Einfühlungsvermögen und Empfinden für den anderen Menschen.

Diese Tatsache, verbunden mit der im besten Sinne »harmlosen« Wirkungsweise der Bach-Blüten-Essenzen, die sich mit jeder anderen Therapieform verträgt und bei der es keine Überdosierung und keine Nebenwirkungen gibt, macht die Blüten-Therapie einer viel größeren Zahl von Menschen zur Heilung und Selbstheilung zugänglich, als es bisher bei feinstofflichen Heilweisen, wie zum Beispiel der klassischen Homöopathie, möglich war.

Die Wirkungsweise der Blüten-Essenzen aus esoterischer Sicht

Die Bach-Blüten-Essenzen enthalten nicht, wie die herkömmlichen Pflanzenheilmittel, den materiellen Teil der betreffenden Pflanze, sondern ihren feinstofflichen Anteil, ihre Essenz oder Seele. Diese »Pflanzen-Seele« wirkt nicht direkt auf den materiellen Körper des Menschen ein, sondern kann auf feineren Energieebenen Kontakt mit der menschlichen Seele aufnehmen.

In der menschlichen Seele sind, vereinfacht gesagt, alle 38 Seelen-Konzepte der Bach-Blüten als Energiepotentiale verschiedener energetischer Schwingungsfrequenzen angelegt. Ist eines der Energiepotentiale im menschlichen Energiefeld blockiert, so herrscht an dieser Stelle eine Schwingungsverzerrung und -verlangsamung. Die betreffende Bach-Blüten-Essenz kann nun dank ihrer gleichen, aber harmonischen und damit schnelleren Schwingungsfrequenz die verlangsamte Schwingungsfrequenz im menschlichen Energiefeld wieder beschleunigen. Anders ausgedrückt: Die Bach-Blüten-Essenz stellt als eine Art Katalysator den an diesem Punkt blockierten Kontakt zwischen Seele und Persönlichkeit wieder her. Die Seele kann sich über die Intuition wieder Gehör in der Persönlichkeit verschaffen. Wo Disharmonie und Erstarrung herrschte, kann wieder die Energie einfließen, die den Menschen zurück zu sich selbst, zu seinem individuellen Lebensauftrag bringt und damit zu Gesundheit und Glück führt.

Disharmonien oder Schwingungsverzerrungen erscheinen auf den feineren Auraebenen, die teilweise anderen Raum-Zeit-Gesetzen unterliegen als der physische Körper, oft schon Jahre, bevor sie sich im physischen Körper manifestieren, und können bereits auf diesen Ebenen korrigiert werden. Das erklärt, warum Edward Bach immer wieder auf die vorbeugende Wirkung seiner Blüten-Essenzen hingewiesen hat.

So können die Bach-Blüten-Essenzen eingesetzt werden

Theoretisch ist der Einsatz von Bach-Blüten-Essenzen bei allen Krankheiten oder Zuständen möglich, denn im Prinzip gibt es ja keine körperlich manifestierten Krankheitszustände, die nicht in feineren Seelen-Schichten verursacht sind. In den 50jährigen Annalen des Bach-Centres wird die Heilung vieler schwerchronischer Krankheiten, wie Psoriasis, Ulcus cruris, Dermatitis, Arthritis usw., geschildert. Bei allen sogenannten psychosomatischen Leiden und seelischen Störungen, wie zum Beispiel Angstzustände, Schlaflosigkeit und Depressionen, finden die Bach-Blüten naturgemäß einen segensreichen Einsatz. Besonders empfehlen sie sich auch zur Behandlung von Entwicklungsschwierigkeiten junger Menschen und Kinder, die aufgrund ihrer allgemein größeren Offenheit und ihrer noch weichen Charakterstrukturen sehr schnell auf die Essenzen reagieren. Es muß allerdings an dieser Stelle betont werden, daß eine Selbstbehandlung mit den Bach-Blüten-Essenzen keine ärztliche Diagnose ersetzen kann. Ihre Wirkungsgrenzen haben die Essenzen naturgemäß dort, wo eine totale Verhärtung der negativen Persönlichkeitsstruktur vorliegt beziehungsweise bei chronischen Leiden, die sich als äußeres Symptom solcher langfristigen Verhärtungen darstellen. Aber auch das sollte man nicht zu sehr verallgemeinern, denn ein zweiter wichtiger Faktor für die Ansprechbarkeit durch die Blüten-Therapie scheint die Wahl des schicksalsmäßig »richtigen Zeitpunkts« zu sein.

Eine besondere Bach-Blüten-Essenz ist das »Rescue Remedy« oder die Notfall-Tropfen. Mit dieser Kombination aus fünf Blüten rettete Edward Bach 1930 einem Fischer nach einem Unfall das Leben. Er erkannte später, daß bei jedem größeren oder kleineren »Notfall«, zum Beispiel nach einer plötzlichen schlechten Nachricht, nach einem Unfall, vor einem unangenehmen Zahnarztbesuch oder auch nur nach einem Wespenstich, der Mensch einen oder mehrere Gefühlszustände durchlebt, die diese fünf Blüten-Essenzen abdecken: Schreck, Angst, Panikgefühle, starke mentale Anspannung, Ohnmachtsneigung oder Verzweiflung.

Die Verzerrungen, die durch solche Zustände im energetischen Feld entstehen, werden durch die Notfall-Tropfen schnell wieder harmonisiert, so daß der Selbstheilungsprozeß sofort – schon vor Eintreffen des Notarztes – einsetzen kann. Es gibt unzählige erstaunliche Fallschilderungen über den Einsatz der Notfall-Tropfen, auch bei Tieren und Pflanzen – letzteres übrigens ein Beweis dafür, daß es sich keinesfalls nur um einen Placeboeffekt (»Placebo«: ein Scheinmedikament) handeln kann.

In den letzten Jahren werden die Bach-Blüten-Essenzen zunehmend nicht nur von Ärzten und Heilpraktikern eingesetzt, sondern ihre bewußtseins-intensivierende Wirkung wird mehr und mehr auch von spirituell interessierten Menschen zur gezielten Unterstützung ihres seelischen Reinigungs- und Entfaltungsprozesses genutzt. Auch deshalb wird sich die Bach-Blüten-Therapie künftig als Meilenstein auf dem Wege zu einer Medizin des New Age erweisen.

Cornelia Schulz

Fußweg zur Vollkommenheit

Neue Formen der Fußbehandlung, »Pränatale Therapie« und »Metamorphose«, zielen auf eine ganzheitliche Heilung des Menschen

Die Maschine aus London ist vor zehn Minuten auf dem Flughafen gelandet. Ich stehe erwartungsvoll und ein wenig unsicher (werde ich ihn erkennen?) an der Schranke und warte auf Gaston Saint-Pierre, Gründer der »Metamorphic Association« und Weltreisender in Sachen »Pränatale Therapie«.

Wo ist das strahlende Gesicht, das ich von dem Foto auf dem Umschlag seines Buches *The Metamorphic Technique* her kenne? Lauter reisemüde Gesichter huschen an mir vorbei . . . da, endlich, ein stiller, aufmerksam freudiger Blick richtet sich auf mich, und wir umarmen uns, erleichtert: wortloses Erkennen zweier »sanfter Verschwörer« (Marylin Ferguson), wie es wohl vielhundertmal am Tage auf unserem Planeten geschieht.

Im Auto fällt mein Blick auf seine nackten, nur mit Sandalen bekleideten Füße. Es ist etwa zehn Grad, und ich frage Gaston, ob es ihm nicht zu kalt sei. »Nein«, sagt er, »ich trage auch im Winter nur Sandalen und habe immer warme Füße.« Damals glaubte ich ihm beides nicht so recht, aber als er dann Anfang Januar zu seinem zweiten Seminar kommt, hat er immer noch nackte Füße, und ich darf sie anfassen und feststellen, daß sie wärmer sind als meine in langen Stiefeln verpackten.

Am nächsten Tag gehen wir im Park um die Lola-Rogge-Schule spazieren – dort wird am darauffolgenden Tag Gastons erstes Wochenendseminar, das er in Deutschland gibt, beginnen –, als Gaston mich bittet, nach einer schönen Eichel zu suchen. Es ist um diese Zeit, Ende September, nicht schwer, seiner Bitte nachzukommen. Ich frage mich nur, warum er sie so sorgfältig in seiner Tasche aufbewahrt und dazu noch so ein vieldeutiges Lächeln über sein Gesicht huscht.

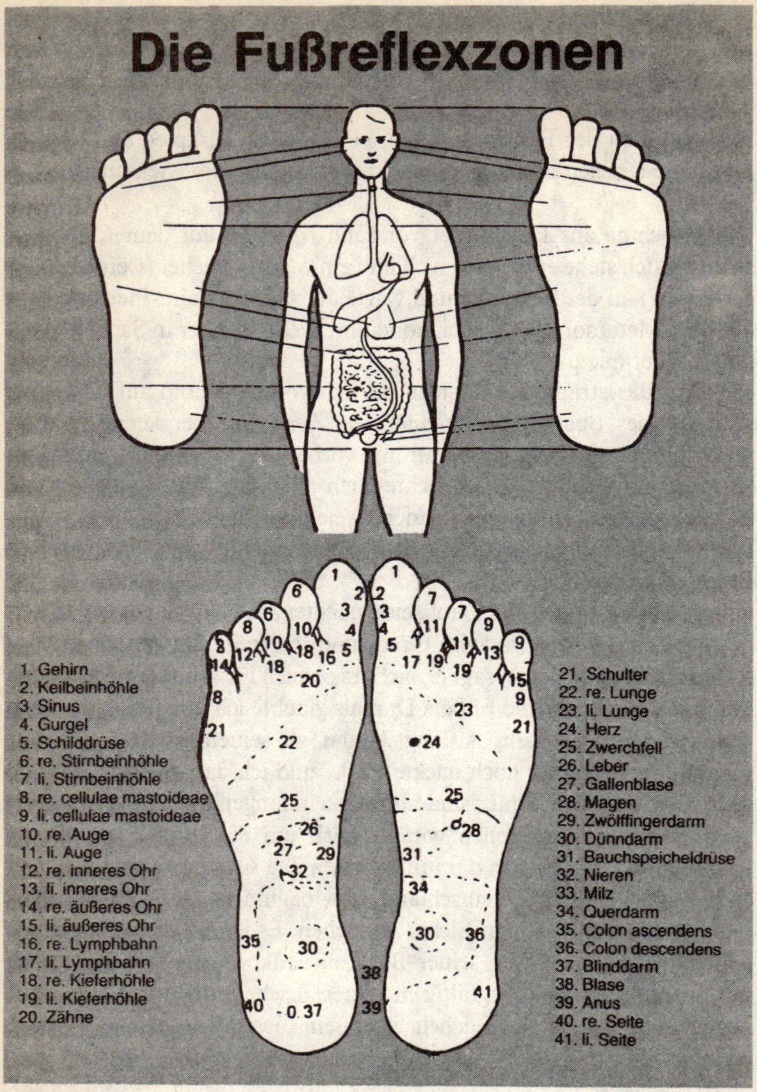

Die Darstellung der »Reflexion« von Körperpartien und -organen in bestimmten Punkten der Füße beruht auf einer 5000 Jahre zurückreichenden chinesischen Erfahrungsheilkunde. Massieren der Punkte löst deutliche Heileffekte in den betreffenden Körperzonen aus.

Ursprung in China vor 5000 Jahren

Es ist Samstagmittag. 35 Seminarteilnehmer schauen erwartungsvoll auf Gaston. Dieser blickt erst einmal ruhig lächelnd in die Runde, holt dann die Eichel aus seiner Jackentasche und hält sie für alle sichtbar hoch. »Das ist es, was eigentlich bei dieser Arbeit passiert«, sagt er, öffnet seine Hand und läßt die Eichel auf die Erde fallen. Wir schauen einander an, halb belustigt, halb verunsichert, und die unausgesprochene gemeinsame Frage an den Kursleiter ist fast hörbar: »Was soll das bedeuten?« Das ganze Seminar ist eigentlich die Antwort darauf.

Vorerst erklärt Gaston uns in etwa zehn Minuten die »Technik«, die Linien und Punkte, an denen entlang wir uns gegenseitig die Füße behandeln sollen.

Diese sogenannte Reflextherapie hat ihren Ursprung in China vor etwa 5000 Jahren. Einst verbreitet über Indien und Indonesien, findet sie heute allerdings nur noch in letzterer Region auf breiter Ebene Anwendung, sowohl durch Ärzte als auch Laien. In den USA wird eine moderne Variante dieser uralten Methode unter der Bezeichnung »Zonentherapie« praktiziert, und von dort gelangte sie als »Reflex Therapy« auch in die Bundesrepublik.

Alle Versionen beruhen auf derselben einfachen Grundannahme, daß jeder Teil des Körpers eine bestimmte Bezugsfläche oder -zone auf den Füßen hat, in der sich Veränderungen und unharmonische Zustände »reflektieren«: Die Fußsohle spiegelt die Vorderseite des Körpers wider, die obere Fußfläche die Hinterseite, die Zehen reflektieren den Kopf, der Mittelfuß den Brustkorb (Thorax), der Bogen repräsentiert die Eingeweide und die Ferse die Beckenzone; der rechte Fuß entspricht der rechten Seite des Körpers, der linke der linken Seite usw.

Bis heute konnte keine anatomische Verbindung zwischen diesen Reflexzonen und den entsprechenden Körperteilen nachgewiesen werden. Daß eine wie auch immer geartete, ziemlich direkt wirkende Verbindung dennoch besteht, zeigt die Häufigkeit, mit der Patienten Empfindungen in den Körperteilen haben, die der gerade behandelten Reflexzone zugeordnet sind, aber auch die Tatsache, daß ein konkreter Schmerz bei entsprechender Einwirkung auf die Bezugsfläche am Fuß in bemerkenswert kurzer Zeit verschwindet.

»Eigentlich könnt ihr jetzt nach Hause gehen, ihr habt jetzt alles über die Anwendung erfahren«, meint Gaston, während wir, zu Paaren im rechten Winkel zueinander sitzend, mit der Behandlung beginnen. Ja, die »Technik« ist so einfach, daß sogar geistig behinderte Kinder sie gegenseitig mit Erfolg anwenden – ohne eine Ahnung von den fast unübersehbaren geistigen Prinzipien zu haben, die dieser Arbeit zugrunde liegen.

Die Entdeckung der psychischen Struktur

»Nachdem ich mich ungefähr ein Jahr mit diesem System beschäftigt hatte«, schreibt der Engländer Robert St. John, der Lehrer Gaston Saint-Pierres, der die überkommene Therapie entscheidend weiterentwickelte, »begann ich mir klarzuwerden, daß das, was ich beim Patienten beobachtete und bei den Reflexen des Fußes bemerkt hatte, sich nicht ausschließlich auf seine physische Struktur bezog ... Ich sah eine viel umfassendere Struktur seiner Konstitution. Allmählich begriff ich, daß ich seine psychische Struktur sah.«

Nachdem er während einiger Jahre die psychosomatische Interpretation der Reflextherapie ausgelotet hatte, stieß Robert St. John auf einige Aspekte, die »sein Verständnis blockierten«, wie er es ausdrückt. »Eines Morgens ... klärte sich für mich plötzlich das ganze Bild, und es wurde mir klar ..., daß auf der Ferse und auf der großen Zehe, an den entgegengesetzten Enden des Wirbelsäulenreflexes, ein Spiegelbild des vorgeburtlichen Lebens bestand.«

Mit diesen lapidaren Worten umreißt St. John in einer kleinen Informations-Broschüre den entscheidenden Moment des ersten intuitiven Aufscheinens jener fundamentalen Erkenntnis, die zur bedeutendsten Weiterentwicklung und Verfeinerung der Reflextherapie führte und ihn zum Begründer der »Pränatalen Therapie« und schließlich der »Metamorphose-Technik« werden ließ, die er selbst in Seminaren – auch in der Bundesrepublik – an Interessierte weitervermittelt. In einer Presseerklärung erläutert er die Konsequenzen seiner damaligen intuitiven Erkenntnis:

»Alles, was falsch läuft mit uns, mental wie physisch, beruht auf einer Geisteshaltung, die zum Zeitpunkt der Empfängnis eingenommen wurde. Dies ist die Quelle der Metamorphose ... Nähere Untersuchungen offenbarten schließlich, daß die Reflexzone der Wirbelsäule zugleich die Reflexzone der Schwangerschaft darstellt. Dies veränderte das Prinzip, auf dem diese Methode beruht, grundlegend. In der Reflexologie ist das Objekt der Behandlung funktional, aber bei diesem neuen Ansatz hat es sich geändert: Es zielt eher auf die Veränderung einer geistigen Haltung als auf die Veränderung einer Körperfunktion. Es handelt sich um die geistige Struktur, die während der Schwangerschaftsperiode entwickelt wird und die auf genetischen und karmischen Erfahrungen beruht, die zur Basis dieser Arbeit wurde, die ich »Pränatale Therapie« nannte. Pränatale Therapie ist die Änderung der Einstellungsmuster, die während der Schwangerschaft entstanden sind. Eine Behandlung dieser Reflexpunkte an den Füßen bewirkt eine Veränderung der inneren Haltung und der Stresse und Verspannungen im Körper.

Da die Schwangerschaftsperiode mit der Empfängnis beginnt, können wir annehmen, daß in diesem Augenblick das Prinzip all dessen enthalten ist, was sich während der Schwangerschaft entfaltet. »Metamorphose« ist die Behandlung des Reflexpunktes, der dem Augenblick der Empfängnis entspricht, und wirkt damit auf das Prinzip von all dem, was in diesem Leben als Potential vorhanden ist.«

Indem Gaston Saint-Pierre, profiliertester Lehrer der St.-John-Methode in Europa, uns 35 Seminarteilnehmern die Grundlagen der Metamorphose-Technik erklärt, öffnet er uns auch die Augen für das »Geheimnis der fallenden Eichel«, mit dem er den Kurs eingeleitet hat: Die Eichel ist der »Patient« (das Wort im weitestmöglichen Sinne verstanden als: »unter Begrenzungen leidend«, und somit auf jeden von uns anwendbar); die Erde ist, zusammen mit den Elementen, der Katalysator, der die physische Struktur der Eichel sich lockern und schließlich auflösen läßt, so daß die in ihr wohnende Lebenskraft eine Wurzel in die Erde senken und einen Trieb hinauf ins Licht steigen lassen kann. Auf einem Bild, das mich an eine alte Karte aus dem Biologieunterricht erinnert, sehen wir das wunderbare Ergebnis dieser Metamorphose (das Wort bedeutet etwa: »Umwandlung in einen feineren Zustand«): einen prächtigen, mit seiner Krone weitausladenden Eichbaum, Sinnbild für Schönheit, Stärke und Vollkommenheit.

Die Lebensenergie der Eichel selbst, ihre ihr innewohnende »schöpferische Intelligenz« oder ihre »Bildekräfte« enthalten diese ihr spezifisch entsprechende Vision von Vollkommenheit. Die Erde ist Katalysator

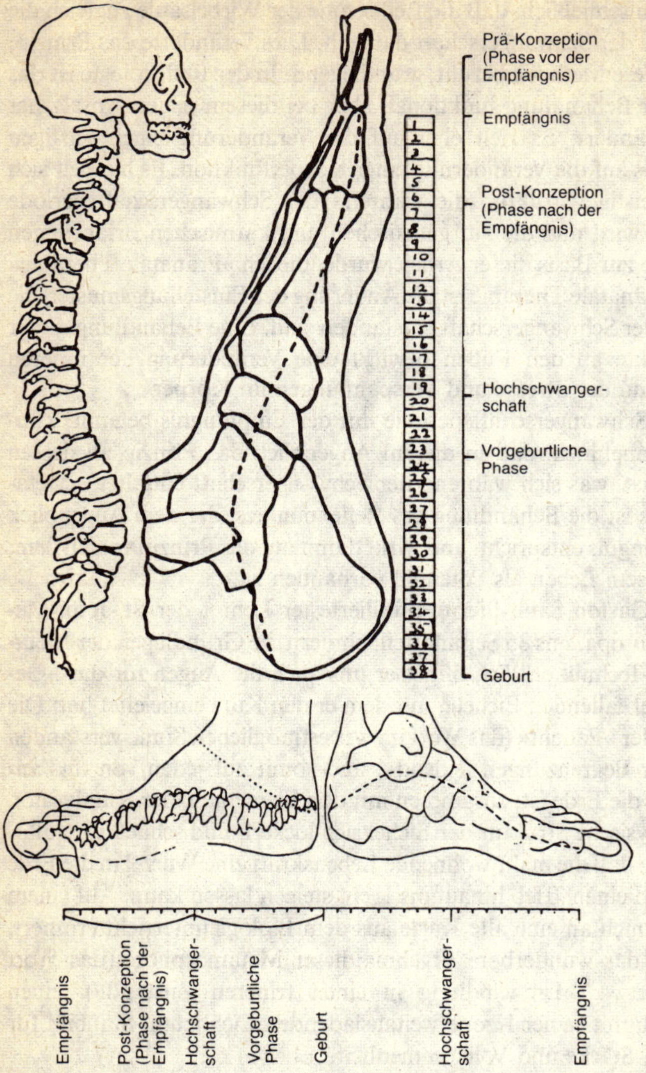

Lage der Schwangerschafts-Reflexpunkte zur Spiegelung der Wirbelsäule in den Füßen, Basis der »Pränatalen Therapie«. Die »Metamorphose« benutzt nur den »Empfängnis«-Punkt.

und erlaubt so jedem Samen – sofern er lebendig ist, das heißt Lebens- und Keimkraft in sich birgt –, sein volles Potential zu verwirklichen. In der gleichen Weise findet der Patient seinen Katalysator in einem Behandler. Wie die Erde die physische Struktur der Eichel, ihre Schale, auflöst, so lösen wir während der Behandlung eine Zeitstruktur – die Periode der Schwangerschaft. Dabei vertrauen wir der Lebensenergie im Patienten selbst, das Werk der Metamorphose zu vollbringen, denn die Bewegung dieser Energie geht immer in Richtung Wachstum, Erfüllung und Vervollkommnung, was im Menschen die Erschaffung eines »vollständig verwirklichten menschlichen Wesens« (Gaston) bedeutet.

Gaston Saint-Pierre erzählt von einem Mann, der ihn gefragt habe, ob er, Gaston, seinen Bekannten von dessen Leiden geheilt habe. »Nein«, gab Gaston ihm zur Antwort und machte eine Pause. »*Ich* habe ihn nicht geheilt, sondern seine eigene Lebenskraft hat den Heilungsvorgang vollbracht. Ich habe nur als Katalysator gewirkt.«

Wenn jemand mit Migräne, Epilepsie oder Krebs zu ihm kommt, kann er selbstverständlich keine Heilung versprechen. Die Lebensenergie setzt da an, wo es nach der ihr innewohnenden schöpferischen Intelligenz nötig oder angemessen ist, ob im geistigen oder im körperlichen Bereich. Dennoch oder gerade deswegen kann Gaston von erstaunlichen Fällen von Heilung selbst bei Symptomen berichten, gegen die bisher kein Kraut gewachsen war, wie Autismus oder das Down-Syndrom (»Mongolismus«).

Da bei der »Technik der Metamorphose« mit der Lebensenergie selbst gearbeitet wird, ist die potentielle Hilfe, die Menschen durch diese Arbeit bekommen können, so unbegrenzt wie das Leben selbst.

Bis zur Ebene jenseits von Zeit und Raum

Man könnte die verschiedenen Therapie- und Wirkungsebenen auch auf die folgende, abstrakte Weise einander zuordnen:

1. Fußreflexzonentherapie = physische Ebene,
2. Pränatale Therapie = metaphysische Ebene (Zeitstruktur),
3. Metamorphose = absolute Ebene (jenseits von Zeit und Raum).

Oder mit den Worten von Robert St. John: »Wir beginnen mit Reflexologie und einer Veränderung in der Funktion der Körperorgane; wir gehen weiter zur Pränatalen Therapie mit einer Veränderung in der inneren Haltung, die sich während der Schwangerschaftsperiode formte, und von da aus zur Metamorphose, die die Erschaffung einer anderen inneren Einstellung vom Zeitpunkt der Zeugung an bedeutet. Alles dies wird auf einer unbewußten Ebene im Behandelten hervorgerufen, und der Praktizierende ist nichts weiter als ein Katalysator.«

Entsprechend dieser Einteilung in Ebenen, auf denen die verschiedenen Therapiestufen wirken, kommt es auf die momentane Gesamtverfassung, den ganzheitlichen Zustand des Patienten an, wann die Behandlung bestimmter Reflexzonen des Fußes auf welche Ebene anspricht. Allgemein kann man sagen: Je »feiner«, sensibler ein Patient gerade ist, um so »feiner« beziehungsweise »höher« die Wirkungsebene und die Behandlungsart. Eventuell entfaltet sie sich nur auf dem Niveau der »Metamorphose«.

Genauso wie innerhalb der Fußreflexzonentherapie der angewandte Druck immer schwächer gewählt wird (nach der Erkenntnis, daß der geringste Therapiereiz die größten Wirkungen zeigt, und nach der Erfahrung, daß die Menschen im allgemeinen immer sensibler werden) und man heute zum Beispiel eine Behandlung mit Hölzern (Kochlöffel), wie sie früher verbreitet war, strikt ablehnt, so wird das Bedürfnis der Patienten, analog der Verfeinerung des Nervensystems in weiten Bevölkerungskreisen, immer mehr zu den subtilen Methoden der »Pränatalen Therapie« und der »Metamorphose« gehen.

Dieses Bedürfnis wird so lange existieren, bis wir »vollkommen entwickelte menschliche Wesen« sind – also nicht mehr an Begrenzungen irgendwelcher Art leiden – und damit den Status des »Patienten« hinter uns gelassen haben.

Wie von einer schweren Last befreit

Die Hamburger Saint-Pierre-Schülerin Cornelia Schulz, Autorin des vorstehenden Beitrages, über die besonders augenfällige Wirkung der »Pränatalen Therapie« bei einer ihrer Patientinnen.

Als ich eines Tages eine junge Frau mit der pränatalen Therapie behandelte, kam mir das »pränatale Muster« in seiner ganz konkreten Realität zum ersten Male deutlich zum Bewußtsein.

Ich hatte sie eine Weile behandelt, als der ganze Abglanz einer tiefen Traurigkeit mich erfaßte. Ich schaute sie an und sah, daß ihr Tränen das Gesicht herunterliefen. Ich führte die Behandlung ruhig zu Ende, wusch meine Hände und setzte mich neben sie. Nach einer Weile fing die junge Frau an zu sprechen, und in ihrem Gesicht lag ein seltsam lichter Ausdruck. Sie erzählte mir, sie habe sich (besonders dann, als ich eine bestimmte Stelle auf der pränatalen Linie berührte) als Embryo im Mutterleib und aus dieser Perspektive einen weiß gestrichenen Zaun gesehen, an den ihre Mutter gelehnt stand. Ihr gegenüber sei eine bestimmte Häuserfront gewesen, die sie mir in allen Einzelheiten lebendig schilderte. Sie habe in diesem Moment eine unsägliche Traurigkeit gespürt.

Als die junge Frau nach der Behandlung nach Hause ging und ihrer Mutter von dieser Erfahrung erzählte, war diese erschüttert: Ebendiese Szene hatte sie in allen Einzelheiten selbst erlebt. Sie hatte damals gerade von ihrer – ungewollten – Schwangerschaft erfahren und stand an diesen weißen Zaun gelehnt, blickte auf die Häuserfront gegenüber und weinte bitterlich.

(Eine biographische Ergänzung: Der Vater des Mädchens war eine flüchtige Ballbekanntschaft der Mutter gewesen, und die Mutter sah sich wegen ihrer Arbeit gezwungen, ihr Kind bald nach der Geburt in ein Heim zu geben, wo sie es die ganze Kinderzeit hindurch nur jeden Sonntag besuchen konnte.)

Wie sich bei unserem nächsten Treffen herausstellte, entsprach die besonders sensible Stelle am Fuß der jungen Frau dem Zeitpunkt der Schwangerschaft, an dem ihre Mutter dieses einschneidende Erlebnis gehabt hatte, nämlich etwa der sechsten Schwangerschaftswoche. Die junge Frau fühlte sich noch Tage nach der Behandlung wie von einer schweren Last befreit und genoß das Gefühl einer neugewonnenen Freiheit und Lebensfreude.

Dieses Beispiel aus der Praxis zeigt in erstaunlich klarer Weise, wie konkret das Konzept der pränatalen Therapie ist, wie das Auflösen von Blockaden aus der prägenden Periode der Schwangerschaft neue Energien in den Behandelten fließen läßt und sein Leben zu neuen Ebenen von Glück und Erfüllung führen kann.

So »plastisch« und »dramatisch« verlaufen nur wenige pränatale Behandlungen, was aber nichts über die Tiefe der jeweiligen Behandlung aussagt. Einige Patienten schlafen einfach ein, andere erleben schnell wechselnde Gefühle von Freude und Schmerz, wieder andere erfahren tiefen Frieden und Seligkeit. Alle diese Erfahrungen können auch bei einem einzigen Patienten im Verlauf mehrerer Behandlungen auftreten. Die meisten Behandlungen werden als sehr angenehm empfunden, und die Patienten genießen die wohltuende Entspannung, den tiefen Frieden, Lichterfahrungen oder das Gefühl von Glück, das sie dabei erfahren dürfen.

Ulli Olvedi

Heilen mit Klängen

Vom Urwissen um die heilsame Macht der Töne bis zur modernen Musiktherapie

Es gibt wohl kaum jemanden, der nicht schon am eigenen Leibe erfahren hat, daß Musik, das heißt diese oder jene Folge von Tönen beziehungsweise ihr Zusammenklang, recht unterschiedliche Wirkungen auf das Gemüt haben kann. Die Stimmung, die durch die aggressive Musik einer Popgruppe ausgelöst wird, ist gewiß eine ganz andere als diejenige, die sich zu den ruhigen Tönen japanischer Flöten-(Shakuhachi-)Musik einstellt. Neurophysiologische Untersuchungen beweisen gar, daß sich Herztätigkeit und Atemrhythmus je nach Art der Musik drastisch verändern können, und etwa Tschaikowskis Sechste Symphonie, die Pathétique, soll eine besonders geeignete Musik sein, um Nervenzusammenbrüche bei dazu Disponierten herbeizuführen!

Wußten Sie jedoch schon, daß auch Pflanzen von der Macht der Töne durchaus nicht unberührt bleiben? Während nämlich erst in den letzten Jahren damit begonnen wurde, auf exakt wissenschaftlichem Wege Erkenntnisse über die Wirkung der Musik auf den Menschen zu sammeln, ist die Reaktion von Pflanzen auf musikalische Angebote schon seit Jahrzehnten Gegenstand der Forschung, wie man dem hübschen Buch *Das geheime Leben der Pflanzen* von Peter Tompkins und Christopher Bird entnehmen kann.

Einen ersten beeindruckenden Erfolg erzielte 1950 der indische Botaniker Dr. Singh, als er seinen Mimosen einen südindischen Raga – das ist die klassische indische Musikform, auf die wir noch zu sprechen kommen – vorspielen ließ und vierzehn Tage später feststellte, daß die Versuchspflanzen nachweislich besser gewachsen waren als die Kontrollpflanzen, die gleiche Wachstumsbedingungen, aber keine musikalische Aufmunterung gehabt hatten.

1970 kam eine amerikanische Botanikerin auf die Idee, Pflanzen gezielt mit ganz bestimmten Klängen zu konfrontieren. Philodendron, Mais, Radieschen und Geranien wurden in drei Simulatorkammern verteilt, in denen vollkommen gleiche Bedingungen herrschten. Die erste

Pflanzengruppe mußte sich nun jeden Tag acht Stunden lang den Ton f anhören, und die zweite Gruppe bekam denselben Ton – mit Unterbrechungen – insgesamt nur drei Stunden täglich präsentiert. Die Pflanzen in der ersten Kammer starben nach drei Wochen – ob aus Überdruß oder weil sie überschnappten, bleibt ungeklärt. Die zweite Versuchsgruppe hingegen war überaus munter und sah besser aus als die Kontrollpflanzen.

Noch beeindruckender sind die Ergebnisse eines Experiments mit Kürbissen, denen einerseits Rockmusik und andererseits klassische Musik angeboten wurde. »Die Kürbisse zeigten sich keineswegs gleichgültig«, berichten die Autoren Tompkins und Bird. »Die Pflanzen, die Haydn, Beethoven, Brahms und Schubert ausgesetzt waren, wuchsen dem Lautsprecher entgegen, ja eine Pflanze schlang sich geradezu liebevoll um den Apparat. Die Rock-Kürbispflanzen dagegen mieden den Lautsprecher und versuchten sogar, an der glatten Wand des Käfigs hochzuranken.« Es wurde dann noch deutlicher differenziert:

Schlagzeug mochten die Pflanzen gar nicht, Bachs Orgelwerke dagegen recht gern, und bei Ravi Shankars indischer Raga-Musik wurde der Lautsprecher von den Versuchspflanzen regelrecht umarmt. Auf Countrymusic reagierten sie gar nicht, ebensowenig auf Zwölftonmusik.

Seit neuestem werden nun menschliche Versuchsobjekte im neurophysiologischen Labor getestet. Dazu berichten die neurophysiologischen Forscher Gerhart und Hildegund Harrer, die ein Buch über *Grundlagen der Musiktherapie und Musikphysiologie* geschrieben haben: »Während des Hörens und Erlebens von Musik oder auch während aktiven Musizierens werden polygraphisch, das heißt gleichzeitig, mehrere körperliche Funktionen gemessen und als Kurven registriert. So werden die Veränderungen der Herztätigkeit, der Atmung und so weiter erfaßt. Indem nun eine Person verschiedene Musikstücke zu hören bekommt oder verschiedenen Menschen das gleiche Musikstück vorgespielt wird, läßt sich – soweit die beobachteten Veränderungen regelhaft und reproduzierbar sind – feststellen, ob die gefundenen Besonderheiten reizspezifisch oder individuell abhängig sind, das heißt ob sie als typisch für das erlebte Musikstück oder als kennzeichnend für die betreffende Person oder ihre Reaktionsweise anzusehen sind. Stehen Veränderungen des Herz-Kreislauf-Systems oder aber solche der Atmung im Vordergrund, wird man durch wiederholte Untersuchungen klären können, ob es mehr am Individuum selbst liegt, bei dem eben ein bestimmtes Organ besonders responsibel ist, oder ob es das Musikstück ist, das allgemein mehr ›ans Herz‹ oder ›in die Beine‹ geht. So konnten wir tatsächlich bestätigen, daß es bestimmte Musikstücke gibt, die zu einer Beschleunigung der Herztätigkeit führen, während bei anderen Kompositionen vorwiegend die Beeinflussung der Atmung oder eine Anspannung der Beinmuskulatur erkennbar ist.

Die vegetativen Reaktionen vermögen während des Erlebens von Musik beachtliche Ausmaße anzunehmen und können zum Beispiel zu Beschleunigungen der Herztätigkeit führen, wie wir sie sonst nur bei schweren körperlichen Belastungen beobachten. Die Stärke der musikbedingten vegetativen Reaktionen hängt weitgehend von der Intensität des Erlebens ab. Willentlich lassen sich die vegetativen Veränderungen nicht direkt beeinflussen.«

Die Autoren weisen auch auf den »merkwürdig-tragischen Umstand« hin, »daß drei Dirigenten an derselben Stelle von Wagners Tristan zusammengebrochen sind, wobei zuletzt Joseph Keilberth einem Herzinfarkt erlag«, und sie kommen zu dem Schluß, die Musik sei »fraglos ein Medium, das uns unter bestimmten Umständen auch in affektiv sprengende Grenzsituationen bringen kann«.

Die moderne Musiktherapie, die sich unter anderem auch an solchen Forschungsergebnissen orientiert, ist eine noch sehr junge und unausgereifte Fachrichtung. Einen breiten Raum nimmt dabei das eigene impulsive Produzieren von Klängen auf einfachen Instrumenten ein. Das ist eine ganz elementare Art von kreativer Gestaltung, die man eigentlich jedem Kind schon ermöglichen sollte; vielleicht würde damit der Ansatz zu mancher späteren psychischen Störung verhindert werden. Wie diese musiktherapeutische Methode in Verbindung mit verbaler Psychotherapie beim Erwachsenen wirken kann, soll ein Fallbericht der Musiktherapeutin Linde Höffer von Winterfeld veranschaulichen. Sie schreibt:

»Eine 54jährige Frau leidet unter großen Ängsten, Zwangsvorstellungen, Zuständen verzweiflungsvoller Unruhe, zeitweiliger Desorientiertheit, Selbstzerstörungstendenzen mit wechselnden starken körperlichen Indispositionen. Ihre Kräfte und Energien sind in unproduktiver Weise in Ichbezogenheit gebunden, so daß eine reale Beziehung zur Umwelt verstellt ist. So kommt es zu totaler Kontaktlosigkeit, die zur Flucht in Traumwelten und Unwirklichkeiten führt.

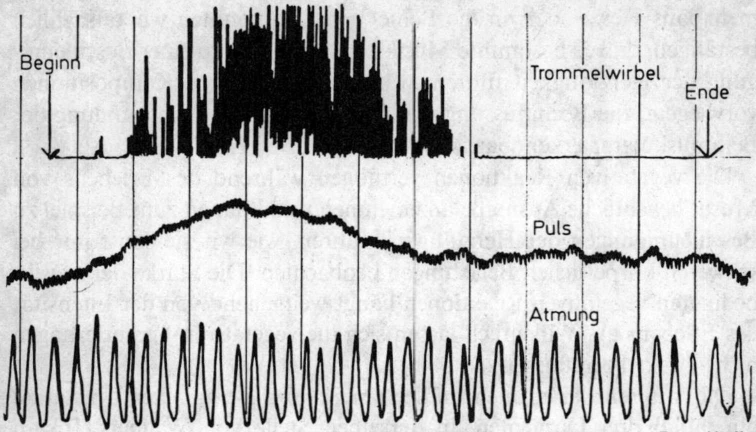

Abb.: G. Harrer: „Grundl. d. Musiktherapie", Foto: Altaffer

Musikbedingte vegetative Reaktionen. Ein Trommelwirbel veranlaßt eine Steigerung der Pulsfrequenz von 80 auf 100 pro Minute. In entsprechender Weise nimmt die Atemfrequenz zu. Bisweilen steigern sich die willentlich nicht beeinflußbaren körperlichen Reaktionen zu solcher Intensität, daß sie zu Zusammenbrüchen führen.

Die Musiktherapie bietet ihr die Möglichkeit, mit Hilfe von Instrumenten Gefühle und Stimmungen auf nonverbale Weise darzustellen. In zunehmendem Maße macht sie Gebrauch von diesem Angebot, und es gelingt ihr mit wachsendem Vertrauen, allmählich Bewegung in ihre erstarrten und zwanghaften Verhaltensweisen zu bringen. Jedes Instrument hat eine bestimmte Bedeutung für sie erlangt, und sie wählt mit Bedacht präzise unter den vielfältigen Möglichkeiten aus. Zu den für sie positiv besetzten Instrumenten gehören die Klangstäbe und die Harfe, mit deren Klängen sie Schönheit, Harmonie, Traumhaftes und Erdentrücktes ausdrückt. Der Triangel ist für sie mit freudiger Heiterkeit besetzt. Ihre Ängste und Beklemmungen, Bedrohungen und ihre Zustände innerer Leere und Dumpfheit stellt sie mit Rasseln, Handtrommeln, Zimbeln und Bongos dar. Pauke, Becken, Knarre und Gong bedeuten Wut und Aggression, Auflehnung und Aufsässigkeit, zu einem fortgeschrittenen Zeitpunkt der Therapie aber auch Macht, Mut und Selbstwertgefühl. Der Gong hat im letzten Vierteljahr an positiver Bedeutung gewonnen, er fehlt in keiner Improvisation und scheint inneren Auftrieb anzuzeigen. Die Melodika steht bei ihr für Kindlichkeit, verbunden mit Disharmonie, inneren Mißtönen, Öde und Kleinlichkeit. Die Tatsache, daß die Melodika das einzige Instrument ist, das sie durch ihren eigenen Atem zum Klingen bringt, spielt sicher eine Rolle in der Bedeutung, die sie ihr beimißt. Erstaunlich ist ihre Fähigkeit zur Differenzierung in der Tongebung, was besonders im Umgehen mit dem Glockenspiel auffällt. Hier kann sie ihre spontan wechselnden Gefühle von Stumpfheit, Überdruß und Langeweile zu Lebensbejahung, Wohlbefinden und Freude durch verschiedene Arten des Schlagens deutlich machen.

Seit dem Beginn unserer Arbeit vor einem Jahr haben wir versucht, aus den Gesprächen heraus Themen für die Improvisationen zu finden, in denen sie ihre verzweiflungsvollen seelischen und körperlichen Zustände ausdrücken konnte . . . Alle Improvisationen schneiden wir auf Band mit, und beim Abhören schreibt sie ihre Vorstellungen, Gedanken und Empfindungen auf. Für den Therapieverlauf ist es eine große Hilfe, daß der Umgang mit den Instrumenten ihr die Möglichkeit gibt, innere Schwierigkeiten nach außen zu verdeutlichen und dadurch die gesunden Anteile in ihrem Wesen zu erkennen und zu kräftigen.«

Die andere Form der Musiktherapie ist die sogenannte rezeptive

Musiktherapie, die sich auf das musikalische Hörerlebnis stützt. Hierzu hat der Arzt Aleks Pontvik in den vierziger Jahren eine Konzeption entwickelt, die allerdings heute in der offiziellen Musiktherapie kaum berücksichtigt wird. Seine musiktherapeutische These lautete: »Der musikalische Heilungsvorgang – das heilende Musikerlebnis – besteht aus einer akustischen Darstellung harmonikaler Urformen, die auf dem Wege über das Gehörorgan vermittelt, der Ganzheit Körper-Seele die Gesetze des eigenen Gleichgewichts wiederum bewußt machen. Mithin wäre Musiktherapie, im Grunde genommen, der Vorgang einer Anrufung der Uridee im kollektiven Unbewußten vermittels Spiegelung ihrer selbst im Sinnbild einer klanglich akustischen Entsprechung.«

Pontvik blieb bei seinen Überlegungen zwar ganz im Bereich der westlichen Musiktradition, doch orientierte er sich – anders als die offizielle Musiktherapie – an einem Weltbild, das eine kosmische Ordnung berücksichtigt, innerhalb derer die psychophysische Ganzheit des Menschen einen integralen Bestandteil bildet.

Das Wissen um die heilsame – und auch zerstörerische – Macht des Tones ist allerdings nicht etwas, das wir erst auf wissenschaftlichem Wege erobern müßten. Es ist vielmehr so alt wie die Kulturen der Menschheit. Aus der Überlieferung wissen wir, daß einst die hauptsächlichen Funktionen jeder Art von Musik die des Kultes, der Erziehung und des Heilens waren. Sie diente als Mittler zwischen der Ordnung der äußeren Natur und der Ordnung in Körper und Psyche des Menschen. Da es die Trennung zwischen »sakral« und »profan« in ungebrochenen Kulturen noch nicht gab, wurde das ganze Leben in einem unverbrüchlichen religiösen Zusammenhang gesehen, und die Macht des Tones lag in den Händen der Priester, die zugleich auch Heiler waren. So erzählt ein indianischer Mythos, daß die Musikinstrumente vom Himmel stammen und die Priester-Medizinmänner sie von dort empfingen. Im alten Ägypten waren die Priester die Hüter der Musik, und der germanische Mythos schrieb dem Gott Wotan die Erfindung der Harfe zu.

Schon vor viertausend Jahren soll der große chinesische Musiker Quai gesagt haben: »Musik ist der Ausdruck der Seelenempfindung. Ist nun die Seele des Musikers tugendhaft (das heißt im Einklang mit den Gesetzen des Kosmos), so wird auch seine Musik des Ausdrucks voll sein und die Seelen der Menschen mit den Geistern des Himmels in Verbindung setzen.«

Plato und Sokrates sahen einen unmittelbaren Zusammenhang zwischen der Musik und der politischen Struktur und warnten, daß Neuerungen in der bis dahin vertrauten Musik das Gefüge des Staates erschüttern könnten. Der verwundete Odysseus wird bei Homer durch Gesang geheilt und der zornige Achill durch Zitherspiel besänftigt. Alexander der Große wurde angeblich durch einen einzigen, von einem Wissenden hervorgebrachten Ton dazu bewegt, zu den Waffen zu greifen. Im Mittelalter wurden Geisteskrankheiten mit Musik geheilt und Pestepidemien mit Musik bekämpft.

Die esoterischen Schulen der Weltreligionen systematisierten diesen ganzheitlichen Zusammenhang in Zahlensystemen, die den mathematischen Gesetzmäßigkeiten der Musik entsprachen – und nicht nur der Musik, sondern, wie heute deutlich wird, auch denen der Astro- und Atomphysik. Pythagoras, der ein Eingeweihter war, sprach von der »Harmonie der Sphären«, und diese pythagoräische harmonikale Weltordnung lieferte Kepler die Grundlage für seine astronomischen Gesetze. Im Hinduismus wird die Schöpfungskraft des heiligen Klanges Shabda gelehrt, der als der von Brahman (das heißt Gott) ausgestrahlte Geist aufgefaßt wird. Nach dieser Lehre ist das gesamte Universum mit allen seinen Objekten die Schöpfung des heiligen Klangs.

In der mithraischen Liturgie wurden magische Formeln verwendet, die, so heißt es, göttliche Kräfte entstehen ließen. Laut Novalis war die Sprache der Novizen von Sais ein phantastischer Gesang, dessen Töne das Innere der Natur durchdrangen und es aufbrachen und dessen Schwingungen, so wörtlich, »Bilder und Phänomene der Welt heraufbeschworen«.

Der Überlieferung nach soll sich auch die Wirkung der klassischen Raga-Musik Indiens über den Menschen hinaus auf die unbelebte Materie, ja auf den Kosmos erstrecken. So gibt es zum Beispiel die Geschichte über Tan Sen, den berühmtesten Musiker der indischen Geschichte, der auf Befehl des Mogulkaisers Akbar des Nachts einen Morgen-Raga spielen sollte – und siehe da, die Sonne ging zu unzeitiger Stunde auf! Ein Raga ist eine Skala von zumeist sieben Tönen, wobei die Oktave nicht in zwölf, sondern in zweiundzwanzig Töne eingeteilt ist. Die Differenzierung in so feine Intervalle kann für westliche Hörgewohnheiten eine beträchtliche Herausforderung sein.

Es gibt auch fünftönige Ragas und noch einige andere Modifikationen, aber allen ist gemeinsam, daß nur innerhalb der gegebenen Töne eines spezifischen Ragas improvisiert wird, mit einem Grundton, auf den sich alle Töne beziehen. Auf diese Weise entsteht die besondere eigene »Farbe« eines Ragas – Raga bedeutet soviel wie »das, was den Geist färbt«. Es gibt Ragas unterschiedlichster Gemütsfärbung – heitere und romantische, friedliche und zornige Ragas, Liebesragas und religiöse Ragas. Außerdem sind sie bestimmten Tages- und Nachtzeiten sowie Jahreszeiten zugeordnet.

Sinn dieser Musik ist es, daß sie »mit dem Herzen gehört« wird, wie es heißt, und damit zu einem Zustand wacher Klarheit und tiefer Sammlung führt – dem Zustand, der auch für den Musiker unbedingte Voraussetzung ist, um die Musik zu jenem Ausdruck des Göttlichen werden zu lassen, der nach traditioneller Anschauung ihr eigentliches Wesen ist. Emotionen sollen dadurch nicht aufgerührt, sondern transzendiert werden. Das bedeutet, daß emotionale Energie befreit und durch den Geist – dessen Sitz nach asiatischer Vorstellung ebenfalls das Herz ist – gereinigt wird, so daß ihr freier Fluß den Hörenden mit der kosmischen Ordnung in Verbindung setzt. Nach der alt-chinesischen Heilkunde ist Krankheit aller Art immer das Produkt einer Stagnation der Kräfte, und die Heilung besteht darin, daß die Stauung aufgehoben und Bewegung wieder möglich gemacht wird. Als mein kleiner dreijähriger Sohn kürzlich in meinem Arm lag und einen Raga hörte, fragte ich ihn, mit welchem Körperbereich er diese Musik höre. Er zeigte seine Handflächen, seine Fußsohlen und umfaßte dann mit beiden Händchen den Kopf. Schließlich fügte er noch hinzu, er höre sie auch mit der Haut. Von den Ohren war nicht die Rede. Als ich fragte, wo innerhalb des Körpers er die Musik wahrnehme, deutete er spontan auf den Solarplexus über dem Magen.

Ich erinnerte mich dabei an Pontvik, der hinsichtlich des Musikhörens geschrieben hat: »Der Intellekt als mißverstandene Funktion des Geistes neigt dazu, die Notwendigkeit seiner Mitwirkung als unumgänglich vorauszusetzen.« Ein kleines Kind hat dieses Problem natürlich nicht. Der Geist ist noch nicht auf eine abgespaltene intellektuelle Funktion reduziert, sondern hat seine umfassende Natur noch bewahrt. Nach einiger Zeit ruhigen und aufmerksamen Lauschens verkündete der Kleine, daß diese Musik sehr schön sei. Wer hier einwendet, daß er eben nun mal kein Kind mehr sei, hat ohne Zweifel recht. Aber der junge

Weise von Nazareth sagte ja auch, es gehe darum zu *werden* wie die Kinder, und nicht, so zu *bleiben.*
«Von der indischen und anderen asiatischen Musiktraditionen und der damit verbundenen inneren Haltung inspiriert, entwickelten moderne Musiker eine neue Musikform, die »minimal music« und die »Periodische Musik«, eine meditative Musik, die durch einfache Muster, periodische Wiederholungen und lang ausgehaltene Töne einen veränderten Bewußtseinszustand herbeiführt, in dem das Zeitgefühl gedehnt und psychische Unruhe besänftigt wird. Diese Musik regt dazu an, aus der mentalen Übergewichtigkeit, die uns vorwiegend nur mit den Ohren und dem Intellekt – also mit dem Kopf – hören läßt, zu einem ganzheitlichen Hören zurückzufinden. Da wird die Langeweile wirklich zur *langen Weile*, zur gedehnten Zeit – Zeit, um das Karussell der Gedanken zur Ruhe zu bringen, Zeit, um den hektischen kurzen Atem lang und tief werden zu lassen. Das ist noch nicht Meditation, aber immerhin eine Brücke dazu. Meditation bedeutet den Weg der inneren Sammlung zur Stille hin. Sie sucht weder Trance noch Unbewußtheit noch Euphorie, sondern klare, wache, allumfassende Bewußtheit. Der Zugang hierzu ist aber nur durch Entspannung der Gedanken und des Atems möglich. Entspannung bedeutet Gesundung, denn sie ermöglicht harmonisches Funktionieren auf physiologischer und psychologischer Ebene.

Es mag ein positiver Aspekt unserer so verwirrten Zeit sein, daß die Not nun mehr und mehr zu einer Wiederbelebung des alten Wissens führt und dabei der traditionelle Dualismus von exoterisch (außen, öffentlich) und esoterisch (innen, geheim) aufgebrochen wird. Dies manifestiert sich zum Beispiel auch in der noch jungen Atemtherapie, die von der taoistischen Atem-Heilkunst Alt-Chinas und dem indischen Atem-Yoga inspiriert ist. Hier nimmt die Arbeit mit dem tönenden Atem einen wichtigen Platz ein. Das Singen eines bestimmten Vokals »öffnet« einen ihm entsprechenden Körperraum und bewirkt, ganz allgemein gesagt, daß gestaute Energie wieder in Fluß kommt. Dabei ergibt sich eine Anregung der sogenannten Chakras, der feinstofflichen Bewußtseinszentren im Körper, die in der hinduistischen, buddhistischen, taoistischen und Sufi-Tradition von alters her bekannt sind. Es läßt sich zum Beispiel eine besonders auffallende Übereinstimmung des tibetisch-buddhistischen Chakra-Systems von fünf Chakras mit dem Fünf-Atemräume-System der Atemtherapie feststellen.

So entspricht der unterste Atemraum, das Becken, dem Wurzel-Zentrum; die Vokalentsprechung ist U. Der Bauchraum entspricht dem Nabel-Zentrum und ist mit dem Vokal O verbunden. Der Brustraum entspricht dem Herz-Zentrum, sein zugeordneter Vokal ist A. Der obere Brustraum mit dem Schulterbereich und Hals entspricht dem Kehl-Zentrum und wird durch E geöffnet. Im Kopf schließlich ist das Hirn-Chakra lokalisiert, und der Kopf wird mit dem Vokal I angesprochen.

Sie können es selbst ausprobieren. Setzen Sie sich mit aufgerichteter Wirbelsäule auf einen Hocker oder ein Sitzkissen. Dem Tönen des Vokals sollte jeweils ein gründliches inneres Sammeln vorangehen, wobei der Vokal in der Vorstellung ein- und ausgeatmet wird, bis sich das Empfinden des inneren Erklingens eingestellt hat. Dann wird er mit entspannten Lippen in beliebiger Tonhöhe auf einem Ton gesungen. Es wird dabei schnell deutlich, daß ein bestimmter Vokal als sehr angenehm empfunden werden kann, während ein anderer dagegen leisen Widerstand bis heftige Abwehr auslösen mag. Es liegt nahe, daß durch das sanfte Auflösen dieses Widerstandes eine Harmonisierung des angesprochenen Bereichs, und zwar auf der physiologischen wie auch auf der damit verbundenen psychischen Ebene, erreicht werden kann.

Der Amerikaner La Monte Young begann vor etwa zehn Jahren mit einem musikalischen Experiment, das sich ein wenig in die Richtung dieser Atemarbeit bewegte, wenn auch noch ohne genauere Kenntnis der Möglichkeiten des tönenden Atems. Für mich selbst war diese Musik, als ich sie im Rahmen des Kulturprogramms der Olympischen Spiele in München zum erstenmal live hörte, eine Initiation – ich erlebte zum erstenmal, daß ich eine Stimme hatte, die nicht nur zum Sprechen, Schreien und Trällern diente, sondern daß sie in bisher ungeahnter Weise eine Brücke zu meinem Innersten – und Äußersten – darstellte.

Die Aufführung fand in einem verdunkelten Raum statt. Die einzige Lichtquelle war ein an die Wand projiziertes mandalaartiges Bild: ein aus feinem Filigran bestehender Kreis in einem Quadrat. Ich lag wie die übrigen Zuhörer auf dem Boden, und plötzlich vernahm ich meine eigene Stimme, die sich den Musikern angeschlossen hatte. Sie schien nicht aus mir, sondern durch mich hindurch von irgendwoher zu kommen – in dem Sinne, wie man in tibetischer Sprache nicht sagen kann: »Ich singe«, sondern dies mit einer Hilfsverbkonstruktion ausdrückt, die besagt: »Durch mich wird gesungen.« Der damals begonnene Weg führte mich bis nach Indien, wo ich bei einem indischen Sänger die Anfangsgründe des Khyal-Gesangsstils erlernte.

Bleiben wir gleich in Asien. In der folgenden Geschichte haben wir es nicht mit tastenden Experimenten, sondern mit einem gewaltigen Wissen um die magische Macht des Klanges zu tun. Die Begebenheit, die ich dem Buch *Mönche und Strauchritter* der Tibetforscherin Alexandra David-Neel entnommen habe, trug sich vor etwa 50 Jahren im vorkommunistischen Tibet zu, wenngleich sie den Eindruck erweckt, als stamme sie aus einer Zeit, die Tausende von Jahren zurückliegt.

Frau David-Neel reiste damals mit einigen Trägern durch die an China angrenzende wilde tibetische Provinz Kham und machte dabei in einem kleinen Bön-Kloster Rast. Die Bön-Religion war zu dieser Zeit ein äußerlich buddhistisch gefärbter Überrest der vorbuddhistischen animistischen Urreligion Tibets. Im Tempel dieses Klosters vollzog ein Bön-Mönch ein Ritual, wobei er eine Liturgie rezitierte und den Gesang mit gleichmäßigen Trommelschlägen auf einem Tschang begleitete, einem Metallbecken mit nach innen gerundeten Rändern. Nun stolperte einer der Träger, als er den Tempel betrat, und fluchte lautstark. Der Mönch unterbrach sein Ritual und wies den Mann unsanft aus dem Tempel. Dieser Kham-Bewohner war jedoch ein rechter Freigeist und schimpfte munter auf die »Dummheiten«, die in diesem Tempel vor sich gingen. Da geschah etwas ganz Unvorhersehbares. »Der Bönpo«, so schreibt die Autorin, »ergriff das Tschang und schlug es an. Ein unirdischer Klang, einem verworrenen Geschrei ähnlich, durchzitterte die Halle und bohrte sich mir ins Hirn. Der aufsässige Bauer stieß einen Schrei aus und warf sich mit vorgestreckten Armen nach hinten . . .«

Draußen berichtete der sehr kleinlaut gewordene Träger, eine Schlange sei aus dem Tschang gekommen, als der Lama daraufschlug. Die anderen Träger erklärten, sie hätten keine Schlange, wohl aber Blitze aus dem Tschang kommen sehen. Die Autorin begab sich in den Tempel zurück, um ihren Träger zu entschuldigen und vielleicht eine Erklärung zu bekommen. Der Mönch sagte: »Ich bin der Meister des Tons. Durch den Ton kann ich Lebendes töten und Totes auferwecken.«

»Plötzlich stieß der Lama einige Worte zwischen den Zähnen hervor, ergriff das Tschang und schlug es mehrmals. O Wunder! Statt des schrecklichen Klanges, der zuvor durch die Halle dröhnte, vernahm ich ein liebliches Klingeln wie von silbernen Glöckchen.«

Nur mit Schwierigkeiten war der Lama zu einer Erklärung zu bewegen. Schließlich erklärte er: »Alle Wesen, alle Dinge, selbst die unbelebt scheinenden, geben Töne von sich. Jedes Wesen, jedes Ding bringt einen besonderen, ihm eigentümlichen Ton hervor, doch wandelt sich dieser entsprechend den verschiedenen Zuständen, durch die das Wesen oder Ding, das ihn erzeugt, hindurchgeht. Wieso? Wesen und Dinge sind Zusammenballungen kleinster Teilchen, und diese tanzen und bringen durch ihre Bewegung die Töne hervor. So heißt die Lehre: Am Anfang war der Wind. Durch sein Wirbeln bildete er den Urgrund unserer Welt. Jedes kleinste Teilchen singt immerwährend sein Lied, und dieses Tönen erzeugt in jedem Augenblick grobe und feine Formen. Es gibt schöpferische Töne, die zusammenfügen, und andere, die auseinanderreißen. Wer imstande ist, beide Arten hervorzurufen, hat die Macht, nach Belieben aufzubauen oder zu zerstören.«

Dieser kleine Abstecher in die Welt der Magie führte uns in das Land, dessen Religion, der buddhistische Tantrismus, uns bis heute eine Praxis des Heilens überlieferte, die wahrscheinlich die wirkungsvollste, für uns jedoch auch die am schwersten zugängliche Methode ist – das mantrische Heilen der tibetischen und der chinesisch-buddhistischen Tradition. Diese Methode ist eingebettet in eine meditative Disziplin, ohne die jene Energien, von denen es heißt, daß sie jeglicher Materie überlegen sind, nur schwerlich aktiviert werden können.

Mantras sind Formeln, die mit bestimmten psychischen Energien verbunden sind. Während der Meditierende die Formel rezitiert, visualisiert, imaginiert er die ikonographisch festgelegte Personifikation dieser Energie. Im Buddhismus heißen sie himmlische Buddhas und Bodhisattvas; wir würden sie vielleicht allgemein mit C. G. Jung als Archetypen bezeichnen. Dieses jeweilige Bild ist, so führt der buddhistische Autor John Blofeld aus, »der Speicher all der psychischen, emotionalen und spirituellen Energie, mit der es vom Meditierenden während der Monate und Jahre der kontemplativen Praxis erfüllt wurde, und auch jener psychischen Energie, die von allen Meditierenden erzeugt wurde, die sich jemals auf dieses bestimmte Bild oder Symbol konzentriert haben, seitdem es zum erstenmal Gestalt annahm«.

Auf diese Weise mag sich vielleicht auch die heilende Kraft der Anrufung bekannter christlicher Heiliger erklären lassen. Eine Geschichte des zitierten Autors aus seinem Buch *Die Macht des heiligen*

Lautes mag die Besonderheit des mantrischen Heilens illustrieren. Es ist eine einfache Geschichte aus China, die nur einen groben Aspekt dieser sehr differenzierten Heilmethode sichtbar macht. Aber immerhin läßt sich die Macht ahnen, die der Verbindung von mantrischer Rezitation und geistiger Sammlung entspringt:

Kao war ein Lebemann und hatte ein zänkisches Weib. Eines Tages verprügelte Kao wieder einmal seine Frau, die ihr böses Mundwerk nicht bezähmen konnte, und sie fiel so unglücklich, daß sie daran starb. Kao bekam nach ihrem Tod entsetzliche Kopfschmerzen genau in dem Teil des Kopfes, an dem sie ihre tödliche Verletzung erhalten hatte.

Kao gab – ohne jeden Erfolg – all sein Geld für Ärzte aus. Sie lieferten ihm lediglich die Diagnose eines unheilbaren Tumors. In seiner Not wandte er sich schließlich an einen alten Freund, Hui Ting, der sich in ein Kloster zurückgezogen hatte, und bat ihn um Hilfe.

Hui Ting war kein Arzt und wußte nicht, was tun. Er wollte helfen, aber wie? Seine einzigen Fähigkeiten lagen in der Meditation. Alles, was ihm einfiel, war, den machtvollen Wunsch nach seines Freundes Genesung in sich entstehen zu lassen und den Buddha des Heilens anzurufen. Dies erwies sich als unerwartet wirksam. Als er in einen Zustand der Stille eingetreten war, öffnete er kurz darauf die Augen, und als er das tat, hörte er eine Stimme, die von seinen Lippen kam und sagte: »Geh zurück nach Hause. Steh jeden Tag vor der Dämmerung auf. Schütze dich gegen die Kälte und geh zum Teich auf dem Grundstück des Tempels der Mitleidsvollen Kuan Yin im östlichen Bezirk der Stadt. Richte deinen Blick auf das Wasser und rezitiere das Mantra, das ich dich lehren werde, mehrere tausend Male jeden Morgen. Das erste Zeichen des Erfolges wird das Erscheinen von Wellen auf dem Wasser sein, so als hätte man einen Stein hineingeworfen, begleitet von einem Nachlassen der Schmerzen. Wenn du dich richtig konzentrierst, werden diese Wellen, die dein Geist erzeugt hat, jeden Tag deutlicher werden. Fahre damit fort, bis die Gnadenreiche selbst sich manifestiert, indem sie sich aus der Mitte der konzentrischen Wellen erhebt. Wenn dies geschieht, so grüße sie demütig und geh weg. Es wird keine Notwendigkeit bestehen, wieder dorthinzugehen.«

Kao tat, was die Stimme verlangt hatte. Innerhalb weniger Tage ließen seine Schmerzen nach, und er hielt durch, bis die mantrischen Silben, die mühelos seinem Geist entströmten, Wellen erzeugten, wie es prophezeit worden war. Am fünfzehnten Tag des zweiten Mondes sah er, wie sich eine strahlende Gestalt manifestierte. Kao verneigte sich dreimal bis zur Erde und lief voller Freude nach Hause. Die Heilung war vollkommen.

Wer sich näher mit der mantrischen Heilmethode befassen will, findet genaue Anleitungen in dem Buch *Selbstheilung durch die Kraft der Stille* von John Blofeld. Die dort vorgestellten Mantra-Rezitationen sind einfach. Der Autor sagt dazu: »Da der Klang des Mantra nicht mehr ist als ein Symbol der latenten Kraft des Mantra, ist die falsche Aussprache der Silben (und die Tongebung) keine ernstzunehmende Angelegenheit, denn die Zielsetzung des Meditierenden ist es, die die Kräfte seines Geistes erschließt. Obgleich das Mantra aus Silben bestehen mag, mit denen keine begriffliche Bedeutung verbunden ist, befähigt ihn doch das Rezitieren dazu, in seinem Geist augenblicklich die psychischen Qualitäten hervorzurufen, die er mit ihnen zu assoziieren gelernt hat.«

Zusammenfassend kann man sagen, daß der erste Schritt im Umgang mit Klängen sicher darin bestehen sollte, einmal das akustische Klima unter die Lupe zu nehmen, das man sich zu Hause durch die Auswahl der Musik schafft, der man sich aussetzt. Über diese einfache Psychohygiene hinaus geht die gezielte Arbeit mit dem Atem und der geistigen Sammlung, und wer sich schließlich gar auf kontemplativem Wege der alles überragenden Macht des schöpferischen Geistes bewußt wird, hat die Chance, zu jener Klarheit und Kraft zu finden, die ihn wieder einreiht in die kosmische Ordnung und nicht mehr hilfloses Opfer körperlicher und psychischer Störungen sein läßt.

Jürgen Fritsch

Heilen mit Musik

Mit ihren Lieblingsschlagern bringt ein Hamburger Musikprofessor gelähmte Patienten wieder auf die Beine

Ruhe ist eigentlich das oberste Gebot in einem Krankenhaus. Aber hier im Krankenhaus von Harburg ertönt laute Klaviermusik, der gute alte Evergreen »Tea for Two«, und das auch noch im Tangorhythmus. Ein ungeheurer Verstoß gegen die Krankenhausordnung! Doch wer hier so schmissig Schlager klimpert, ist Professor Dr. Hermann Rauhe, der Präsident der Hamburger Hochschule für Musik und darstellende Kunst – und er darf das, denn die lockeren Weisen gehören zu einem neuartigen Versuchsprogramm zur Rehabilitation gelähmter Patienten des Leiters der Neurologie, Professor Dr. med. Robert Behrend.

Die beiden Professoren wollen Schlaganfall-, Herzinfarkt- und Parkinson-Patienten, die unter Lähmungserscheinungen leiden, durch Musik buchstäblich wieder auf die Beine bringen. Das klingt etwas verrückt, klappt jedoch tatsächlich. Patienten, die selbst längst die Hoffnung aufgegeben hatten, sich jemals wieder bewegen zu können, sehen plötzlich zu ihrem eigenen Erstaunen, wie ihre Arme und Beine zum Rhythmus der Klaviermusik zu zucken beginnen, besonders wenn ihr Lieblingsstück erklingt.

Professor Rauhe war die Idee zu dieser ungewöhnlichen Behandlungsmethode gekommen, als er in der neurologischen Abteilung beobachtete, wie Professor Behrend seine Patienten durch Video-Filme mit Ballettszenen dazu animierte, sich wieder zu bewegen oder es wenigstens zu versuchen. Warum sollte Musik, die ja bekanntlich die menschliche Seele, die Psyche beeinflußt, damit nicht auch auf den Körper einwirken? So stellte Professor Rauhe zunächst unsystematische Beobachtungen in Tanzlokalen, Diskotheken, bei Tanzpartys, beim Karneval, bei Schützenfesten und bei Studentenfeiern an über das Verhalten von Menschen, die populäre Musik erleben. Immer wieder konnte er die stimmungs- und antriebsfördernde Wirkung der Populärmusik konstatieren. Interessant ist dabei die Feststellung, daß Menschen zwar auf verschiedene Musikstücke unterschiedlich reagieren, daß es aber immer wieder bestimmte Hits und Evergreens gibt, bei denen es praktisch allen in den Beinen zuckt, die einfach zum Tanzen reizen. Daraus schloß der Musikprofessor, daß jener Musik, die besonders auf Menschen wirkt, bestimmte Gesetzmäßigkeiten zugrunde liegen müßten, und er begann sie systematisch zu untersuchen, indem er die textlichen und musikalischen Strukturelemente der Populärmusik der letzten 150 Jahre analysierte.

Seine Erkenntnisse übertrug er zusammen mit Professor Behrend auf die praktischen Rehabilitations-Experimente mit gelähmten Patienten. Mit durchschlagendem Erfolg. Die ersten Ergebnisse trug Prof. Rauhe bereits 1965 auf einem Kongreß der Gesellschaft für Musikforschung vor. Allmählich sprachen sich seine interessanten Ideen und Erfolge auch bei den Ärzten herum. Er wurde als Gastreferent zu ärztlichen Fachtagungen im In- und Ausland eingeladen. Seit 1975 hielt er ein Dutzend Eröffnungsvorträge bei internationalen Ärztekongressen. Und immer begleitete der ausgebildete Pianist seine Vorträge mit musikalischen Beispielen am Flügel. Nach wenigen Passagen klatschen die versammelten Ärzte den Takt mit.

Höhepunkt seiner Vortragstätigkeit war ein Referat auf dem »Ostersymposium« des Forschungsinstituts für experimentelle Musikpsychologie der Herbert-von-Karajan-Stiftung. Der Star der Dirigenten war persönlich anwesend und zeigte sich so begeistert von Rauhes Erkenntnissen, daß er ihm riet, die Untersuchungsergebnisse in einem Buch zusammenzufassen. Als Dank für die Anregung überreichte Professor Rauhe dem Stardirigenten das Buch zu dessen 70. Geburtstag am 5. April 1978.

esotera befragte den vielseitigen Musikwissenschaftler, der außerdem auch Schauspielern und Politikern Sprech- und Rethorikunterricht erteilt, über seine Erfahrungen mit gelähmten Patienten und ihre Reaktion auf leichte Musik.

esotera: Sie haben tatsächlich schon Fälle erlebt, wo sich bewegungsgehemmte Patienten ganz plötzlich wieder besser bewegen konnten?

Professor Hermann Rauhe: Ja. Das Geheimnis meiner Therapie liegt in der direkten Kommunikation, im Dialog mit dem Patienten.

Wie kamen Sie darauf?

Prof. R.: Auslösend für meine Untersuchungen waren klinische Beobachtungen, die ich zusammen mit Professor Behrend in seiner neurologi-

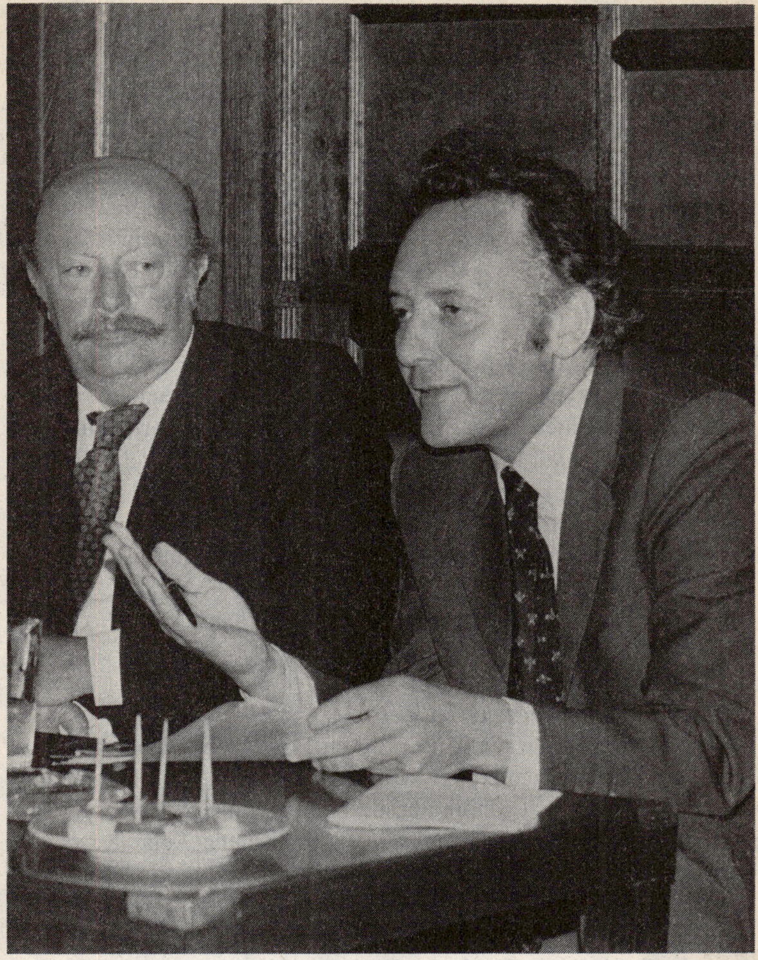

Musiktherapeut Prof. Hermann Rauhe (rechts), der Gelähmte mit Populärmusik »wiederbelebt«

schen Abteilung gemacht habe. Ich hatte vorher einen Vortrag über das Geheimnis der Popularität in der Musik gehalten, und Professor Behrend war spontan aufgesprungen und hatte gemeint: Genau das ist es, was ich für meine Therapie im Rahmen der neurologischen Rehabilitation brauche.

Was haben Sie im allgemeinen für Patienten?

Prof. R.: Das sind zum Beispiel Herzinfarktpatienten mit Lähmungserscheinungen, die überwunden werden müssen. Dafür machen sie komplizierte Übungen an der Sprossenwand, die normalerweise von Ärzten mit Unterstützung von Heilgymnastinnen geleitet werden und in der Regel verbal verlaufen. Professor Behrend hat auch Filme vorgeführt, mit Menschen, die sich bewegen, um die Patienten anzuregen.

Die visuellen Reize wirken wohl nicht so stark wie die akustischen?

Prof. R.: Die Musik ist ein Mittel, das unglaublich wirkt. Ich habe mich ans Klavier gesetzt und bestimmte Sachen gespielt und die Patienten dabei beobachtet. Sie haben unheimlich darauf reagiert. Wir haben dann einige Fälle auf Video aufgezeichnet und 1975 auf dem Neurologenkongreß, der hier in Hamburg stattfand, vorgeführt. Die Ärzte waren erst skeptisch. Aber es zeigte sich eindeutig, daß die Musik über das vegetative Nervensystem und durch Hormonausschüttungen auf den Menschen einwirkt.

Und das geschieht durch ganz bestimmte Merkmale der Musik, also durch bestimmte Tonsprünge oder Rhythmen?

Prof. R.: Ja, genau.

Kann man das so genau lokalisieren?

Prof. R: Man kann die Musik, die in Frage kommt, herausfinden, indem man Stücke benutzt mit Strukturmerkmalen, wie ich sie herausgearbeitet habe. Dazu gehören bestimmte Rhythmen, bestimmte Tonsprünge und auch Harmonien, aber auch formale Abläufe, so zum Beispiel, daß sich bestimmte Melodienabschnitte wiederholen. Es gibt Evergreens, an denen man diese Wirkung gut demonstrieren kann. Bei dem Lied »Tea for Two« sind die Abschnitte, die sich wiederholen, besonders kurz. Diese Wirkungen kann man aber auch in der sogenannten ernsten Musik, beispielsweise bei Bach beobachten. Bei einigen Leuten wirkt auch das.

Nun wirkt doch sicher nicht jede Musik bei allen gleich anregend oder entgegengesetzt: Es gibt doch wahrscheinlich Menschen, die bestimmte

Musikstücke überhaupt nicht schätzen. Ich kenne zum Beispiel Leute, denen sind Märsche verhaßt . . .

Prof. R.: Man darf nicht glauben, daß es so etwas wie eine »klingende Apotheke« gibt, wo einem der Apotheker gegen Herzinfarkt die Melodie C verordnet. So läuft das nicht. Es kommt ganz darauf an, welche Erfahrungen ein Patient im Laufe seiner Persönlichkeits-Entwicklung gemacht hat. Wenn ich in einem Haus aufgewachsen bin, in dem viel Operettenmusik gespielt wurde, dann bin ich wahrscheinlich auf Operettenmusik programmiert. Bin ich in einem Soldatenhaushalt aufgewachsen, dann ist es wohl die Marschmusik, und bin ich mit Popmusik groß geworden, dann liebe ich die. Ich muß mir als Therapeut die Geschichte des Patienten ansehen.

Wichtig ist eine individuelle Therapie. Ich muß differenzieren und mir überlegen, aus welcher sozialen Schicht, aus welcher familiären Situation er stammt.

Kommt es vielleicht auch auf die musikalische Vorbildung an?

Prof. R.: Genau. Wenn einer selbst Musik macht, wird er in der Regel anspruchsvoller sein und ganz anders reagieren. Es gibt tatsächlich schon eine Richtung in der Musiktherapie, wo eine Art Rezept geschrieben wird: Für die und die Therapie empfehle ich folgende Kompositionen, Chopin, Prelude E-Dur. Das lehne ich ab!

Setzen Sie für verschiedene Krankheiten verschiedene Musikarten ein?

Prof. R.: In gewisser Hinsicht ja. Zahnärzte können Musik zur Entspannung einsetzen. Das funktioniert aber nur, wenn sie den Patienten vorher fragen, was er hören will. Nur dann kann man ihn von seinen Schmerzen ablenken.

Dabei wird die Musik zum genau gegenteiligen Zweck eingesetzt: Sie wollen Ihren Patienten aufmuntern, damit er sich bewegt, im anderen Fall soll er sich jedoch entspannen.

Prof. R.: Ein gutes Beispiel für den krampf- und schmerzlösenden Einsatz von Musik ist der Geburtsvorgang im Kreißsaal. Da haben wir phantastische Erfolge. Die Geburt ist ja für die Mutter ein unheimlicher Spannungsvorgang, und die Musik, gezielt eingesetzt, wirkt entspannend. Auch im Zustand vor der Narkose bei Operationen. Das ist ja eine wahnsinnige Streßsituation. Wenn dabei Musik eingesetzt wird, ist das sehr hilfreich. Wenn dann die Spritze kommt, die Narkose, dann ist der ganze Körper schon vorbereitet auf eine entspannte Situation. Die

Narkosespritze selbst kann das gar nicht bewirken, weil das ja in psychosomatische Grenzbereiche geht. Der psychosomatische Grenzbereich wird durch die Medizin nur in Ausnahmefällen erreicht, durch die Musik fast immer.

Dazu muß man eigentlich musikalische Beispiele hören. Die Leute lesen meine Bücher mit einem ganz anderen Verständnis, wenn sie mich einmal gehört haben – wenn ich ihnen am Klavier demonstrieren kann, was sie selbst in Bewegung bringt.

Damit hat sich Professor Rauhe selbst das Stichwort gegeben. Ehe ich ihn darum bitten kann, ist er zum Flügel geeilt und schlägt schon die ersten Takte von »Tea for Two« an.

Prof. R.: Zum Beispiel »Tea for Two«, der alte Evergreen, an dem kann man hervorragend demonstrieren, was man aus einem Musikstück alles machen kann. So, das ist die Originalfassung! 1924 uraufgeführt. Wer diese Zeit noch bewußt miterlebt hat, der wird sich gerne daran erinnern. Nun gibt es vielleicht den Patienten, der etwas jünger ist, der ist womöglich mit Chachacha großgeworden . . . oder der Swingfan, oder Rumba oder als Beat . . . sehen Sie, nun wippen Sie mit dem Fuß. So beobachte ich beim Spielen den Patienten, und irgendwann setzt das ein, daß er reagiert.

Kann man das wirklich so deutlich beobachten?

Prof. R.: Ja. Plötzlich packt es ihn. Dann hau' ich natürlich in die Kerbe.

Wie reagieren denn Patienten auf die Entdeckung, daß sie sich plötzlich wieder bewegen können?

Prof. R.: Das ist für sie wie eine Offenbarung. Sie sind natürlich zuerst resigniert und sagen: Ich werde das nie wieder schaffen, das rechte Bein zu bewegen, das ist sinnlos. Dann stellen sie plötzlich fest, es geht ja doch. Eine ungeheure Entdeckung! Das ist die Motivation, die sich potenziert, wie ein Regelkreis . . . Er ist beglückt.

Funktioniert das nur bei Leiden, die auf psychischen Ursachen beruhen?

Prof. R.: Nicht nur. Ich hatte viele Herzinfarkt-Patienten, auch Parkinsonsche Schüttellähmungen. Diese Methode funktioniert bei allen Krankheiten, wo die Bewegungsfähigkeit reduziert ist. Hinzu kommt, daß man die Fälle gut beobachten kann; ich kann beobachten, wie der Heilungsprozeß vor sich geht. Ich kann sehen, das Bein oder der Arm bewegt sich. Das heißt, ich kann den Fortschritt genau kontrollieren.

Wie läßt sich das so genau wissenschaftlich registrieren?

Prof. R.: Wir verwenden dafür ein Video-Aufzeichnungsgerät und haben bei Parkinson-Patienten vergleichende Aufnahmen mit und ohne Musik gemacht . . . Außerdem können wir die Bewegungen mit einem fotoelektrischen Gerät ganz genau messen. Und dabei war eindeutig die Einwirkung der Musik zu beobachten.

Sie setzen also die Musik für zwei entgegengesetzte Zwecke ein: einmal als Bewegungsreiz und andererseits als Beruhigungsmittel?

Prof. R.: Das ist richtig. Außerdem spielt die Musikbehandlung in der Psychotherapie eine wichtige Rolle, und auch bei autistischen Kindern. Autismus ist ja eine Kommunikationsstörung. Da ist die Musik wirklich das einzige Mittel, das durchschlagende Erfolge erzielt. Aber dabei kommen wir schon zur »aktiven Musikbehandlung«, weil das autistische Kind selbst etwas macht.

Wie nennen Sie denn die andere Behandlungsart?

Prof. R.: Die anderen Patienten lassen die Musik auf sich einwirken, sie nehmen sie auf, deshalb ist das die »rezeptive Methode«.

Wie sieht die Therapie bei autistischen Kindern aus?

Prof. R.: Da bekommt das Kind ein Schlagzeug. Der Therapeut hat auch eins und gibt ein Trommelsignal. Das Kind beginnt zu reagieren, und ein Dialog entspinnt sich. Der Dialog beginnt also nonverbal, und wenn der Kontakt erreicht ist, dann erst beginnt der Schritt zur Sprache, daß man zum Beispiel gemeinsam ein Lied singt. So ist etwa der Weg.

Ist Ihnen bekannt, welche Faktoren bei diesen Vorgängen auf die Körperfunktionen einwirken? Wie kommt es zu dem »Musikwunder«?

Prof. R.: Einmal wirkt die Musik über das Ohr auf die Reflexe ein, also auf die Vasomotorik des Körpers. Dann gibt es die Wirkung über das vegetative Nervensystem, die verschiedenartig sein kann – dadurch, daß Muskeln angespannt oder entspannt werden. Und die dritte Einwirkungsmöglichkeit geschieht über den Hormonhaushalt, indem es über das zentrale Nervensystem zu Hormonausschüttungen kommt. Dabei werden Adrenalin und Noradrenalin, die beiden wichtigsten Hormone, die den Kreislauf anregen, ausgeschüttet. Es handelt sich also um eine mehrfache Wirkung, die zusammentrifft und zum Antrieb führt.

Wirkt nun die Musik auf den Patienten mehr über die Psyche oder aber direkt auf den Körper ein?

Prof. R.: Natürlich wirken rhythmische Schwingungen auch direkt auf den Körper, doch in der Hauptsache wird Musik über die Ohren aufgenommen und vom Gehirn verarbeitet, so daß die Wirkung auf psychischen Vorgängen beruht.

Was weiß man im einzelnen über diesen Wirkungsmechanismus?

Prof. R.: Das geht unter anderem über Assoziationen; bestimmte Vorstellungen beflügeln einige Menschen so, daß ihr Kreislauf aktiviert wird, wodurch der Hormonspiegel günstig beeinflußt wird; das kann dann so weit gehen, daß eben dieser »Ruck« durch seinen Körper geht. Daß die Wirkung im wesentlichen psychischer Natur ist, sehen Sie auch daran, daß auf jeden Menschen andere Musikstücke belebend wirken; einige sprechen überhaupt nicht auf Musik an.

Wirken auch andere Medien ähnlich wie die Musik?

Prof. R.: Natürlich, wenn Menschen zum Beispiel auf optische Reize geprägt sind. Denken Sie an die Versuche, die man in der Werbung gemacht hat . . . (Anm. d. Red.: Prof. Rauhe bezieht sich dabei auf Experimente, bei denen Testpersonen Diapositive vorgeführt und an der Vergrößerung bzw. Verkleinerung der Pupille – mit Hilfe von Spezialgeräten – gemessen wurde, wie sie auf verschiedene Motive bzw. optische Reize reagieren.)

Wie kommt es, daß fast ausschließlich bekannte Musikstücke die Patienten stimulieren?

Prof. R.: Gerade psychische Einflüsse hängen von lieben, vertrauten Wahrnehmungen ab. Das sind Mechanismen, die den Erfolg eines Evergreens ausmachen. Sehen Sie, es kommen jeden Monat 500 neue Melodien auf den Markt – man höre und staune: 500! Der Erfolg hängt weitgehend davon ab, ob es der Komponist und der Interpret verstehen, Bekanntheitselemente mit neuen Elementen zu kombinieren. Es muß irgendein Gag sein oder ein neuer Sound, der überrascht, der aber gleichzeitig vertraut ist. Das ist bei »Tea for Two« dasselbe wie bei Bachs Musik. Da plätschern sogenannte Sequenzen, also vertraute Tonfolgen, dahin – und plötzlich kommt etwas Unerwartetes. Das ist auch das Geheimnis der Beethovenschen Musik: plötzlich geht es anders weiter als man erwartet. Ich nenne das »die Enttäuschung der Hörerwartung«, ohne die es langweilig wird. Oder denken Sie an Haydns Symphonie mit dem Paukenschlag. Aber ohne die Vertrautheit läuft eben nichts. Wenn alles völlig neu ist, wie etwa in der avantgardistischen Musik, dann können die meisten damit auch nichts anfangen.

Halten Sie es für möglich, daß die Musik auch Pflanzen beeinflußt?

Prof. R.: Also bei Tieren ist das klar. Man berieselt ja Kühe mit Musik, damit sie besser Milch geben. Dabei werden ebenfalls wieder die Hormone ausgeschüttet, die für die Milchdrüsen verantwortlich sind. Also diese Zusammenhänge sind verständlich. Bei Pflanzen habe ich noch keine Untersuchungen gemacht, und ich kenne auch keine Ergebnisse. Aber wenn man davon ausgeht, daß Pflanzen Lebewesen sind, muß man wohl annehmen, daß da ebenfalls ein Einfluß durch Musik möglich ist. Davon bin ich fest überzeugt.

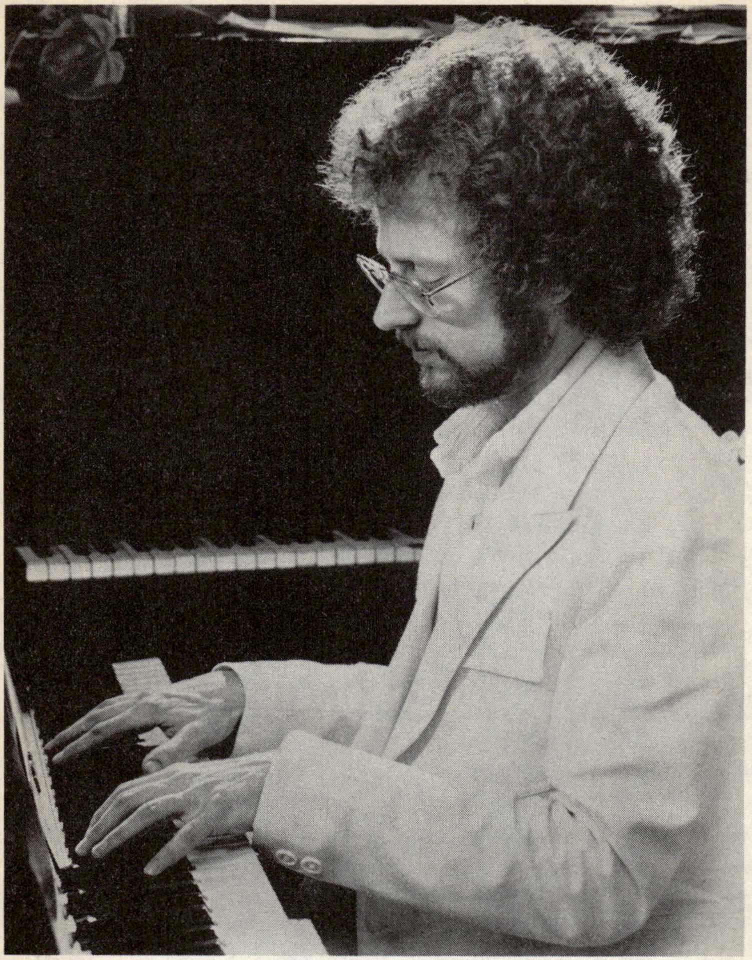

Steven Halpern, genannt »der Mozart des New Age«, bei einer Improvisation am Flügel

Claus Claussen

Der Mozart des New Age

Dr. Steven Halpern, ein amerikanischer Musikpsychologe, will »das menschliche Instrument neu stimmen«

Läßt sich das »menschliche Instrument« stimmen? Dr. Steven Halpern (37), amerikanischer Musikpsychologe und Pionier der »Psycho-Akustik«, ist von der Möglichkeit überzeugt, mit Klängen Körper, Geist und Seele in »kosmische Harmonie einstimmen« zu können. Der junge Forscher, selbst graduierter Psychologe, Komponist, Pianist und Musiklehrer, beschäftigt sich schon seit 15 Jahren mit der Frage, wie Töne auf den menschlichen Organismus einwirken und sowohl psychische als auch physiologische Entspannungszustände hervorrufen, um schließlich als Resultat in »Klang-Gesundheit« (sound health) zu gipfeln. Mit wissenschaftlicher Sorgfalt untersuchte er die Einwirkung von Musik auf die Qualität menschlichen Lebens – und kam zu überraschenden Ergebnissen.

Zunächst galt Halpern, der in Deutschland noch kaum bekannt ist und der selbst im aufgeschlossenen Amerika Startschwierigkeiten hatte, mit seinen Ideen als schrulliger Einzelgänger. Rock, Beat, Soul und anerkannte Klassik interessierten Plattenfirmen mehr als sein meditativer Gesundheitsaspekt. Um sich durchzusetzen, gründete er, unterstützt von Dr. John Lilly (Autor von »Zentrum des Zyklons«), Dr. Stanley Krippner (ehem. Leiter der Vereinigung für Humanistische Psychologie) und Dr. Irving Oyle, der ihn »Mozart des New Age« nannte, sein eigenes Forschungsinstitut: »Spectrum Research Institute« in Palo Alto, Kalifornien. Hier konnte er seit Anfang der 70er Jahre umfangreiche Musikexperimente aus psychologischer Sicht durchführen und sein eigenes Forschungsgebiet schaffen: »Psycho-Akustik«.

Um die psychologischen und physiologischen Wirkungen von Klängen auf den Organismus zu messen, damit er Beweise für seine Therapie vorlegen konnte, verwendeten er und andere kalifornische Wissenschaftler EEG (Hirnstrommessung), GRP (Hautwiderstandsmessung, ähnlich der beim Lügendetektor), Kirlianphotographie (zur Messung elektromagnetischer Energiefelder) und sonstige Biofeedbackmethoden.

Bei seinen Versuchen ging er von der Hypothese aus, daß spezielle Tonkombinationen nachweisbare Bewußtseinsveränderungen hervorrufen können. Während des »Festivals for Mind and Body« 1978 in London hatte *esotera* Gelegenheit, ausführlich mit Dr. Steven Halpern zu sprechen – und natürlich seine Musik zu hören. »Lassen wir sie einfach im Hintergrund laufen«, meinte er bescheiden, als er seine Platte »Spectrum Suite« auflegte.

Seine Kompositionen erinnern an zarte Sphärenklänge. »Das klingt wie kristallene Blumenblätter im Sonnenwind« oder »eine Art Musik, wie man sie im Traum hört« oder »wie rieselnder Schnee«, beschreiben Hörer ihre Eindrücke. Als Instrumentarium benutzt er ein elektrisches Piano (Fender-Rhodes), Orgel, Gitarre, Bass und elektrische Flöte; auf einer anderen Platte (»Starborn Suite«) verwendet er nur einen normalen Flügel. Warum er ganz auf Rhythmus verzichtet hat, wollten wir wissen. Halpern: »Rhythmus ist gut fürs Tanzen und Marschieren, aber um ein bedeutsames Stadium psychischer Entspannung zu erreichen, haben unsere Studien gezeigt, daß nicht-rhythmische Klänge am effektivsten stimulieren.«

Inzwischen hat Halpern zahlreiche Schallplatten und Tonbandkassetten mit Musik dieser Art produziert. Seine Kunden haben anscheinend gute Erfahrungen gemacht in Krankenhäusern, Wartezimmern, Yoga-Zentren, bei Psychotherapie, Massage, Meditation und allgemeinen Bemühungen um Streßbewältigung im Alltag.

Man brauche seiner Musik nicht aufmerksam zuzuhören, betont Halpern, sie wirke automatisch, auch wenn man sie im Schlaf höre. Sie sei ihrem Wesen nach »Klang-Nahrung« (sound nutrition) für den feinstofflichen Körper, den Energiekörper mit seinen Chakras. In der »Spectrum Suite« hat er gewissermaßen jedem Chakra eine musikalische Diät zugeordnet: Angefangen von der Fußnote C(rot), über D(orange), E(gelb), F(grün), G(blau), A(indigo) bis schließlich B(violett) soll jedes Chakra vom »Wurzelchakra« bis zum »tausendblättrigen Lotos« mit Musik und Farbvorstellungen harmonisch »gestimmt« werden. Das sei nicht etwa eine mutwillige Manipulation, sondern »kosmische Einstimmung«, also eine Rückführung in naturgesetzliche Ordnung.

Wir konnten diesen hohen Anspruch während unseres Gespräches natürlich nicht überprüfen. Dr. Jean Houston, Direktor der »Foundation for Mind Research« und Präsident der Gesellschaft für Humanistische Psychologie in San Franzisko äußerte sich jedenfalls sehr positiv: »Steven Halpers Musik orchestriert das volle Spektrum des Bewußtseins. Sie bietet ein fein abgestimmtes Sensorium für die inneren Realitäten der Psyche und ist eine wichtige Hilfe bei unserer Erforschung der Ökologie innerer Räume.«

Zum Verständnis seiner Arbeit erläuterte Dr. Halpern, er habe durch empirische Studien an Tausenden von Menschen herausgefunden, daß wir, obwohl unser Musikgeschmack individuell verschieden ist, auf gemeinsame Harmoniestrukturen in gleicher Weise ansprechen. Sie lägen in einem so eng umgrenzten Frequenzbereich, daß man von einer »generellen Resonanzcharakteristik des menschlichen Instruments« sprechen könne. Er sei den Weg aus der Praxis in die Theorie gegangen und nicht umgekehrt. Als praktizierender Musiker habe er, und später auch als Musikpädagoge, die Reaktionen der Zuschauer beobachtet und seine Improvisationen intuitiv der Situation angepaßt. Erst später habe er durch Biofeedback-Meßinstrumente den Beweis für die Wirkung seiner Musik erhalten.

Im Verlauf seiner Studien stieß er auf verschiedene voneinander abweichende Musiktheorien. Besonders interessierten ihn Pythagoras, Sir Isaac Newton, Gurdjieff, Scriabin und gewisse Hinduheilige. Halpern ging bei seinen Felduntersuchungen eigene Wege: Verschiedene Frequenzen (»Fußnoten« oder »tonale Zentren«) wurden in Beziehung zu verschiedenen Teilen des Körpers gesetzt. Korrelationen zwischen Ton und Farbe wurden ebenfalls ausgewählt und getestet. Dabei zeigte sich, daß wir in der Lage sind, unseren Körper mit Harmoniefrequenzen mitschwingen zu lassen. »Wir hören mit dem ganzen Körper, nicht nur mit den Ohren.« Entsprechende Musik könne den Menschen also im wahrsten Sinne des Wortes »in Stimmung bringen«. Gemeint ist Rückführung in die »prästabilisierte Harmoniestruktur«, die jeder gesunde Organismus in ungestörter Ordnung aufweist. Und diese Rückführung geschieht durch Resonanzgesetzmäßigkeit: Gleiches schwingt mit Gleichem.

Dieses physikalische Phänomen der Resonanz wurde ein wichtiger Ausgangspunkt für Halpers weitere Forschung. Er fand durch Biofeedback heraus, welches Organ mit welchem Ton in »sympathischer Resonanz« schwingt, da jedes Organ in seiner Molekularstruktur eine fundamentale Charakteristik aufweist. Ist das Organ gestört bzw. krank, dann läßt sich dies durch eine abweichende Vibration feststellen. Eine gezielte Musikbehandlung könne dann den Zellen helfen, in ihre ursprüngliche Harmonie zurückzufinden. Yogis und Heiler haben auf diese Zusammenhänge seit jeher hingewiesen. Und schließlich ist Musik reine Energie in unterschiedlichen Frequenzen, die auf die Energiemuster der Zellen trifft und dort Reaktionen auslöst. Theoretisch müßte dadurch Therapie möglich sein.

Obwohl Steven Halpern den Gedanken der gezielten Musiktherapie für »immens wichtig« hält, zögert er aber noch, mit Medizinern offen über diese Möglichkeiten zu sprechen, da hierfür gemeinsame Forschungen durchgeführt werden müßten. Aber es gibt für ihn keinen Zweifel, daß Musik, die bisher nur als Kunst angesehen wird, schon sehr bald als Gesundheitswissenschaft betrieben werden wird. Ansätze in dieser Richtung gibt es bereits in England durch die Radionic-Forschung, wo spezifische Organfrequenzen gemessen und manipuliert werden können. Dr. Peter Manners, London, demonstrierte zum Beispiel, wie man tatsächlich den Klang eines Muskels exakt mit einem hochempfindlichen Mikrophon hörbar machen kann. In der Sowjetunion forscht man in dieser Richtung. Edgar Cayces Prophezeiung könnte schon bald Wirklichkeit werden: »Die Medizin der Zukunft wird ihr Klang sein.«

Die Forschungen Steven Halperns konzentrieren sich weniger auf ein möglicherweise gestörtes Organ und dessen Behandlung, als vielmehr auf den ganzheitlichen Menschen und seine kosmische Einbettung. »Das gesamte Universum unterliegt rhythmischen Gesetzen, und auch der Mensch, will er in Harmonie leben, muß seinem Biorhythmus gehorchen . . .; aber in unserer künstlichen Zivilisation scheinen wir mehr daran interessiert zu sein, den natürlichen Rhythmus zu überlisten, als sich ihm anzugleichen. Wir müssen unsere Sensibilität für die Wahrnehmung unseres inneren Rhythmus entwickeln und einsetzen«, betonte Halpern immer wieder, »denn wenn uns diese Zusammenhänge vertrauter werden, können wir lernen, im Einklang mit den biorhythmischen Gesetzen zu leben und unsere Stimmungen und unsere Gesundheit zu schützen.« Man könne schließlich nicht immer mit Musik oder Medizin die Schlampereien der eigenen Lebensführung korrigieren wollen. Es sei an der Zeit, daß die Menschen mehr Verantwortung für ihr »Auraprogramm« übernehmen und für die Umgebung, der sie sich aussetzen, erläuterte uns Steven Halpern in seinem Exkurs über das häufig gestörte Verhältnis des Menschen zur kosmischen Ökologie. Hier sei Aufklärung dringend erforderlich, und hier sähe er eine seiner wesentlichen Aufgaben mit Hilfe seiner Musik.

Als Beweis für die Wirkung von Musik auf den Bewußtseinszustand des Menschen schilderte uns Steven Halpern einen seiner vielen Versuche. Er lud zum Beispiel 1973 eine Gruppe von insgesamt 100 Personen ein, die er über Anzeigen in verschiedenen Zeitungen gefunden hatte. Die einzelnen Versuchsteilnehmer kamen aus unterschiedlichsten Berufen, wobei die musikalische Vorbildung unerheblich war. Auch Meditationserfahrung war nicht ausschlaggebend. Die Teilnehmer erfuhren lediglich, daß es um Musik und Kirlianphotographie ginge, wurden in zwei zufällig zusammengestellte Gruppen aufgeteilt und erhielten Musik über Kopfhörer eingespielt: die eine Gruppe eine sogenannte PAM-Auswahl (PAM = Positive Affect Meditation Music) und die andere als Kontrollgruppe »normale« Meditationsmusik.

Wissenschaftler vom »Psychotronics Research Institute« in Santa Rosa hatten die Aufgabe, von den Teilnehmern vor, während und nach dem Test Kirlianfotos anzufertigen. Die Namen der Teilnehmer waren so verschlüsselt, daß die Techniker nicht wußten, aus welcher Gruppe die jeweilige Versuchsperson stammte, um eventuelle Einflüsse ganz auszuschalten.

Bei den Aufnahmen vor dem Versuch zeigten die Kirlianbilder bei beiden Gruppen die bekannten individuellen Farben und Strukturen, aber keine gruppenspezifischen Eigenarten. Das änderte sich deutlich während des Experimentes: 65 Prozent der PAM-Gruppe (Halperns Musik) zeigte einen dramatischen Abfall an Intensität und Rotanteil im Kirlianbild und eine entsprechende Zunahme von Rosa, also eine deutliche Veränderung in Richtung auf ruhigen, friedvollen, entspannten Zustand. Bei weiteren 30 Prozent dieser Gruppe war die Veränderung immer noch abgeschwächt sichtbar, während nur 5 Prozent sehr geringfügig vom Anfangsbild abwichen.

Die Kontrollgruppe mit normaler Meditationsmusik zeigte dagegen nur 25 Prozent leichte Abweichung in Richtung Entspannung. Bei 75 Prozent war keine nennenswerte Abweichung sichtbar, sie schienen also von der Musik unbeeindruckt geblieben zu sein.

Die nach dem Experiment aufgenommenen Kirlianbilder zeigten, daß zwar die Wirkung der PAM-Musik abklang (also Rot wieder zunahm), aber bei der Kontrollgruppe positive Nachwirkungen gar nicht erst aufgetreten waren. Es wurden dann noch Fragebogen ausgefüllt, um spontane Aussagen über individuelle Reaktionen zu erhalten. Wiederum äußerten sich die Teilnehmer der PAM-Gruppe deutlich anders als die der Kontrollgruppe. Während die erste Gruppe überschwenglich von einem Erlebnis sprach (»phantastisch«, »ich fühlte mich high«, »ich fühlte mich fließen« usw.), kommentierte die zweite Gruppe nüchterner: »angenehm entspannt«, »gute Leistung des Pianisten«, »wie die meiste klassische Musik« usw. Insgesamt stimmten die Äußerungen der Versuchspersonen mit ihren Kirlianreaktionen überein, so daß sich nach Auswertung der Daten folgendes Resultat objektiv feststellen ließ: 95 Prozent der Teilnehmer, die Halperns Musik gehört hatten, fühlten zum Teil dramatische Veränderungen ihres Bewußtseins und veränderten ihr Energiefeld zeitweise in Richtung auf Ruhe, Entspannung und Harmonie, während nur 25 Prozent der Kontrollgruppe diesen Zustand – abgeschwächt – erreichten.

Als kritischer Wissenschaftler hat Dr. Halpern unzählige solcher und ähnlicher Experimente mit eingangs erwähnten physiologischen Meßinstrumenten (EEG, GRP) durchgeführt, um weitere Beweise auf physikalischer Basis für die harmonisierende Wirkung seiner ungewöhnlichen Musik zu erbringen. Wichtiger als solche Beweise ist ihm aber die Intensivierung des Heilungsgedankens – und natürlich neue Kompositionen, die er in der Regel frei intuitiv improvisiert. Der »Mozart des Neuen Zeitalters« spielt am liebsten live. Er war Gast im Esalen-Institut (Kalifornien), in der Findhorn Community (Schottland), und auch Rundfunk und Fernsehen interessierten sich bereits für ihn. In London mußten wir unser ausführliches Gespräch beenden, als sein Auftritt am Piano bevorstand. »Reden ist gut«, meinte er verschmitzt, »aber Musik ist viel besser.«

Peter Andreas

Kinesiologie mit Chi

Aus fernöstlicher Heiltradition und amerikanischer Praxis entstand eine neue ganzheitliche Therapie »für den Hausgebrauch«

Eine neue nichtmedizinische Heilmethode findet gegenwärtig (1980 – Anm. d. Hrsg.) ihren Weg nach Europa. Sie nennt sich Kinesiologie und wurde von dem amerikanischen Arzt Dr. George Goodheart, Detroit, aus jahrelangen Erfahrungen in der eigenen chiropraktischen Praxis entwickelt. Dabei haben ihm jedoch Methoden fernöstlichen Ursprungs, vor allem die Akupunktur und Akupressur, in sehr wesentlicher Weise Pate gestanden.

Kinetik heißt soviel wie Bewegungsenergie oder Energiefluß. Kinesiologie ist also die Kunde von der im menschlichen Körper fließenden Energie. Dieses *Chi*, um das chinesische Wort dafür zu gebrauchen, fließt in den Meridianen, die wiederum in direkter Beziehung zu den Organen und Muskeln stehen.

Ist irgendwo im Körper der Energiefluß gehemmt, so kommt es zu Störungen, die sich an dem Organ auswirken, zu dem die gestörte Stelle in Entsprechung steht. Man kann das System vergleichen mit Wasserschläuchen in einem Park. Tritt jemand auf einen der Schläuche, entsteht ein Stau des Wassers. Das zeigt sich dann meist zuerst daran, daß aus einer Düse kein Naß mehr sprüht (das »Symptom«); aber es ist klar, daß die Ursache an einer anderen Stelle liegt.

Nicht immer liegen die Dinge freilich so einfach. Das Symptom kann der Endpunkt einer Kettenreaktion sein. Irgendein Faktor – ein kleiner Unfall, falsche Ernährung, Umwelteinflüsse – führt zu einem Energie-Ungleichgewicht in einem bestimmten Meridian oder dazu, daß durch einen Haltungsschaden Muskeln nicht mehr optimal arbeiten, was sich wiederum auf andere Körperteile auswirkt und Störsymptome auslösen kann, die mit der Erstursache augenscheinlich nichts mehr zu tun haben. Einerseits weil er gewöhnlich kein approbierter Mediziner ist, andererseits weil ihn Erstursachen im Energiehaushalt des Körpers mehr angehen als die schließlichen Symptome, fragt der Kinesiologe bewußt nicht viel nach der medizinischen Diagnose. Seine Aufgabe ist es, den gestörten Energiefluß wieder auf sein normales Maß zu bringen, zu entblockieren. Wie und wo das zu geschehen hat, findet der Akupunkteur gewöhnlich durch die Pulsdiagnose heraus, deren perfektes Beherrschen sehr viel Erfahrung verlangt. Goodheart entwickelte eine einfachere Methode, die auf den ersten Blick gröber anmutet: Er testet durch Bewegen der Gliedmaßen, welche Muskeln zu wenig Energie zugeführt bekommen.

Eine Therapie ohne Geheimnisse

Weil ein Muskeltest sehr viel einfacher ist als eine Pulsdiagnose, ist die Kinesiologie auch wesentlich leichter von Laien erlernbar. Die Holländerin Yoka Brouwer, die als eine der ersten die von Goodheart und seinem Mitarbeiter John F. Thie entwickelten Methoden nach Westeuropa brachte, bildet neben ihrer Praxis in Bussum bei Amsterdam deshalb auch Laien aus. Selbstverständliche Voraussetzung ist, daß niemand in eine ärztliche Behandlung eingreifen darf. Pathologische Befunde überläßt die Kinesiologie dem Mediziner.

Alle zwölf Meridiane des menschlichen Körpers stehen zu bestimmten Muskeln in Entsprechung. Der Kinesiologe braucht nur zu testen, ob der Muskel eine normale Energiespannung besitzt, um zu wissen, ob der dazugehörige Meridian in Ordnung oder in irgendeiner Weise blokkiert ist.

Wir sagen bewußt »nur«, denn der Test ist tatsächlich verblüffend einfach: Der Patient wird aufgefordert (am besten liegend), den Arm oder den Kopf zu heben, das Bein zu strecken oder anzuwinkeln. Der Therapeut übt auf eines dieser Gliedmaßen oder den Kopf Druck in mehreren Richtungen aus (dieses »Knowhow« sollte auf jeden Fall in der Praxis gelernt werden) und bittet den Patienten, Widerstand gegen den Druck zu leisten.

Es ist verblüffend, was sich dabei zeigt: Recht starker Druck kann den steifen Arm in einem Falle nicht biegen; aber im nächsten Fall kann der Arm überhaupt keinen Widerstand leisten – er hat eine Unterbilanz an Energie.

Aus dem Widerstandsvermögen der Muskeln also schließt der Kinesiologe auf den Zustand des dazugehörigen Meridians. Findet er, daß eine Stärkung erforderlich ist, greift er nicht zur Nadel, sondern wendet Akupressur an. Auch hier also wieder eine gegenüber der Akupunktur vereinfachte Methode, deren Erlernen nach kurzer Praxis durch Bücher und Tafeln möglich ist, wenn man es nicht vorzieht, einen der noch wenigen »Professionellen« aufzusuchen. Andererseits kann ein kundiger Therapeut einzelne Druckpunktmassagen seinem Patienten natürlich sehr wohl als »Hausaufgabe« mitgeben.

Die Kinesiologie hat keine Sprechzimmer-Geheimnisse. Ausnahmslos alles an ihr ist offen und im Prinzip erlernbar. John F. Thie entwickelte unter dem Namen »Touch for Health« ein vereinfachtes Anwendungssystem, das jeden in Stand setzt, beginnende Energiemängel in einzelnen Muskeln auf alle Fälle erst einmal festzustellen.

Für den Laien am frappierendsten ist aber noch ein anderer Aspekt der Kinesiologie: das Feststellen der »Ansprache« des Körpers auf bestimmte Lebensmittel, Vitamine oder Mineralsalze.

Kräfteschwund bei Kaffee auf der Zunge

Heiler und Heilpraktiker, die mit dem Pendel arbeiten, tun etwas ganz Ähnliches: Sie stellen eine Beziehung zu Medikamenten oder Vitaminen und Salzen her und »pendeln sie aus«, was u.a. geschehen kann, während der Pendel das Mittel in der Hand hält oder etwas davon in den Mund nimmt. Zweck des Verfahrens ist, festzustellen, ob und in welcher Stärke (Potenz) der betreffende Stoff dem Patienten zuträglich ist.

Bei der Kinesiologie wird kein Pendel benutzt. Der Patient legt sich das zu testende Nahrungsmittel oder Vitamin auf den Leib im Bereich des Sonnengeflechts oder – noch zuverlässiger – nimmt etwas davon in den Mund. Dann wird in vereinfachter Form der Muskelwiderstand gemessen, indem ein Heiler oder Helfer Druck auf den ausgestreckten Arm des liegenden Patienten ausübt.

Aufgrund der neuesten Forschungsergebnisse Dr. George Goodhearts wird sich allerdings in Zukunft wahrscheinlich die Methode des Zungentests durchsetzen, da nur sie von wissenschaftlichem Wert ist. Das liegt daran, daß in diesem Fall die Qualität bzw. Verträglichkeit eines Medikamentes oder Nahrungsmittels direkt über die Geschmacksrezeptoren der Zunge aufgenommen wird. Plaziert man das Testobjekt jedoch auf dem Körper, tritt zwar auch eine meßbare Reaktion auf, doch es besteht die Gefahr, daß sie lediglich durch die spektroskopisch meßbaren Farb- bzw. Materialeigenschaften der Probe bedingt oder zumindest davon beeinflußt ist. Diese Methode kann also zu falschen Schlußfolgerungen führen.

Die Sache ist so einfach, daß man einen Trick dahinter vermutet; aber jeder kann es an sich selber ausprobieren: Ein Stückchen Zucker im Mund oder, sagen wir, eine Dose Kaffee auf dem Sonnengeflecht genügen im Zweifelsfall, die Muskeln des ausgestreckten Arms völlig schlaff werden zu lassen, so daß dieser leicht heruntergedrückt werden kann (angenommen in diesem Fall, daß der Patient negativ auf Zucker oder Kaffee anspricht). Hier wird sicher der Einwand erhoben, daß Einbildung mit am Werke ist. Um das auszuschließen, verband man Versuchspersonen in den USA die Augen und hielt ihnen dann verpackte Nahrungs- oder Genußmittel an den Rücken, so daß auch der Tastsinn keine Rolle spielen konnte. Bei der anschließenden Magenuntersuchung ergab sich, daß der Magen den gleichen Saft produziert hatte, der bei der tatsächlichen Aufnahme des Genußmittels zu erwarten gewesen wäre.

Wen auch das nicht überzeugt, der kann selber einen Nahrungsmittel-Test machen. Er wird mit hoher Wahrscheinlichkeit feststellen, daß bestimmte Nahrungs- und Genußmittel, von denen er sicher war, daß sie ihm »nichts ausmachen«, eine Schwächung des Muskels auslösen – also das Gegenteil des Erwarteten. Hier kann keine Suggestionswirkung im Spiele sein.

All dies deutet darauf hin, daß der Körper ein Biofeld besitzt, das auf jeden in das Feld eingebrachten Stoff ganz exakt reagiert. Yoka Brouwer hält es aus diesem Grunde auch nicht für ratsam, daß man, wenn man schon raucht, die Packung Zigaretten den ganzen Tag in der Brusttasche direkt am Leib trägt. Und wer wissen will, ob ihm »nur *eine* Zigarette wirklich schadet«, möge sich eine anzünden, inhalieren und dann den Armtest machen!

Auf der positiven Seite läßt sich feststellen, wieviel etwa von einem Vitamin der Körper täglich benötigt, indem man mit verschiedenen Dosierungen den Armtest macht; das Ganze gleicht einer Waage. Vielleicht am wichtigsten überhaupt ist die Auffindung von Nahrungsmittel-Allergien mit Hilfe der Kinesiologie. Solche Allergien können nicht nur

Hautausschläge, sondern, wie man heute weiß, manchmal auch schwere Symptome wie Neuralgien, Migräne und anscheinend psychogene Krankheitszustände hervorrufen. Allergien sind eine Ausnahme von der manchmal etwas zu schnell zitierten Regel, daß »jede Krankheit seelische Ursachen« habe. Nein: gelegentlich ist es weiter nichts, als daß unser Körper ein bestimmtes Nahrungs- oder Genußmittel, das wir seit Jahren oder Jahrzehnten zu uns zu nehmen gewohnt waren, nicht verträgt!

Um ein Allergen zu finden, muß normalerweise eine umständliche und langwierige Eliminierungs-Diät angewendet werden. Sollte die Kinesiologie ihren Anspruch wahr machen, daß sie das gleiche Ergebnis »im Armumdrehen« schafft, dann könnte sie schon allein damit ihre Existenz hundertfach rechtfertigen. Eine holistische, auf die Ganzheit des Menschen gerichtete Medizin wird sie nicht mehr entbehren wollen.

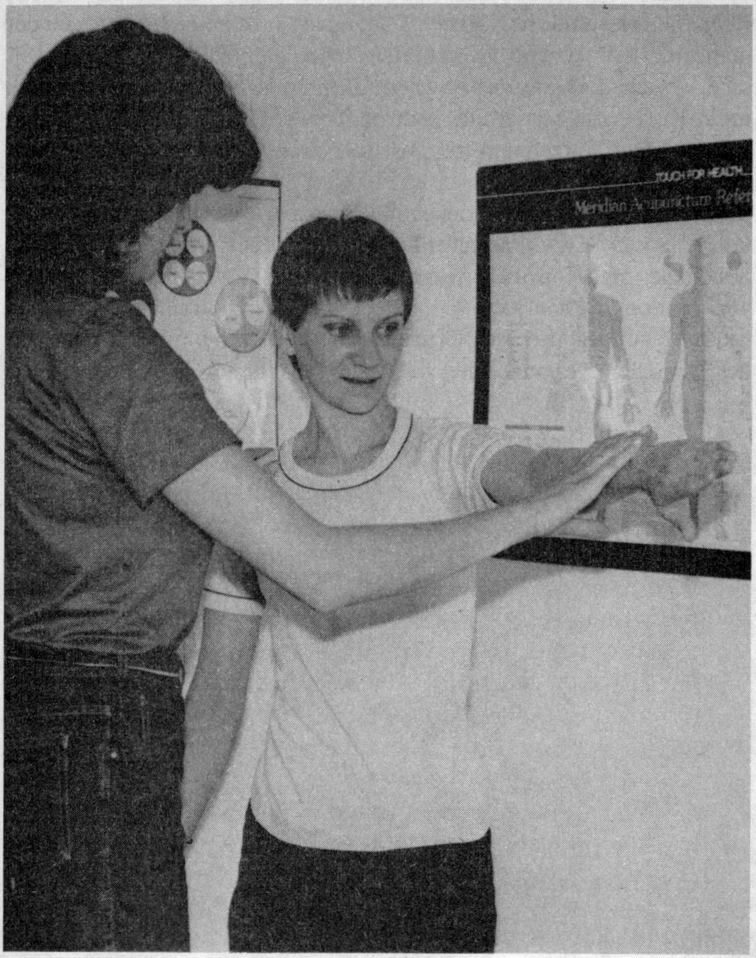

»Touch for Health«-Instruktorin Susan Fassberg (links) bei einem Muskeltest

Susan Fassberg

Heilen durch Berührung

»Touch for Health« heißt ein einfaches System von Handgriffen zur Prüfung und Ausbalancierung der Körperenergie, das jeder rasch erlernen und jederzeit paktisch anwenden kann

Der Siebenundsechzigjährige sitzt auf einer Massageliege. Seine linke Schulter ist infolge heftiger Arthritis-Schmerzen praktisch unbeweglich. Er wird aufgefordert, seine Arme und Beine in einer Folge von »Muskeltest-Positionen« zu halten – ein Arm nach oben, ein Fuß nach auswärts gedreht . . .; danach werden verschiedene Stellen seines Rumpfes leicht mit den Händen berührt. »Lungen-Meridian« hört er. Eine Stelle an der Innenseite seines rechten Handgelenks wird unter leichtem Druck etwa eine Minute lang beklopft. Plötzlich überzieht ein ungläubiges Lächeln das Gesicht des älteren Herrn. Ein kleines Wunder – seine Schmerzen sind verschwunden! Er kann den linken Arm jetzt mühelos kreisen lassen.

Dieser Mann ist mein Vater, nicht nur in meinen Augen bis dahin einer der größten Skeptiker der Welt. Seither sind mehr als zwei Monate verstrichen, und die Schmerzen sind immer noch nicht zurückgekehrt. (Ich habe gehört, daß er mit dem Gedanken spielt, die betreffenden Punkte auf seinem Handgelenk für den Notfall eintätowieren zu lassen.)

Erfahrungen wie diese bei der ersten Begegnung mit »Touch for Health« sind keineswegs die Ausnahme. Entwickelt wurde dieses einfach praktizierbare System von Techniken, die es jedem Laien nach kurzer Zeit ermöglichen, ein Körperenergie-Ungleichgewicht zu erkennen und dann selbst zu korrigieren, von Dr. John Thie aus Pasadena, Kalifornien. Es dient der Vorbeugung von Krankheiten und zur Förderung der Gesundheit. Was im folgenden an Erklärungen darüber gesagt werden wird, hört sich vielleicht etwas merkwürdig an, doch was auch immer man darüber denken mag – eine Tatsache bleibt bestehen: »Touch for Health« funktioniert!

Muskeltest – was ist das?

»Touch for Health« hat seinen Vorläufer in der Chiropraktik (Methode, »Verschiebungen an den Gelenken der Wirbelsäule« . . . durch gezielte Handgriffe [manuelle Wirbelsäulentherapie] zu richten [*Pschyrembel*, Klinisches Wörterbuch]). Sie basiert auf der Vorstellung, daß es eine universelle Lebensenergie gibt, die durch die Wirbelsäule mit dem gesamten Körper in Verbindung steht. Im Rahmen von Forschungen in den frühen sechziger Jahren dieses Jahrhunderts entdeckten zwei Chiropraktiker, daß es nicht unbedingt notwendig ist, die Knochen der Wirbelsäule an den richtigen Platz zu zwingen. Ihre Arbeit ergab, daß schon das Berühren oder Massieren gewisser Hautpartien dazu führte, und zwar dadurch, daß die so stimulierten zuständigen Muskeln die betreffenden Knochen sozusagen von allein wieder in ihre Stellung rückten und sie dort festhielten. Auf dieser Basis begründete Dr. George Goodheart die Methode der Angewandten Kinesiologie (siehe auch den vorstehenden Beitrag »Kinesiologie mit Chi«). Er erkannte, daß Schmerzen und Wirbelsäulenbeschwerden nicht durch Muskelkrämpfe oder -verspannungen verursacht werden, sondern durch einen schwachen Muskel entgegengesetzter Zugrichtung, der im »ungestörten« Gegenmuskel, dem sogenannten Antagonisten, eine stärkere Zusammenziehung, also eine Überlastung erzeugt, um das Körpergleichgewicht zu erhalten.

Am besten läßt sich dieser Prozeß am Beispiel einer Schwingtür deutlich machen, die von gleich starken Stahlfedern auf beiden Seiten in der Mittelstellung gehalten und nach einer Bewegung der Tür in diese Mittelstellung zurückgezogen wird. Erlahmt eine der Federn, geschieht das Folgende: Die intakte, nun aber »stärkere« Feder zieht sich mehr zusammen und die Tür wird in deren Richtung aus der Normalstellung abgelenkt. Es leuchtet ein, daß dieser Zustand nicht dadurch behoben wird, daß man die »stärkere« Feder (den verkrampften Muskel) repariert; im Gegenteil: Je kräftiger er ist, desto stärker die Abweichung bzw. Verkrampfung. Die Schwingtür kommt erst wieder zur Mittelstellung (Harmonie), wenn »der schwache Muskel« gestärkt und der Zugkraft des anderen angeglichen ist. – Die Grundlage des »Touch for Health« ist das Testen verschiedener Muskeln, um festzustellen, ob sie »schwach« oder »überlastet« sind, und durch entsprechende Korrektur einen gesunden Energiefluß im Körper wiederherzustellen.

Ein solcher Muskeltest ist keine Kraftprobe. Die zu prüfenden Gliedmaßen sind vielmehr nur durch leichten Druck gegen die Zugbewegung des Testers an ihrem Platz zu halten. Auf dessen Anweisung werden Arme, Beine oder Kopf in Positionen gebracht, die spezifische der insgesamt 42 Testmuskeln isolieren. Ist ein Muskel »stark«, dann »sitzt er fest«, und nichts kann ihn vom Fleck bewegen. Wenn der Muskel schwach ist, fühlt sich das Gegenhalten instabil an, und Arm oder Bein weicht unweigerlich dem leichten Druck des Therapeuten.

Die Bewegung beziehungsweise Unbewegbarkeit in den ersten Zentimetern zeigt, ob ein Muskel »schwach« ist oder nicht. Wenn ja, muß der Energiefluß, der mit diesem Muskel zusammenhängt, stimuliert werden.

Das Ziel: natürlicher Energiefluß

Diese Art von Schwäche ist nicht dadurch korrigierbar, daß man Gewichte hebt – hier ist unser normales Verständnis von Muskelstärke fehl am Platz. Diese Schwäche, verursacht durch Blockierung oder Hemmung des Energieflusses, kann auf Streß, Spannung, Verletzung oder Allergien zurückzuführen sein. Ein schwacher Muskel an sich ist nichts Negatives: Er dient lediglich als direkter, präziser Hinweis auf bestimmte Bedürfnisse des Körpers und die Stelle, an der diese zu erfüllen sind.

Die Korrektur eines schwachen Muskels – wir werden gleich genauer darauf eingehen – ist wichtig, um den natürlichen Energiefluß eines gesunden Körpers zu seinem Ziel zu führen, denn unser Körper funktioniert als Ganzes und nicht als eine Summe von Einzelteilen und -funktionen. Zum Beispiel wirkt sich ein verspannter Hüftmuskel auf die Art des Gehens aus, und diese wiederum beeinflußt die gesamte Körperhaltung und damit alle Drüsen und Organe.

Es gibt vierzehn grundlegende Muskeltests. Hier zwei der einfachsten:

1. Der Muskel Pectoralis major clavicular ist »energetisch« dem Magenmeridian zugeordnet; dieser Brustmuskel dient dazu, den Arm im Schultergelenk zu beugen und zu drehen. Allergien, emotionaler Streß und Verdauungsstörungen äußern sich normalerweise als Schwäche in diesem Muskel.

Um ihn zu prüfen, wird der Arm in Schulterhöhe nach vorn gehalten (leicht seitlich abweichend), die Handfläche zeigt nach außen und der

Daumen deutet auf die Füße. Der Muskeltestdruck wird auf den Unterarm ausgeübt, und zwar so, als wolle man den Arm nach unten zu den Füßen und zugleich vom Körper wegziehen. Der Tester kann dabei einen Arm auf die andere Schulter der Testperson legen, damit sie das Gleichgewicht nicht verliert.

Alle vierzehn Tests, mit Ausnahme eines einzigen, sollen auf beiden Körperseiten durchgeführt werden. Wenn ein Muskel sich zwar »stark« anfühlt, der Patient das Halten aber trotzdem als fast schmerzhaft unangenehm oder anstrengend empfindet, wird der Muskel ebenfalls als schwach eingestuft.

2. Der Muskel Latissimus dorsi ist dem Milzmeridian zugeordnet; er zieht die Schulter nach unten und hält den Rücken gerade; er wird bei kräftigen Armbewegungen, zum Beispiel beim Schwimmen, Rudern oder Holzhacken, benutzt. Aufgrund seiner Beziehung zum Pankreas (Bauchspeicheldrüse), das unter anderem Insulin produziert, findet man einen »schwachen« Latissimus-dorsi-Muskel bei Personen mit Diabetes, Hyperinsulinismus (Insulin-Überproduktion), Hypoglykämie (niedrigem Blutzucker) und anderen ähnlichen Krankheitsbildern. Diese Schwäche kann auch ein Indiz für die Unverträglichkeit von Zucker, Koffein oder Tabak sein.

Dieser Muskel wird so geprüft: Der Arm der Testperson hängt mit gestrecktem Ellenbogen gerade an der Seite herunter, das Handgelenk nach außen gedreht, so daß die Handfläche vom Körper wegzeigt. Der Tester legt einen Arm auf die Schulter der Testperson; der Testdruck wird oberhalb vom Handgelenk auf den Unterarm ausgeübt, den Arm gerade zur Seite hin vom Körper wegziehend. Ist der mit diesem Muskel verbundene Energiefluß unterbrochen, wird es der Testperson unmöglich sein, ihren Arm in der vorgegebenen Position zu halten!

Jetzt haben wir ungefähr gesehen, wie man einen schwachen Muskel erkennt – aber wie kann man das Energiegleichgewicht korrigieren?

Therapietechnik des »Touch for Health«

Zum besseren Verständnis der verschiedenen Techniken, die in »Touch for Health« angewendet werden, um einen »schwachen« Muskel zu korrigieren, sind gewisse Grundkenntisse der Akupunktur von Nutzen.

Die Akupunktur beruht auf dem 5000 Jahre alten Taoismus. Die meisten verfügbaren Bücher über Akupunktur sind direkte Übersetzungen chinesischer Texte, und ihr poetischer Stil wirkt oft verwirrend auf den eher nüchternen westlich orientierten Menschen. Glücklicherweise waren die ehrwürdigen Chinesen nicht nur philosophisch, sondern auch pragmatisch. Die Grundbegriffe der fernöstlichen Medizin bieten eine umfangreiche, detaillierte Beschreibung unseres physischen, geistigen und seelischen Wesens. Im Gegensatz zum westlichen Begriff von Psychosomatik (der davon ausgeht, daß unsere individuellen Neurosen und psychischen Verstimmungen den Mechanismus der Maschine, in der wir stecken, durcheinanderbringen) besagt das Körper/Geist-Prinzip des Taoismus, daß Körper und Geist Teile ein und desselben Vorganges sind: Einen Teil verletzen heißt beide Teile beschädigen; einen Teil stärken heißt auch dem anderen Teil helfen. Es gibt drei Grundlagen der Akupunktur, die auch im »Touch for Health« Anwendung finden: Yin/Yang, die Fünf-Elemente-Theorie und Chi.

Fast jeder hat heute schon einmal etwas von »Yin und Yang« gehört. Die alten Chinesen glaubten, daß aus dem Urchaos – dem »Tao«: formlos, undifferenziert und statisch – erst Leben und Wandlung entstand, als es sich in entgegengesetzte Richtungen spaltete. Seitdem ist alles Bestehende aus einer instabilen Mischung zweier Elemente zusammengesetzt: männlich/weiblich, hell/dunkel, heiß/kalt, aktiv/passiv, voll/leer, Yang/Yin. Diese Gegensätze ziehen sich gegenseitig an, und kein Pol kann ohne den anderen existieren. Gesundheit besteht dieser Auffassung nach im harmonischen Gleichgewicht gegensätzlicher Bestandteile von Gefühlen, Organen und Zuständen. Es ist ein dynamischer Vorgang, ein rhythmischer Wechsel von Spannung und Entspannung, wie zum Beispiel Hunger und Sättigung, der einen ständigen Prozeß des Ausgleichs innerhalb gewisser Grenzen hervorruft. Krankheit in dieser Sicht bedeutet: pathologisches Ungleichgewicht, äußerste Disharmonie, das heißt Unausgewogenheit, Überschuß oder Fehlen eines Bestandteils auf der Körper- oder Gefühlsebene.

Die Fünf-Elemente-Theorie und »Chi«

Das zweite Akupunktur-Prinzip ist die sogenannte Fünf-Elemente-Theorie, wobei »Element« hier als Qualität oder bestimmter Zustand, nicht aber im Sinne eines chemischen Grundstoffes zu verstehen ist. Jeder Gegenstand und jeder Gedanke ist dieser Theorie zufolge nicht nur entweder Yin oder Yang, sondern entspricht außerdem einem der fünf Elemente Holz, Feuer, Erde, Metall oder Wasser. Dieser Eigenschafts-Typologie – sie hat viel Ähnlichkeit mit unseren Archetypen – sind alle Organe, Körperzustände und Meridiane, jene unsichtbaren »Energiekanäle« zugeordnet, durch die unser »Chi« (die Lebensenergie) fließt – das dritte Prinzip der chinesischen Medizinphilosophie zur Akupunktur.

Ein Beispiel: Dem »Element« Holz entsprechen Frühling, Wachstum, Struktur, Leber (Yang) und Gallenblase (Yin), saurer Geschmack, die Farbe Grün und Zorn. Der »Erde« entsprechen Sommer, Unterstützung, Ernährung, Magen und Milz (siehe die zwei beschriebenen Muskeltests), die Farbe Gelb und Sympathie.

Schon dieser kurze Hinweis macht deutlich, daß es sich hier um wesentlich mehr Faktoren handelt, die mit dem gesundheitlichen Zustand eines Menschen in Zusammenhang gebracht werden, als in der westlichen Schulmedizin.

Die fünf Elemente bilden ein Muster, eine Hierarchie der Einflüsse, die man sich als fünfarmigen Stern innerhalb eines Kreises vorstellen kann. Der praktische Umgang mit diesen Elementen wird im »Touch for Health«-Kurs für Fortgeschrittene gelehrt.

Ebenso wie die Elemente in einer festgelegten Ordnung und Richtung zueinander stehen, verhält es sich auch mit den Meridianen, durch die das »Chi« fließt. Es wird behauptet, daß mit einer gewissen Übung diese Meridianverläufe wirklich gefühlt werden können. Nach den Muskeltests, die spezifische Unausgewogenheiten erkennen ließen, verwendet »Touch for Health« oft die Meridiane und die auf ihnen liegenden Akupunkturpunkte, um notwendige Korrekturen durchzuführen. Wenn man gewisse Körperstellen lediglich berührt – die sog. »Akupressur«, das Ausüben sehr leichten Drucks mit den Fingerspitzen auf die Akupunkturpunkte –, wird der Energiefluß entlang eines bestimmten Meridians wiederhergestellt. Diese Wiederherstellung drückt sich sofort durch eine Stärkung des jeweiligen Bezugs-Muskels aus, der vorher im Test als schwach erkannt wurde. Es gibt vierzehn Hauptmeridiane, denen die vierzehn grundlegenden Muskeltests zugeordnet sind. Bereits das dreimalige Bewegen der Hand über einem Meridian – in dessen Fließrichtung – vermag einen »schwachen« Muskel zu stärken.

Traditionsgemäß kann ein Symptom, das auf dem Endpunkt eines Meridians oder in dessen Nähe vorkommt, am effektivsten beeinflußt werden, indem man dessen gegenüberliegendes Ende behandelt. Eine Verletzung am Ende des Meridians kann am anderen Ende spürbar sein. So ist zum Beispiel das eine Ende des Dickdarm-Meridians in der Spitze des Zeigefingers, auf dem Fingernagel, als »Zahnschmerzpunkt« bekannt; Druck auf diese Stelle ruft bekanntermaßen eine anästhesierende Wirkung im Oberkieferbereich hervor. (Auf die Funktion der Meridiane bei der Schmerzlinderung werden wir später zurückkommen.)

Ein ideales System der Vorsorge

Eine Hemmung im Energiefluß – oder des »Chi« – wird oft durch ein physisches Trauma (Verletzung) oder einen anhaltenden Streßzustand verursacht. Mit der Zeit führt diese Energiestörung zur Krankheit. Entgegen der üblichen Auffassung, daß Krankheit wie ein Eindringling ein »gesundes« System angreife, erkennt »Touch for Health«, übereinstimmend mit fernöstlichen Grundvorstellungen, daß dem Auftreten der Krankheit normalerweise ein »Ungleichgewicht« vorausgeht. Regelmäßig vorbeugendes Ausbalancieren kann helfen, Krankheiten zu verhindern oder schon bestehende Schmerzzustände zu lindern.

Abgesehen von den Meridianen und Akupressurpunkten bedient sich »Touch for Health« auch einer Reihe von Druckmassagepunkten, die das Lymphsystem beeinflussen. Diese »Körperkanalisation«, ein Teil unseres allgemeinen Kreislaufsystem, sorgt für die Entfernung von Proteinen und anderer Substanzen aus den Gewebezwischenräumen. Die Lymphe fließt jeweils in einer bestimmten Richtung und schwemmt Substanzen aus, die nicht direkt ins Blut eintreten können.

Da die Lymphflüssigkeit von Natur aus langsam fließt, kann es manchmal zu Stauungen kommen, die sich auf verschiedene Körperbereiche auswirken können. Im »Touch for Health« werden spezifische neuro-lymphatische Reflexpunkte stimuliert. Dadurch schaltet der Körper den Mechanismus an, der den Lymphfluß anregt. Es scheint, daß die leichte Stimulierung der Reflexpunkte einen sofortigen Wechsel im Körperhaushalt verursacht, der es dem Organismus ermöglicht, den in diesem Zusammenhang betroffenen Muskel zu kräftigen. Die Druckmassage-Reflexpunkte des Magenmeridians (Test-Muskel: Pectoralis major clavicular) beispielsweise liegen auf einer etwa 10 cm langen Linie dicht nebeneinander auf der vorderen linken Körperseite zwischen der fünften und sechsten Rippe (immer von oben gezählt). Außerdem gibt es auch entsprechende Behandlungspunkte auf dem Rücken beiderseits der Wirbelsäule.

Weder Religion noch Allheilmittel

Man braucht die Punkte nicht mehr als etwa zwanzig Sekunden lang mit zwei oder drei aneinandergelegten Fingern zu drücken, um die gewünschte Wirkung zu erzielen. Manchmal empfindet der »Patient« die Berührung als kitzelig oder als schmerzhaft. Doch das ist kein Grund zur Sorge: Sie tun Ihrem Freund oder Bekannten damit nichts Gefährliches an!

Um die Druckmassagepunkte des Milzmeridians zu finden, gehen Sie einfach ein wenig tiefer, zwischen siebte und achte Rippe an der linken Seite. (Auch hier gibt es wieder entsprechende Punkte auf dem Rücken.) Der durch Anwendung der verschiedenen Korrekturtechniken hervorgerufene Wandel in der Körperenergie ist praktisch sofort danach per Muskeltest deutlich demonstrierbar.

»Touch for Health« ist weder eine Religion – seine Wirkung hängt nicht vom Glauben ab – noch ein Allheilmittel. Es ist auch keinesfalls ein Ersatz für ärztliche Behandlung. Aber es bietet dem Laien – wie auch dem Arzt, der seine Praxis bereichern will – eine sichere und leicht anwendbare Heil- und vor allem Gesunderhaltungsmethode. Es bietet die Möglichkeit, Warnsignale des Körpers frühzeitig zu erkennen und damit Krankheiten vorzubeugen und bereits entstandenes Unwohlsein zu bekämpfen.

Dr. Thie, der Begründer, sagt es so: »Touch for Health wurde entwikkelt, damit wir auf unsere eigene Gesundheit und die unserer Freunde achten lernen und auf effektvolle Art und Weise Schmerzen und Beschwerden lindern können. Dabei lernen wir, die Körperenergie auszubalancieren, so daß unsere angeborenen Heilkräfte uns behilflich sein können, uns wohler zu fühlen. Es ist wirklich ganz einfach.«

Gegen Streß und für gesunde Ernährung

Es kommt vor, daß ein Muskel trotz mehrfacher Versuche, ihn durch »Touch for Health« in Balance zu bringen, immer wieder »ausrastet«; der Grund dafür kann in einem Ungleichgewicht der Ernährung liegen. Über den Einsatz von Akupressur, Massagepunkten und Meridianen hinaus gehört zur ganzheitlichen Verwendung von TfH auch der Einsatz der Ernährung als Technik zur Wiederherstellung dieses Gleichgewichts.

Nachdem man die vierzehn Indikatormuskeln getestet und festgestellt hat, welche davon schwach sind, kann man im Arbeitsbuch zu »Touch for Health« (Sphinx Verlag, Basel, 1983) eine Liste nachschlagen, in der dargestellt ist, welche spezifischen Nahrungsmittel welchem Muskel-Meridian-Test zugeordnet sind. So besteht beispielsweise eine Beziehung zwischen dem Muskeltest des Latissimus dorsi (Milzmeridian; s. oben) und Zucker, zwischen dem Muskel Teres minor (triple heater = »Dreifachheizer«-Meridian) und Jod, zwischen dem Popliteus-Muskel (Gallenblasenmeridian) und Fetten.

Um etwas mehr ins Detail zu gehen: Nahrungsmittel bzw. Nährstoffe, die zur Stärkung des dem Magenmeridian zugehörigen Pectoralis major clavicular-Muskels (s. oben) dienen, sind: Vitamin B, das sich zum Beispiel in Weizenkeimen findet, in ungemahlenem Getreide, Leber und Bierhefe. Auf der Liste stehen auch Kutteln und leicht angebratenes (blutiges) Fleisch – außerdem der Hinweis, daß es von Vorteil sei, die Nahrung gut durchzukauen und Zucker sowie Süßigkeiten (vor allem vor Mahlzeiten) zu meiden. Wenn der Latissimus dorsi-Muskel schwach ist, sollte man konzentrierte Süßigkeiten meiden. Kutteln und Innereien können ebenfalls Fleischbeigaben dieser Diät sein.

Auch Vitamin A, das sich in gelbem und grünem Blattgemüse findet, ist zur Stärkung des erwähnten Muskels gut. Empfehlenswerte Nahrungsmittel für den Quadriceps-Muskel (das ist ein Muskel, der das Knie streckt und den Oberschenkel beugt und mit dem Dünndarmmeridian assoziiert ist) sind Yoghurt, Buttermilch und Leber, wohingegen einer Schwäche im Peroneus-Muskel (der Muskel im Unterschenkel, der es ermöglicht, den Fuß seitwärts nach außen zu drehen und die Zehen nach oben zu strecken) durch Nahrungsmittel abgeholfen werden kann, die reich an Thiamin (Vitamin B) sind – Erbsen, Bohnen, rohes Obst, Kohl, Eigelb – und an Kalzium – Milchprodukte, Eigelb, grünes Blattgemüse, Bohnen und Nüsse.

Der Touch-for-Health-Test von Nahrungsmitteln

Wenn man nun ein Nahrungsmittel bei der Behandlung einsetzt, das einem spezifischen Muskeltest zugeordnet ist, läßt man den Betreffenden das entspechende Nahrungsmittel kauen, während man den Muskel erneut testet. (Danach kann der Behandelte es entweder hinunterschlukken oder ausspucken.) Wenn der Muskel dennoch schwach bleibt, nimmt man mit einem anderen Nahrungsmittel einen neuen Test vor, solange, bis man dasjenige gefunden hat, das ihn »stark« werden läßt. Bleibt der Muskel dann stark, selbst nachdem der Mund mit Wasser ausgespült wurde, kann man – egal welches Nahrungsmittel man benutzt hat – sicher sein, den Nährstoff gefunden zu haben, von dem der betreffende Organismus zu wenig hatte. Mit anderen Worten: Der Körper selbst kann »sagen«, was im jeweiligen Moment genau das Richtige für ihn ist. Der Gesamtprozeß des Wieder-ins-Gleichgewicht-Bringens ist erst dann abgeschlossen, wenn alle in Frage kommenden Muskeln stark bleiben, nachdem der Mund von den verwendeten Nahrungsmitteln gereinigt worden ist.

Dabei ist zu bedenken, daß unser Organismus ein dynamisches System ist. Die Vitamine und Mineralstoffe also, die wir heute brauchen, sind nicht auch notwendigerweise die, die wir morgen oder in einer Woche benötigen. Unsere Ernährungsbedürfnisse hängen von unseren verschiedenen Aktivitätsniveaus ab, von dem, was wir überhaupt zu uns nehmen, und von unserer Verarbeitung der jeweiligen Nährstoffe. All das wiederum hängt ganz eng mit unserem emotionalen Befinden zusammen, das andererseits all unsere Funktionsabläufe beeinflußt (und widerspiegelt). Beim Einsatz der Techniken des »Touch for Health« haben wir den Vorteil, daß wir unsere Ernährungsbedürfnisse immer wieder auf relativ einfache Weise prüfen können: Wir können durch die Muskeltests chronische Muskelschwächen feststellen, die ihrerseits eine Lücke in der Versorgung mit bestimmten Nährstoffen aufzeigen. Dabei lassen sich nicht nur langfristige Abläufe beobachten, sondern wir können darüber hinaus auch lernen, unsere Aufmerksamkeit und Fürsorge den täglichen Veränderungen in der Bedürfnislage unseres Organismus zuzuwenden. Man kann sozusagen prüfen, ob das Obst, der Käse und das Gemüse (oder die Schwarzwälder Kirschtorte), die man zum Mittagessen zu sich nehmen will, wirklich das sind, was der Körper braucht.

Vorsicht beim Test mit weißem Zucker!

Es gibt Menschen, die solche Nahrungsmitteltests vollziehen, indem sie die Testperson das Nahrungsmittel lediglich in der Hand halten lassen oder es ihr auf die Wange oder den Solar-plexus legen. Andere behaupten, daß es genügt, wenn die Nahrungsmittel sich innerhalb der Aura des menschlichen Körpers befinden, da die Farbe und der Geruch des Nahrungsmittels das Energiesystem des Körpers genauso »ernähren« würden, wie die tatsächliche Zusammensetzung des Nahrungsmittels das Körpergewebe. Man kann auf diese Weise durchaus eine Indikation bekommen, aber die Reaktion des Körpers kann dann auch eine andere sein, als wenn man die Nahrungsmittel tatsächlich in den Mund des Behandelten gibt.

»Touch for Health« jedenfalls praktiziert das Nahrungsmitteltesten ausschließlich so, daß die Nahrung auch gekaut wird. In seinem dazu verfaßten Arbeitsbuch sagt Dr. Thie, der Begründer des Systems: »Kauen bedeutet mehr als nur die Zerkleinerung und das Einspeicheln der Nahrung, wodurch die erste Stufe des Verdauungsprozesses durchlaufen und die Zerlegung der Nahrung in verschiedene Elemente und Säfte eingeleitet wird. Die chemischen Reaktionen, die im Mund unter Einwirkung des Speichels ablaufen, reichen aus, das Gehirn dazu zu veranlassen, daß es im gesamten Körper alle Aktivitäten in Gang setzt, die dazu notwendig sind, die Nahrung zu verarbeiten. Das scheint eine sehr wichtige, aber wenig bekannte Funktion des Mundes zu sein, der augenscheinlich ein sehr sensibler Mechanismus ist.«

Davon abgesehen garantiert der Nahrungsmitteltest im Mund, daß wir dabei nicht die Verpackung testen! Noch eines gilt es beim Testen von Nahrungsmitteln zu berücksichtigen: Während klar ist, daß eine Schwächung des Muskels bei Gabe eines bestimmten Nahrungsmittels bedeutet, daß dieses Nahrungsmittel für den Körper im Augenblick schädlich ist, zeigt ein stark bleibender Muskel, daß der Körper dieses Nahrungsmittel ohne weiteres verarbeiten kann ... was noch nicht heißen muß, daß es auch ausgesprochen gut für ihn ist!

Wie ich hörte, hat es sich bei manchen »Touch for Health«-Begeisterten eingebürgert, ein Stück Zucker in den Mund eines Freundes zu legen und ihn dann zu bitten, den Arm gegen den leichten Druck nach oben zu halten – was häufig nicht gelingt. Eigentlich handelt es sich dabei um einen Test des Magenmeridians, der anzeigt, daß weißer, raffinierter Zucker nicht gerade das Beste für den Körper ist. Aber man muß bei diesem Test vorsichtig sein, da er auch täuschen kann: Wenn jemand zur Zeit des Tests einen niedrigen Blutzuckerspiegel hat, dann kann der Muskel sogar noch gestärkt werden – was wiederum nicht heißt, daß weißer Zucker die richtige Therapie ist.

Was ist Streß?

Einer der wichtigsten Faktoren, die die Fähigkeit unseres Körpers zur Verarbeitung der Nährstoffe aus unserer täglichen Nahrung beeinflussen, ist unser emotionales Befinden. Es ist allgemein bekannt, daß Verdauungsstörungen durch emotionalen Streß verursacht werden. Auch das Auftreten von Allergien hat häufig einen psychischen Hintergrund: Allergien verursachen für gewöhnlich eine Schwächung des Muskels Pectoralis major clavicular (ausführliche Beschreibung s. oben). Von daher ist es keineswegs überraschend, daß eine Stärkung dieses Muskels sowohl das Befinden des Magens als auch die emotionale Lage beeinflußt.

Jeder kennt das unangenehme Gefühl, daß sich nach starker Belastung durch schwere Arbeit, Krankheit, Angst, Lärm, Kälte und Hitze, Wut usw. einstellt. Dieser Zustand wird Streß genannt. Wirken die physischen, psychischen und emotionalen Belastungen über einen langen Zeitraum auf den Organismus ein, führt dies zum sogenannten

»Adaptionssyndrom« (Gruppe gleichzeitig auftretender Anpassungssymptome). Diese Bezeichnung stammt von Hans Selye, einem der ersten Streß-Forscher (*Streß beherrscht unser Leben,* Econ 1957). Er fand drei grundlegende Streßreaktionen, die immer nach dem gleichen Muster ablaufen. Zusammengefaßt geschieht folgendes:

Sobald wir Streß ausgesetzt sind, wird vom Gehirn im Körper die Freisetzung bestimmter Hormone ausgelöst (Adrenalin, Noradrenalin und ACTH), die in die Blutbahn ausgeschüttet werden. Diese Hormone bewirken erhebliche Veränderungen im Stoffwechsel, von denen zwei besonders wichtig sind: Erstens wird der Blutkreislauf so beeinflußt, daß das Blut am Verdauungstrakt vorbeifließt und in die Skelettmuskulatur geleitet wird. Zweitens nimmt die Blutversorgung im Vorderhirn (Cortex cerebralis) ab, was weniger wichtige Funktionseinheiten des Gehirns praktisch außer Gefecht setzt beziehungsweise »abschaltet«. Mit anderen Worten: Jetzt sind wir physiologisch in einem besonderen Bereitschaftszustand zum Handeln. Wenn der Streß nur gering oder schnell vorübergehend ist (»Dieser Raser hat mich mit seinem Auto fast erwischt, aber jetzt ist er Gott sei Dank vorbei.«), dann brechen diese Vorgänge einfach ab, und wir kehren in unseren normalen körperlichen Zustand zurück. Aber wenn der Streß andauert und eine Reaktion dringend nötig macht, dann treten wir in die nächste Phase ein.

Flucht oder Kampf als Reaktion

Für die Formen der jetzt einsetzenden Reaktion gibt es den englischen Fachausdruck »flight/fight«(Flucht/Kampf)-Reaktion; er drückt aus, daß wir beim Versuch, mit den veränderten Bedingungen umzugehen und gleichzeitig unser Wohlbefinden zu schützen, eine eindeutige Wahl treffen müssen: Wir können entweder versuchen, den Streß zu vermeiden (flight), oder, wenn ein Entrinnen unmöglich ist, können wir kämpfen (fight). Entschließen wir uns zu kämpfen, sorgt das Gehirn für zusätzliche Blutzufuhr im Gesicht, dem Nacken und dem Brustbereich. Das bereitet den Oberkörper für einen physischen Kampf vor . . . und läßt unser Gesicht auch rot anlaufen, wenn wir zornig sind. Bei der Fluchtreaktion wird dem Oberkörper Blut entzogen und statt dessen den Armen und Beinen zugeführt, damit wir schneller laufen können (das ist andererseits auch wieder der physiologische Grund dafür, daß wir bleich im Gesicht werden, wenn wir Angst haben). Nach emotionalen Aufregungen sind wir häufig auch innerlich angespannt oder erschöpft, denn die gedankliche Beschäftigung (und die damit einhergehenden Gefühle) mit Zorn oder Angst lösen in unserem Körper bereits die entsprechenden Reaktionen aus.

Sowohl bei der Kampf- als auch bei der Flucht-Reaktion wird das Blut von der Hirnrinde abgezogen, die ganz allgemein mit unseren intellektuellen und komplexen Problemlösungsfähigkeiten zu tun hat. Wenn wir emotional erregt sind, dann funktioniert dieser Teil des Gehirns nur noch schwach, während die älteren und primitiveren Gehirnanteile (Hypothalamus) aktiviert werden und die Herrschaft übernehmen. Denn wenn es um das nackte Überleben geht, dann reagieren wir eher instinktiv als rational.

Während der dritten Streßphase kommt noch ein weiterer Schutzmechanismus ins Spiel, der unsere Bemühungen begleitet, die jenseits unserer normalen Reaktionsmuster den Streß zu bewältigen suchen. Wir verlieren in diesem Zustand sozusagen den Kopf, kommen völlig aus der Fassung, begehen Fehlleistungen und sind in jeder Beziehung aus dem Gleichgewicht. Hie und da hat jeder von uns schon einmal dieses Gefühl gehabt, aber kaum jemand erkennt, daß dieser hilflose, desorientierte Zustand dazu da ist, uns zu helfen, denn dieser Erschöpfungszustand zwingt uns, da er fast jede Aktion unmöglich macht, solange zu pausieren, bis wir unser Gleichgewicht wiedergefunden haben.

Phase drei entsteht gewöhnlich, wenn als Reaktion auf einen lang andauernden Streß oder einen emotionalen Schock in unserem Körper eine Überdosis Streßhormone ausgeschüttet wird, die biochemischen Abläufe im Körper durcheinandergeraten und unser Organismus dabei in einen Erschöpfungszustand gerät, in dem er der Situation nicht mehr gewachsen ist.

Demobilisierung im Erschöpfungszustand

Ganz im Gegensatz zu dem mobilisierten Zustand, der uns besser für den Umgang mit veränderten Bedingungen rüstet, demobilisiert uns der Erschöpfungszustand: Das Blut wird den Gliedmaßen entzogen und in die Bauchregion geleitet; Arme und Beine werden schwerer beweglich. Die Symptome dieses Zustandes sind wohlbekannt: Bei nicht allzu schweren Formen des Erschöpfungszustandes stellt sich eine gewisse Unfallneigung ein, und es unterlaufen uns Fehler bei Routinehandlungen. So haben wir Konzentrations-Schwierigkeiten und neigen dazu, Dinge vor uns herzuschieben. Wenn der Streß noch schwerere Formen annimmt – und damit der Erschöpfungszustand – dann läßt unsere Aufmerksamkeit in bedrohlichem Maße nach oder wir werden gar schwindlig im Kopf. Es kann auch vorkommen, daß wir ewig müde sind und uns gerne häufig hinlegen oder hinsetzen wollen, da sich das Blut im Bauchraum gesammelt hat. Die Symptome für extremen Streß sind leicht zu erkennen . . . wir verlieren einfach das Bewußtsein.

Im »Touch for Health« gibt es eine spezielle Technik, die dem Körper hilft, mit emotionalem Streß und Anspannungen fertigzuwerden, die durch Ärger, Frustration, Schmerz, Sorge usw. verursacht werden. Diese Technik setzt an ganz bestimmten Punkten des Magenmeridians an:

1. Zunächst gilt es, einen der vierzehn Indikatormuskeln auszutesten, der stark ist (siehe den entsprechenden Textabschnitt weiter oben).Der Pectoralis major clavicular eignet sich dafür wahrscheinlich am besten, da er sowohl mit dem Magen als auch mit dem Funktionsbereich des Gehirns in Verbindung zu stehen scheint, in dem die Emotionen geregelt werden (man denke in diesem Zusammenhang nur daran, wie einem zum Beispiel »Ärger auf den Magen schlägt«).

2. Sobald man einen starken Indikatormuskel gefunden hat, soll sich der Klient ein Problem oder eine Streß verursachende Situation vorstellen (ohne von seinem Touch-for-Health-Partner berührt zu werden.) Solche Vorstellungsinhalte können alle Unannehmlichkeiten im Privat- oder Berufsleben betreffen, von der Angst vor dem Steuerprüfer bis zur Angst vor Spinnen. Dieser Vorstellungsvorgang kann in Form eines lauten Selbstgesprächs stattfinden oder rein geistig. Wenn er abgeschlossen ist, prüft man den vorher getesteten Indikatormuskel noch einmal. Ist der Muskel jetzt »schwach«, waren die Vorstellungsinhalte tatsächlich mit Streß verbunden.

3. Unter Verwendung von zwei oder drei Fingern jeder Hand übt man nun Druck auf die beiden Erhebungen aus, die sich bei jedem Menschen in der oberen Stirnhälfte über den Augen befinden. Das sind die neurovaskularen Kontaktpunkte für den Magenmeridian, und man sollte sie

nur ganz leicht drücken, gerade fest genug, um die Haut ein wenig anzuspannen. Während man nun diese Punkte mit den Fingern hält, soll der Behandelte die im ersten Vorstellungsgang imaginierte Streßsituation noch einmal Revue passieren lassen. Das Ende des Vorstellungsablaufs sollte er durch Nicken oder lautes Ausatmen kundtun.

4. Dieser Vorgang kann bis zu dreimal wiederholt werden und insgesamt etwa eine Viertelstunde in Anspruch nehmen. Häufig wird der Behandelnde dabei in den schon erwähnten Erhebungen auf der Stirn ein leichtes Pulsieren fühlen. Man sollte diese Punkte solange halten, bis dieses Pulsieren in beiden synchron verläuft.

5. Dann testet man den ursprünglichen Indikatormuskel noch einmal, während der Behandelte im Geiste das Alphabet aufsagt; jetzt sollte er stark sein.

6. Darauf testet man den Muskel erneut, während der Betreffende sich ein weiteres Mal die Streßsituation vorstellt. Der Indikatormuskel sollte auch jetzt immer noch stark sein. Aber nicht nur das; es kann auch häufig vorkommen, daß der Behandelte ein Gefühl von losgelöster Klarheit empfindet, eine neue Fähigkeit, über die problematische Situation nachzudenken, ohne dabei Streß zu empfinden. Veränderungen in der Blutversorgung der Hirnrinde, die bei Streß auftreten, können ein wesentlicher Faktor der Beeinträchtigung unserer rationalen Denkfähigkeit sein.

Diese Technik funktioniert ausgezeichnet zur Befreiung von Furcht, Frustrationen, Alpträumen . . . und den täglichen Streßsituationen, die unsere Effektivität und Kreativität sowohl im persönlichen als auch im beruflichen Bereich beeinträchtigen. Natürlich funktioniert sie auch, wenn man diese Punkte an der Stirn selbst drückt, aber das Gefühl der aufmerksamen Berührung durch eine befreundete Person vermittelt zusätzliche Intensität.

Schon 1930 entdeckte ein kalifornischer Chiropraktiker namens Bennet, daß es am Kopf bestimmte Punkte gibt, deren Berührung in Form von leichtem Druck die Blutversorgung bestimmter Organe beeinflußt. In den sechziger Jahren stellte Dr. George Goodheart (s. o.), der Begründer der angewandten Kinesiologie, einem dem »Touch for Health« verwandten System, fest, daß er einen schwachen Muskel stärken konnte, indem er leichten Druck auf den entsprechenden Bennet-Punkt ausübte. Im »Touch for Health«-System werden diese Punkte »neurovaskulare Kontaktpunkte« genannt, und ihre Behandlung scheint tatsächlich radikale Veränderungen in unserem Blutkreislauf hervorzurufen.

Das vaskulare System ist aus den Blutgefäßen zusammengesetzt – den Arterien und Venen und den feinen Kapillarsystemen. Bei Einwirkung von Streß oder bei starker Aktivität unseres Organismus wird das jeweils an der Aktivität beteiligte Gewebe automatisch mit Blut versorgt, und – wie schon dargestellt – in der Haut und der Hirnrinde wird die Blutzufuhr geringer und geht statt dessen in die Organe, die am »Kampf ums Überleben« beteiligt sind. Unsere instinktiven Überlebensreaktionen werden teilweise vom Hypothalamus gesteuert (in Verbindung mit der Hypophyse), der alle instinktiven Regungen wie Hunger, Durst oder Sexualität steuert, aber auch die Nerven, die die Eingeweide innervieren (Herz, Lunge, Verdauungsorgane usw.) und die Blutgefäße im ganzen Körper.

Deshalb empfinden wir auch bei einem schweren Schock oder Trauma (Wundtrauma) keinen Schmerz.

Wenn wir die neurovaskularen Punkte drücken, vermitteln wir dem Körper sozusagen eine neue Botschaft, die unseren Blutkreislauf tatsächlich anders gestaltet. Man vermutet, daß dieser leichte Druck auf die beiden Erhebungen an der Stirn das Blut in die Hirnrinde zurückbringt, was wiederum unsere Fähigkeit, klar zu denken, steigert und uns hilft, nicht dem bereits beschriebenen flight/fight(Flucht/Kampf)-Syndrom zu verfallen. Sobald unsere Emotionen auf diese Weise an Intensität verlieren, sind wir wieder eher in der Lage, Auswege und Alternativen zu erkennen, die davor buchstäblich »undenkbar« waren.

Muskeltest als »Lügendetektor«

Obwohl sie so einfach ist, hat diese Technik zur Befreiung von Streß eine ganze Reihe von Anwendungsmöglichkeiten. Zunächst einmal ist sie äußerst effektiv in allen Notfallsituationen. Aber sie kann auch benutzt werden, um jemandem bei der Lösung eines spezifischen Problems zu helfen, und zwar unabhängig davon, ob der Betreffende sein Problem offenlegt oder nicht! Außerdem kann der Muskeltest in diesem Zusammenhang eingesetzt werden, um festzustellen, was jemand wirklich für ein Problem hat (etwa in der Art eines Lügendetektors). Dazu läßt man

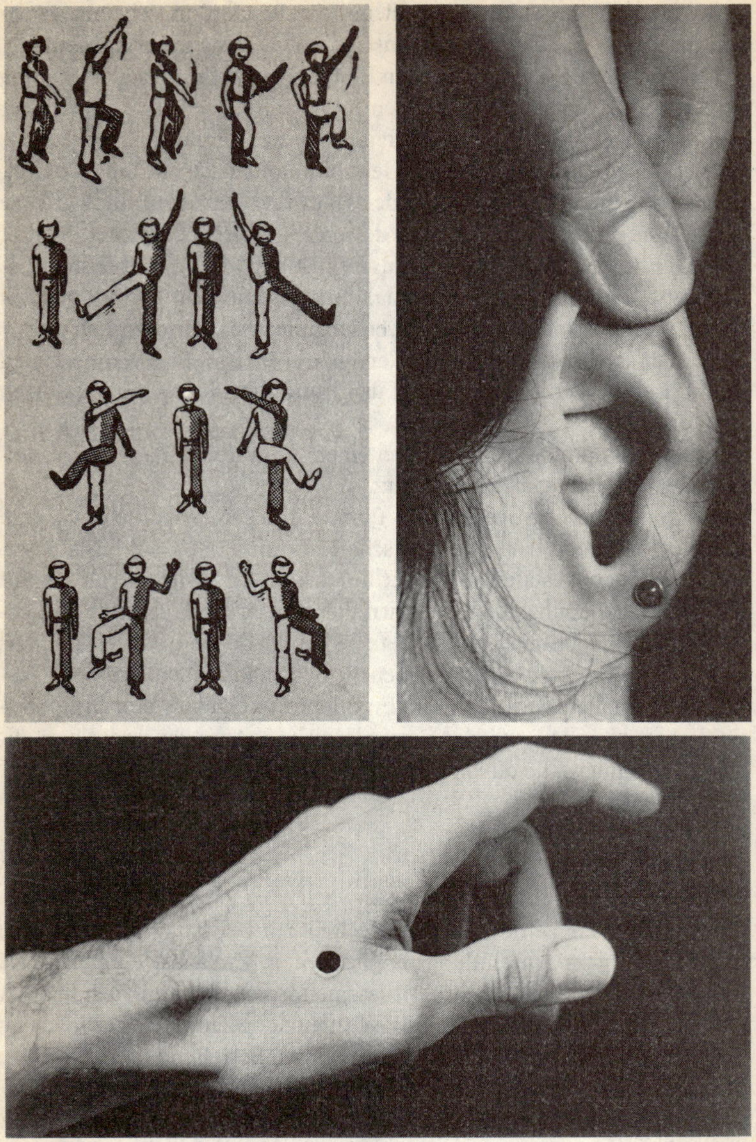

»Touch for Health«: Cross-crawl-Varianten (oben links); Energie aus dem Ohr (oben rechts); »Großer-Ausscheider«-Punkt (unten)

den Betreffenden einfach den starken Indikatormuskel anspannen, während man verschiedene mögliche Streßfaktoren erwähnt und schaut, wie der Muskel reagiert. Zum Beispiel: »Was fühlen Sie hinsichtlich Ihrer Arbeit? Ihrer Familie? Ihres Partners?« usw.

Mit Hilfe von solchen spezifischen Fragen gelangt man oft zur eigentlichen Ursache eines Streßzustandes, der hinter irgendeiner Fassade versteckt wird.

Aber Vorsicht: Wer den Muskeltest und die Technik zur Befreiung von Streß auf die beschriebene Weise einsetzt, sollte dies ausschließlich tun, wenn er von der betreffenden Person um Hilfe gebeten wurde! Es kommt hinzu, daß man sich erst im Laufe der Praxis zu einem sensiblen »Detektor« entwickelt, der auch fähig ist, die manchmal sehr subtilen Reaktionen des Körpers beim Behandelten wahrzunehmen.

Eine nicht so verbreitete Anwendung der Technik zur Befreiung von Streß ist eine Art Desensibilisierung, die darin besteht, grundsätzlich Streß erzeugende Ängste (oder überhaupt Situationen) in einer »sicheren Umgebung« abzubauen. Tatsächlich kann die Behandlung der neurovaskularen Punkte auch dabei helfen, negative Assoziationsmuster aus der Vergangenheit zu beseitigen, die dem Gedächtnis eingeprägt sind.

Wie man Schmerzen lindert und Energien weckt

Während meiner Schulzeit gab es einen beliebten Witz darüber, wie man jemandem hilft, Kopfschmerzen loszuwerden: Trample ihm einfach kräftig auf die Füße! Der gewöhnlich folgenden Empörung und den Flüchen konnte man dann gelassen mit dem Einwand begegnen: »Was willst du denn, deine Kopfschmerzen hast du doch völlig vergessen, stimmt's?« Es ist kurios, sich dieses bösen Streiches zu erinnern und dabei heute zu wissen, daß unsere Zehen tatsächlich etwas mit der Linderung von Kopfschmerzen zu tun haben können.

Wann haben Sie oder einer Ihrer Bekannten sich zum letzten Mal geschnitten, sind gestolpert und gestürzt oder haben sich den Ellenbogen angeschlagen? Die Zahl der geringfügigen Alltagsverletzungen ist erstaunlich hoch; ob man nun einfach zu Unfällen neigt oder etwas zu waghalsig ist – letzten Endes läuft es immer auf schmerzende Stellen hinaus. Dagegen kann »Touch for Health« helfen.

Schmerz aufspüren mit den Fingerspitzen

Die »Touch for Health«-Techniken zur Linderung akuter Schmerzen basieren ebenfalls auf den Meridianen. Eine dieser Methoden, die man an sich selbst und bei anderen anwenden kann, wird »Schmerzaufspüren« (pain tracing) genannt; sie ist besonders einfach und wirksam. Und so wird es gemacht:

1. Wo schmerzt es? Lokalisieren Sie den Schmerz und beobachten Sie seine Stärke.

2. Lokalisieren Sie den Meridian, der dem Schmerz am nächsten liegt (wobei Sie das »Touch for Health«-Buch oder Akupunktur-Literatur als Orientierungshilfe benutzen sollten). Sechs von vierzehn Meridianen beginnen oder enden übrigens in den Zehen (siehe oben). Die folgenden Anweisungen richten sich an den Behandelnden – am besten immer eine zweite Person:

3. Legen Sie eine Hand direkt auf die Schmerzstelle oder halten Sie sie über die schmerzende Verletzung.

4. Mit zwei Fingern der anderen Hand streichen sie vom Anfang (oder Ende) des entsprechenden Meridians mit leichtem Druck zur Schmerzstelle. Wenn Sie einen Punkt erreicht haben, an dem bereits das leichte Drücken einen gewissen Schmerz verursacht, verweilen Sie dort (ohne den Druck zu verringern), bis einer der zwei Schmerzen verschwindet.

5. Folgen Sie weiter dem Verlauf des ganzen Meridians, bis alle Schmerzen gelindert sind.

Zur Beachtung: Vergessen Sie nicht, daß das Verschwinden des Schmerzes nicht einem Verschwinden der Verletzung bzw. Störung gleichzusetzen ist. Möglicherweise benötigen Sie weitere Behandlung, die nicht unterlassen werden darf, nur weil der Schmerz weg ist. Außerdem: Wenn der Körper den Schmerz »braucht«, um Ihnen zum Beispiel zu signalisieren, vorsichtig zu sein, wird er auch bald wiederkommen.

Drei Mittel für die Energiegewinnung

Für diejenigen, die schmerzfrei sind, zielt »Touch for Health« auf etwas anderes ab: das Wecken »schlafender« Energie. Wenn Sie zum Beispiel morgens aufstehen und sich fühlen, als hätte Sie gerade ein Lastwagen überfahren oder wenn Sie tagsüber Konzentrationsstörungen haben, dann ist das »Aufwachen« (physisch, geistig, emotional) etwas, dem man besondere Aufmerksamkeit widmen sollte. Angenommen, Sie haben genügend körperliche Bewegung und nehmen gesunde Nahrung zu sich (das allein ist, wie jeder weiß, schon schwierig genug), angenommen, Sie haben zudem die Möglichkeit bedacht, daß Sie – aus welchem Grund auch immer – sich selbst unbewußt dafür entschieden haben, im Halbschlaf zu bleiben (das passiert keineswegs selten), dann bietet Touch for Health drei Möglichkeiten, sich zu helfen:

1. Man nimmt an, daß die Ohren quasi die Funktion von Antennen bei der Energieaufnahme haben. Wenn Sie sich in einem Zustand der Energielosigkeit befinden, fassen Sie fest den oberen äußeren Rand Ihrer Ohrmuschel. Rollen Sie ihn auf und ziehen Sie ihn nach oben. Verfahren Sie so Stück für Stück bis hinunter zum Ohrläppchen, immer leicht von der Ohröffnung wegziehend.

2. Ein weiterer wirkungsvoller »Trick« ist eine Selbstmassage der Meridiane. Den natürlichen Energiekanälen mit den Fingern zu folgen, ist ein ganz ausgezeichnetes Mittel, einen schnellen »Energiestoß« zu erzielen . . . und obwohl es am besten ist, den Verlauf der Meridiane genau einzuhalten (siehe entspr. anatomische Vorlagen), gibt es vier einfache Bewegungen, die jedenfalls die Hauptmeridianlinien abdecken:

a) Streichen Sie – jeweils an beiden Körperseiten – von den Zehen über die Innenseite der Beine bis zur Leistenbeuge, dann über die Brust bis zum Kinn.

b) Anschließend vom Gesäß über den Rücken und über den Kopf hinweg bis zur Oberlippe.

c) Streichen Sie vom seitlichen Teil der Brust an der Innenseite der Arme entlang und an deren Außenseite wieder hinauf, und

d) von der Taille hinunter zu den Hüften, weiter an der Außenseite der Beine bis zu den Füßen und an den Zehen entlang. Wiederholen Sie die genannten Streichbewegungen einige Male. Das wär's!

3. Die letzte Technik steckt gewissermaßen von Natur aus in uns und funktioniert automatisch, wenn wir ohne Behinderung durch Handtaschen, Aktenmappen oder hohe Absätze gehen: Wir bewegen die Arme und Beine gegengleich (linker Arm/rechtes Bein und rechter Arm/linkes Bein). Touch for Health nennt diese Bewegung »cross-crawling« (»Überkreuz-Kriechen«), im Hinblick auf die natürlichen Kriechbewe-

gungen des Kleinkindes. Man nimmt an, daß dieser Bewegungsablauf einen starken Effekt auf unsere Koordination, unser körperliches, aber auch seelisches Gleichgewicht und unseren Energiehaushalt ausübt, da er beide Seiten des Gehirns gleichzeitig aktiviert. Abgesehen davon, daß die Bewegungen sehr hilfreich bei der Behandlung von Dyslexie (Lesestörung) und Lernschwierigkeiten sind, haben sie eine harmonisierende und energiespendende Wirkung. Die gegengleiche Bewegung kann in verschiedenen Variationen ausgeführt werden – und schon fünf Minuten haben eine sichere Wirkung. (Wenn Sie das alles ausprobiert haben und immer noch müde sind, sollten Sie die Kriechbewegung fortsetzen, und zwar direkt bis unter eine kalte Dusche.)

Für den Sport und gegen Alltagsbeschwerden

Der Höhepunkt der 18. jährlichen Hallenwettkämpfe der »Times« sollte der Versuch des bekannten Hochsprungrekordlers Dwight Stones sein, den Hallenrekord zu brechen. Aber es war bereits 23 Uhr, die Veranstaltung fast vorbei, und Stones war nirgends zu erblicken. Er lag in einem Gang unter den Tribünen der Los-Angeles-Sporthalle ausgestreckt auf einer Liege. Trainer und Sportler waren versammelt und beobachteten Dr. Leroy Perry bei seiner Arbeit. Wegen diesem kleinen, streng blickenden Chiropraktiker ließ Stones die Menge warten. »Entspanne dich nun, Dwight«, begann Perry mit ruhiger Stimme, wobei seine Finger leicht Stones Stirn berührten. Während er Stones Puls fühlte, führte Perry ihn in Worten Schritt für Schritt durch den Sprung. »Du bist gleich startbereit« – und wirklich, der Puls schien sich zu beruhigen. Einige Augenblicke später war Stones am Start und wartete konzentriert den richtigen Augenblick ab, seinen Versuch zu beginnen.

»Überkreuz« – und dann Rekord!

Perry beobachtete von der Seitenlinie aus, wie der Hochspringer bei zwei vergeblichen Versuchen die Latte riß. Perry rief ihm zu: »Cross crawl! Cross crawl!« Stones legte sich ohne Zögern auf den Rücken und begann gleichzeitig rechten Arm und linkes Bein im Wechsel mit linkem

Arm und rechtem Bein nach oben zu schwingen. Anschließend massierte er eine Reihe von Punkten an Brustkorb, Armen und Beinen. Das machte er so selbstverständlich, als ob er es schon unzählige Male vorher getan hätte. Mehrere Zuschauer begannen zu johlen und zu spotten. Aber als Stones seine Übungen beendet hatte und sich erhob, wurde es mucksmäuschenstill in der Halle. Sein langer, sehniger Körper näherte sich mit riesengroßen Schritten der Hochsprunglatte, dann schnellte er mit einem gewaltigen Schwung in die Höhe und überwandt die Latte mit einem Rekordsprung. An der Seitenlinie strahlte Dr. Leroy Perry zufrieden. (Aus: *New West*, 12.9.77)

Diese Geschichte zeigt sehr anschaulich, wie »Touch for Health« in der Praxis helfen kann – in diesem Fall dem Sportler für Entspannung, Konzentration und Koordination im Wettkampf. Dank der Massage der TfH-Punkte gegen Streß (siehe oben), Anwendung der »cross-crawl«-Bewegungen zur Verbesserung der Koordination (s. o.) und der Massage verschiedener neurolymphatischer Reflexpunkte zur Verbesserung der Energieversorgung spezifischer Muskeln erzielten Dwight Stones und viele andere Sportler eine optimale Leistung.

Touch for Health ist zwar besonders hilfreich für Athleten, aber die meisten von uns werden nicht sofort nach dem Aufwachen von nervösen Gedanken an einen sportlichen Wettkampf geplagt – wir versuchen lediglich, den Alltag so gut es geht hinter uns zu bringen. Und auch da stehen dem Wunsch, energisch, gut gelaunt und streßfrei zu sein, manchmal (aus verschiedenen Gründen, die hier einfach nicht alle aufgezählt werden können) Beschwerden entgegen, die das Leben weniger angenehm machen.

Beim Durchblättern des Touch for Health-Lehrbuches stößt man auf eine Reihe häufig auftretender Beschwerden und ausführliche Erläuterungen der damit verbundenen neurolymphatischen Massagepunkte, die Linderung verschaffen können.

Punkte gegen Leberschwäche

Langanhaltende Kopfschmerzen (Migräne) können zum Beispiel Folge einer Überlastung der Leber sein. Dieses Organ, das 360 uns bekannte Funktionen hat, ist unter anderem verantwortlich für die Entgiftung des

Körpers, die Umsetzung von Protein- und Fettbestandteilen und die von Enzymen. Ist die Leber über längere Zeit stark beansprucht (durch zu viele gebratene Speisen, alkoholische Getränke oder giftigen Rauch), kann es zu Migräne kommen; dann kann eine Stärkung des Pectoralis major sternal-Muskels, der dem Lebermeridian zugeordnet wird, Linderung bringen. Die entsprechenden Reflex-Massage-Punkte dieses Muskels liegen unterhalb der rechten Brust auf einer Linie, die zwischen der fünften und der sechsten Rippe von der Brustwarze zum Brustbein verläuft.

Ein Druck auf den »großen Ausscheider«

Durchfall und Verstopfung sind ebenso häufig auftretende Beschwerden. Der Fascia-lata-Muskel, der an der Außenseite des Beines entlang von der Hüfte zum Knie verläuft, steht mit dem Dickdarm-Meridian in Verbindung; folglich überrascht es nicht, daß die Massage dieses Muskels wirksame Hilfe bei Darmproblemen leistet. Bei Durchfall: Man bildet eine Faust und fährt mit den Fingerknöcheln kräftig am Oberschenkel hinunter; bei Verstopfung: Man führt die Bewegung in entgegengesetzter Richtung aus, von den Knien zur Hüfte.

Übrigens fällt mir, da ich gerade vom Dickdarm-Meridian spreche, ein weiterer Streich aus meiner Kindheit ein: Wir haben damals mit dem Daumen und dem Zeigefinger bei jemandem einen bestimmten Punkt zwischen Daumen und Zeigefinger, direkt oberhalb des Verbindungsgewebes, gedrückt; schon ein kurzer Druck verursachte meist einen gehörigen Schmerz und entlockte dem Opfer einen Aufschrei. Aber warum diese Empfindlichkeit? Der Punkt ist in der Akupunktur als der vierte Punkt des Dickdarmmeridians bekannt; er wird »der große Ausscheider« oder auch »Ausscheidungspunkt« genannt und von einigen Fachleuten als der wichtigste Akupunkturpunkt überhaupt angesehen. Er kann zur Regulierung der gesamten Dickdarmfunktion benutzt werden. Als »Ausscheider« dient er zur Kontrolle der Ausscheidung mentaler ebenso wie physischer Giftstoffe. Außerdem wird behauptet, daß eine Massage dieses Punktes bei Fieber hilft, wenn es mit intensivem Durstgefühl verbunden ist, und bei Fieber mit Schüttelfrost. Alle Arten von Hautkrankheiten wie zum Beispiel Akne oder Furunkel reagieren auf diesen Punkt, ebenso werden Kopfschmerzen, die auf fehlerhafter Ausscheidung beruhen, gelindert. Eine regelmäßige Massage dieses Punktes ist äußerst wohltuend, da der Zustand des Fleisches zwischen den Fingern den Zustand des Dickdarms widerspiegelt. (Ist es zum Beispiel ein dicker Ballen? Ist er stark durchblutet? Oder glatt und geschmeidig? usw.)

Menstruations-Beschwerden, Prostataleiden und Impotenz können auftreten, wenn der Gluteus-medius-Muskel – der das seitliche Spreizen der Beine ermöglicht – geschwächt ist. Auch Brustschmerzen können Folge einer diesbezüglichen energetischen Disharmonie sein, obwohl die im allgemeinen mehr einer Schwäche des Fascia-lata-Muskels (s. oben) zugeordnet werden. Zur Linderung sollte man Nahrungsmittel zu sich nehmen, die reich an Vitamin E sind (Weizenkeime, grünes Gemüse). Die Reflexpunkte für die entsprechende Massage liegen entlang der Spitze des Schambeines.

Gegen Schluckauf und grundloses Weinen

Ein hartnäckiger Schluckauf wirkt manchmal komisch, ist aber für den Betroffenen alles andere als angenehm. Der für die Atmung verantwortliche Muskel ist das Zwerchfell. Ist die Balance dieses Muskels gestört, kann es zum Schluckauf kommen; ihm ist durch eine Massage der Reflexpunkte entlang des ganzen Brustbeins beizukommen.

Ob Sie es glauben oder nicht, es gibt sogar einen Muskel, der mit dem »Weinen ohne ersichtlichen Grund« in Zusammenhang gebracht wird: der bereits mehrfach erwähnte Teres-minor-Muskel. Die Reflexpunkte für diesen Muskel, der dem Dreifachwärmer-Meridian zugeordnet wird, liegen zwischen der zweiten und der dritten Rippe direkt am Brustbein.

Aber Moment mal – »Touch for Health« ist keine Kochbuchmethode, und das bisher gezeichnete Bild, das ein wenig so wirken mag, ist doch zu stark vereinfacht. Der traditionellen Akupunktur zufolge (die, soweit wir wissen, nichts mit den Reflexpunkten zu tun hat) gibt es zum Beispiel viele Punkte auf dem Dreifachwärmer-Meridian, die hilfreich sein können bei der Behandlung von Geschwüren, Augenleiden, Erbrechen (bei Kindern), Zahnschmerzen (mit verschiedenen Punkten für den Unter- und den Oberkiefer) etc. Daher ist es nicht falsch, nur *ein* Symptom zu erwähnen, das diesem Meridian zugeordnet wird, aber es ist unvollständig. Erinnern wir uns: »Touch for Health« basiert auf dem Prinzip, die Körperenergie auszubalancieren. Daher geht eine Ausbalancierung aller vierzehn Test-Muskeln jeder Behandlung einer speziellen Störung voraus. Tatsächlich geschieht es häufig, daß allein durch den Muskeltest selbst (die Benutzung eines spezifischen Muskels, um einen Körperteil in seiner Position zu halten) der Körper plötzlich genau »weiß«, wohin die Energie gesandt werden muß, die zum Beispiel durch die Massage der Reflexpunkte stimuliert worden ist. Die Muskeltests selbst spielen tatsächlich eine sehr wichtige Rolle in diesem Kommunikationsprozeß, der eine Wiederherstellung der energetischen Balance bewirkt: der Schlüssel zur Gesundheit.

Matthias Steurich

Den Energiekörper zum Leben erwecken

Kum Nye: ein meditatives System zur Selbstheilung und Entspannung aus Tibet für die speziellen Probleme des modernen Menschen im Westen

Kalifornien ist berühmt als das Land, aus dem die meisten der neuen Therapieformen stammen und in dem sie ihre stärkste Basis besitzen. In der selbst für amerikanische Verhältnisse ungewöhnlichen Atmosphäre geistiger Unvoreingenommenheit und Offenheit gegenüber neuen Ideen und alternativen Praktiken mischt sich hier östliches und westliches Gedankengut in dem ernsthaften Bemühen, zu einem wirklichen Verständnis der gegenseitigen Standpunkte zu gelangen. Nichts scheint zu ausgefallen oder exotisch, als daß nicht damit experimentiert werden kann.

Meditation und meditative Techniken werden von progressiven Schulen der Psychotherapie schon seit geraumer Zeit als legitime Möglichkeiten zur psychischen Ganzwerdung, Selbsterkenntnis und -verwirklichung anerkannt. Körpertherapien sind bekannt als eine Methode, oft schneller und wirkungsvoller als viele rein verbale Therapieformen die harte, unflexible Schale zu durchdringen, mit der wir unsere Persönlichkeit umgeben.

Meditation wird meist verstanden als ein mehr oder weniger passives Loslassen aller Wünsche, Gedanken und Emotionen, so daß sich in dieser inneren Offenheit das wahre Selbst spontan manifestieren kann. Der Hauptakzent liegt auf der Entwicklung innerer Ruhe und Stille. Körpertherapien scheinen im Gegensatz hierzu aktiver zu sein. Der gesamte Körper ist in Aktion, starke Emotionen werden zum Ausdruck gebracht und innere Blockierungen durchbrochen. Hier wird Bewegung, Handlung und die aktive Erforschung unterdrückter Wünsche und Impulse betont. Aber ist es möglich, diese beiden scheinbar widersprüchlichen Formen so miteinander zu verbinden, daß sie sich harmonisch ergänzen? Kum Nye verspricht, genau dies zu tun.

Kum Nye ist ein tibetisches Wort, das wörtlich »Körpermassage« bedeutet. Diese wörtliche Übersetzung ist jedoch irreführend, denn die tibetische Sprache kennt zwei Wörter für Körper: lus (gesprochen: lü) und sku (gesprochen: ku). Lus bezeichnet den gewöhnlichen, physischen Körper, während sku für den Körper benutzt wird, der subjektiv als vibrierender Fluß von Energieströmen empfunden werden kann. Das tibetische Wort mnye (gesprochen: nye) bedeutet daher in diesem Zusammenhang nicht einfach nur »massieren«, sondern »anregen« oder »zum Leben erwecken«. Eine viel bessere und sinngemäßere Übersetzung für Kum Nye (geschrieben: sku-mnye) ist also: »den feinstofflichen Energiekörper zum Leben erwecken.«

Kum Nye ist ein meditatives System zur Selbstheilung und Entspannung. Es beruht auf einer ganzheitlichen medizinischen Tradition, die alte chinesische und indische Theorien verbindet und in Tibet zu einer Synthese gebracht worden ist. Von dort wurde es von Tarthang Tulku Rinpoche, einem Lehrer der Nyingma-Schule des tibetischen Buddhismus, in den Westen gebracht. Ende der 60er Jahre kam er nach Berkeley, Kalifornien, wo er unter anderem das Nyingma-Institut gründete. In enger Zusammenarbeit mit Psychologen und Psychiatern paßte er Kum Nye den Schwierigkeiten und besonderen Bedingungen der Menschen in einer modernen, westlichen Gesellschaft an. Das Nyingma-Institut in Berkeley ist der einzige Ort, an dem intensive Ausbildungsprogramme in Kum Nye angeboten werden.

Nur vor diesem Hintergrund einer orientalischen, ganzheitlichen medizinischen und spirituellen Tradition werden die Worte »Selbstheilung« und »Entspannung« verständlich. In der Tradition des Orients wurde schon seit Jahrtausenden der enge Zusammenhang zwischen Psyche und Physis erkannt und erforscht. Die Behandlung psychosomatischer Krankheiten, deren große Bedeutung uns im Westen erst in jüngerer Zeit zunehmend bewußt wird, war für östliche Therapeuten alltägliche Selbstverständlichkeit.

Psychische und physische Störungen wurden als das Ergebnis von Unausgewogenheit feinstofflicher Energieströme angesehen und Methoden entwickelt, um das gestörte Gleichgewicht wiederherzustellen, so daß die Energien ungehindert fließen können. Daher lag die Verantwortung für Gesundheit auch hauptsächlich bei dem einzelnen. So wie er sich in ein Ungleichgewicht brachte beziehungsweise hat bringen lassen, so konnte er auch lernen, die selbstgeschaffenen Blockierungen wieder zu beseitigen. Der Arzt (bei physischen Symptomen) oder der Meditationslehrer (bei psychischen Problemen) war daher nicht eine Autorität, die alle Antworten parat hatte, sondern Klient und Therapeut arbeiteten zusammen an der Heilung, die im Grunde Selbstheilung war.

Muskelverspannungen werden »aufgetaut«

Auch »Entspannung« bekommt daher einen anderen Sinngehalt, als er im allgemeinen verstanden wird. Wie bei allen Körpertherapien wird auch im Kum Nye natürlich bei der konkretesten Form von Verspannung angefangen, nämlich chronischen Muskelverhärtungen. Diese rein physische Entspannung von Muskeln ist aber nur der oberflächlichste Aspekt dessen, was man in Kum Nye unter Entspannung versteht.

Muskelverspannungen lassen sich mit Hilfe von Kum-Nye-Übungen schon nach relativ kurzer Zeit »auftauen«. Dies führt bei dem Übenden zu dem Gefühl der Freude und Befreiung, das aber notwendigerweise kurzlebig ist. Es kann mit dem Hochgefühl von Klienten in der ersten Phase von Psychotherapie verglichen werden.

Schon bald aber machen sich tiefergehende und nicht so leicht konkret meßbare Verspannungen bemerkbar. Gedanken jagen sich zwanghaft, meist sind sie bei genauerem Hinsehen negativ und selbstzerstörerisch. Emotionale Blockierungen werden schmerzhaft deutlich bewußt. Immer mehr wird erkennbar, wie sehr sich unser Geist im Ungleichgewicht befindet und verspannt ist. Die Einsicht ist unvermeidbar, wie sich diese subtilen und scheinbar undurchdringbaren inneren Verspannungen als psychische Probleme im täglichen Leben manifestieren. Oft ist auch eine direkte Verbindung zwischen geistiger Spannung und somatischen Symptomen erkennbar.

Kum Nye verbindet viele Methoden und Übungen, die in anderen Systemen getrennt sind. Kum-Nye-Übungen können in vier Gruppen eingeteilt werden: Atem- und Bewegungsübungen, Selbstmassage mit Druckpunkten, Visualisationen und die Rezitation von Mantras.

Viele Kum-Nye-Bewegungsübungen erinnern an T'ai Chi und Hatha-Yoga-Übungen. Aber im Gegensatz zu Hatha-Yoga, bei dem manche Stellungen erst nach langer Übung eingenommen werden können, sind die Bewegungen in den Kum-Nye-Übungen einfach. Jeder kann sie tun, auch ohne alle Vorbereitung.

Von wenigen Ausnahmen abgesehen werden alle Bewegungen sehr langsam ausgeführt. Dies erinnert an T'ai Chi, aber Kum-Nye-Übungen beruhen nicht auf einem System der Selbstverteidigung.

Wir lernen loszulassen

Das Verblüffende bei diesen scheinbar ganz einfachen, alltäglichen Bewegungsformen ist, daß sie plötzlich nicht mehr alltäglich sind. Sie transzendieren unsere Alltagswelt und deuten auf andere Seinsweisen hin, in denen innerer und äußerer Raum nicht mehr so scharf getrennt sind. Unsere übliche dualistische Haltung, in der sich die subjektive und objektive Welt unablässig Gefechte liefern und um Vorherrschaft streiten und so zu einer der Hauptquellen psychischer Probleme werden, scheint fragwürdig. Wir lernen loszulassen und die Situation so anzunehmen, wie sie in diesem Augenblick ist, ohne alle negative Kritik. Wir fühlen uns ganz wörtlich heiler, ganzheitlicher. Psyche und Physis, Kopf und Herz, Intellekt und Gefühle werden integrierter und schließlich zu einer untrennbaren, harmonischen Einheit. Nichts braucht aufgegeben, verneint oder unterdrückt zu werden.

Wie aber ist es möglich, daß diese einfachen, alltäglichen Bewegungen die rätselhafte Macht besitzen, derartig tiefgreifende und heilsame Veränderungen hervorzurufen?

Wie in allen östlichen, meditativen Systemen wird auch im Kum Nye dem Atem große Bedeutung beigemessen. In fast allen Übungen wird großer Wert auf einen langsamen und natürlich fließenden Atem gelegt, bei dem sowohl zwischen dem Ein- und Ausatmen als auch zwischen dem Atmen durch Mund und Nase ein Gleichgewicht besteht. Dieser leichte, ausgeglichene und doch völlig natürliche Atem führt zu einer erhöhten Achtsamkeit, in der selbst außerordentlich feine Gefühlsnuancen deutlich wahrnehmbar werden. Alles, was sich während der Übungen an innerem und äußerem Geschehen abspielt – Gedanken, Gefühle, Emotionen, Körperempfindungen, Geräusche, visuelle Reize –, wird vorurteilslos angenommen und sorgfältig beobachtet. Worte und Beziehungen sind zweitrangig und werden zunehmend als zu abstrakt und »grob« erkannt, um die Subtilität unseres inneren Geschehens angemessen beschreiben zu können. Wir entdecken ein Universum voll neuer, oft völlig unbekannter und ungeahnter Empfindungen. Alles ist in ständiger Bewegung, verändert und verwandelt sich. Jedes Gefühl, jede Empfindung erweitert sich. Universen tun sich auf innerhalb von Universen. Plötzlich befinden wir uns in einer ganz anderen Zeit und einem völlig veränderten Raum. Und doch ist es »eigentlich« eine ganz alltägliche Bewegung.

Bewegungsübungen und stilles Sitzen

Nach jeder Bewegungsübung folgt eine Periode stillen Sitzens, meist in der klassischen Meditationshaltung auf dem Sitzkissen. Aber auch das Sitzen auf einem Stuhl ist möglich, falls der Übende nicht gewohnt ist, mit untergeschlagenen Beinen auf dem Boden zu sitzen. Diese meditative Sitzperiode ist ein ebenso wichtiger Teil der Übung wie die Bewegung. Hier kann uns der »Nachgeschmack« der Bewegung bewußt werden, die feinsten Nuancen inneren Erlebens, die direkt zu einer tiefen, inneren Stille führen.

Die Kum-Nye-Selbstmassage mit Druckpunkten erinnert an Akupressur. Aber es bestehen einige wichtige Unterschiede. Zum einen ist der Übende nicht das Objekt eines Behandelnden, sondern er massiert sich selbst und drückt selber auf die Druckpunkte. Das erzieht zur Selbständigkeit und Eigenverantwortung. Es bedeutet wahre Freiheit. Zum anderen gibt Kum Nye kein System an, in dem bestimmte Druckpunkte und Meridiane mit festgelegten Krankheiten oder Organen in Verbindung gebracht werden.

Damit vermeidet Kum Nye die Fallgrube eines rein technik-orientierten, mechanischen Übens, das fertige Rezepte liefert. Der Übende ist ständig neu vor die Aufgabe gestellt, herauszufinden, welche Zusammenhänge und Wechselwirkungen er in diesem Augenblick bei sich selbst erkennen kann. Dabei kann entdeckt werden, daß die Wahrheit des einen Tages nicht mehr für einen anderen Tag zutreffend ist. Ein sehr empfindsamer Druckpunkt kann fast unfühlbar werden und umgekehrt. Eine Übung, die sehr bedeutungsvoll war, kann sich zu einem anderen Zeitpunkt schal und hohl anfühlen.

Kum Nye rüttelt unablässig an unseren scheinbar unerschütterlichen Glaubenssätzen und Überzeugungen und hält uns immer wieder deutlich vor Augen, daß wirklich gesund sein bedeutet, ständig eine Haltung geistiger Offenheit und Anpassungsfähigkeit zu bewahren. Es lehrt uns, die Welt immer wieder ganz frisch zu sehen und zu erleben, voller Entdeckungsfreude und aufgeschlossen für die Wunder des Lebens.

Die nächste Gruppe von Kum-Nye-Übungen, Visualisationen, umfaßt hauptsächlich das Visualisieren von bestimmten Farben in gewissen Körperstellen. Es handelt sich hierbei sozusagen um innere Bewegungsübungen. Schon bei den äußeren Bewegungsübungen kann es vorkommen, daß Energieströme im Körper spontan als Farben empfunden werden. Farbvisualisationen machen Gebrauch von dieser Fähigkeit unseres Geistes, feinstoffliche Körperenergien (die Energieströme des sku) mit dem inneren Auge als Farben zu sehen. Bestimmte Farben stehen mit bestimmten Bewußtseinszuständen und -ebenen in Beziehung. Kum-Nye-Übungen, am besten unter der Anleitung eines erfahrenen Lehrers, können uns die Grundlagen dieser inneren Farbensprache und -symbolik verständlich machen.

Auch die Rezitation von Mantras gehört zu dieser Klasse der subtileren, inneren Kum-Nye-Übungen. So wie Farben visuelle Symbole inneren Erlebens sein können, so sind mantrische Laute hörbare Symbolformen. Mantras sind nicht notwendigerweise Worte irgendeiner bestimmten Sprache. Und selbst wenn ein Mantra eine bestimmte Bedeutung hat, ist es nicht der wörtliche Sinn, der dem Mantra seine Macht verleiht. Im allgemeinen ist er sogar irreführend. Mantras sind Urlaute menschlichen Erlebens, die nicht alleine mit dem rationalen Verstand begriffen werden können. Aber wir können sie verstehen lernen in dem Maße, in dem wir unser Inneres ihrer heilsamen, transformierenden Wirkung öffnen.

Im Vajrayana, der komplexesten und esoterischsten Schule des Buddhismus, ist die Rezitation von Mantras eine der hauptsächlichen Übungsmethoden. Daher wird diese Schule manchmal als Mantrayana bezeichnet.

Alle Gruppen von Kum-Nye-Übungen – Atem- und Bewegungsübungen, Selbstmassage mit Druckpunkten, Visualisationen und die Rezitation von Mantras – können auch kombiniert werden. Dies erfordert natürlich eine größere Vertrautheit mit den Übungen, die aber bei intensivem Wiederholen schon nach relativ kurzer Zeit erreicht werden kann. Dann ist wirklich unser gesamtes Sein an den Kum-Nye-Übungen beteiligt. Der Körper wird zum Formsymbol, der Geist visualisiert das Farbsymbol, und die Sprache wird zum mantrischen Lautsymbol. So können wir ganz direkt erleben, was Symbole sind, denn wir selbst werden zu einem komplexen Symbol, beziehungsweise das Symbol hat sich in uns manifestiert.

Die Vielseitigkeit und Anpassungsfähigkeit von Kum-Nye-Übungen ermöglicht es, daß sie nicht an irgendeine Glaubensrichtung gebunden sind. Obwohl sie natürlich aus der Tradition des tibetischen, tantrischen Buddhismus stammen, können sie von jedermann ohne irgendwelche Vorbedingungen praktiziert werden. Ein erfahrener Lehrer kann Kum Nye je nach dem Interesse der Übenden entweder mehr mit Betonung auf dem spirituellen Hintergrund unterrichten oder als eine Methode zur Selbsterkenntnis und -verwirklichung, zur Erfahrung und Erforschung von Körperenergien (ähnlich dem System der *Chakras* und *Nadis* im Yoga), als Selbstheilung, zur Streßreduktion, in Verbindung mit Meditation, zur Erforschung von verschiedenen Bewußtseinszuständen und -stufen usw. Die in Kum Nye enthaltene Tiefe, Schönheit und Reichhaltigkeit erlaubt immer neue Erkenntnisse, Einsichten und Perspektiven.

Keith Sherwood

Heilung durch den Atem

Wie man durch richtiges Atmen den Körper mit der Energiequelle alles Lebendigen, der Lebenskraft »Prana« versorgt

Das Sanskritwort »Prana« bedeutet »Lebenskraft«. Man geht davon aus, daß der Mensch mit jedem Atemzug Prana aufnimmt. Wer ein Meister des Pranayama wird (der Wissenschaft des Atmens), kann dabei lernen, seinen Atem zu beherrschen und »in die Lebenskraft einzutauchen«. Indem man nun die Schwingungsrate der Lebenskraft, der Prana-Energie, verändert, kann man sie in jede Energieform, in jede Schwingungsform, die man gerade braucht, verwandeln bzw. überführen.

Diese Lebenskraft strahlt von dem »All-Seienden« aus. Sie ergießt sich in jede Dimension, füllt die Räume und verbindet alle Dinge auf allen Ebenen miteinander: der spirituellen, der mentalen, der emotionalen (ätherischen) und der physischen. Sie ist die ursprüngliche Energie, die Quelle aller manifesten Energie im Universum. Sie überträgt Gedanken durch den Äther und ist dennoch nicht der Gedanke. Sie ist auch nicht Materie, aber weil es Prana gibt, existiert Materie in all ihrer Verschiedenheit. Alles, was »existiert«, entstammt dem Prana, entsprechend der Art, wie Prana in verschiedene Schwingungszustände übergeführt wird. Und Prana ist auch nicht Bewußtsein (Brahma). Prana ist einfach die absolute Energie, die alles am Leben erhält: die Essenz des Lebens.

Wer ein Meister des Pranayama wird, erlangt die Fähigkeit, die »absolute Energie« einzusetzen, um zu erlernen, zu erschaffen und, was vielleicht am wichtigsten ist, zu heilen. Der Atem ist das Vehikel, das Prana in seiner konzentriertesten Form durch das »feinstoffliche Energiesystem« des Menschen leitet. Dieses feinstoffliche Energiesystem setzt sich aus den sieben großen Energiezentren, den sog. Chakras, zusammen, die sich entlang der Wirbelsäule befinden, und den kleineren Energiezentren, die überall im Körper verteilt sind, den Meridianen, die sie untereinander verbinden, und der Aura, die den physischen Körper umgibt.

Durch richtiges Atmen kann man sein Energieniveau anheben (das Prana-Niveau) und dann Prana für jeden nützlichen Zweck einsetzen, ebenso wie man Elektrizität verwenden würde. In den Kathupanishaden wird Prana mit dem Feuer verglichen:

»O Maciteka, widme mir deine ganze Aufmerksamkeit.
Ich kenne das Feuer, das zur Unsterblichkeit führt.
Tatsächlich ist es der Weg zum Himmel,
dieses Feuer – diese Energie.
Es trägt die ganze Schöpfung,
und seine Wurzeln liegen tief im Herzen verborgen.«

Falsches Atmen schwächt Gefühle

Prana, die Lebenskraft, kann in langsamere, tiefere Schwingungszustände gebracht werden, während es von den höheren in die tieferen Dimensionen oder Ebenen fließt. Aber es entspringt auf der spirituellen Ebene, und für unsere Zwecke können wir es mit der göttlichen Heilungsenergie gleichsetzen, die von Gott, dem »All-Seienden«, ausgeht.

Falsches Atmen hindert den Heilungsprozeß, da es das Einfließen von Prana in den physischen Körper vermindert. Und wenn ich vom Heilungsprozeß spreche, dann meine ich auch den Selbstheilungs- oder Erneuerungsprozeß des eigenen Körpers.

Um wirklich gesund zu sein, muß man richtig atmen. Wenn der Atmungsprozeß nicht in allen seinen Teilen vollständig ist, wenn man flach atmet oder durch den Mund, oder wenn man zwischen Ein- und Ausatmung unbewußt den Atmen anhält, dann stört man damit nicht nur körperliche Abläufe, sondern was noch schlimmer ist, man stört das freie Fließen von Prana durch die Chakras. (Jeder Mensch hat sieben Chakras. Das Sanskritwort »Chakra« bedeutet »Rad«; die Chakras stellen sich als radähnliche, runde Öffnungen an der Oberfläche des ätherischen Körpers dar.)

Im körperlichen Bereich schwächt flaches Atmen die Muskeln, die das Zwerchfell betätigen, dadurch, daß sie nicht richtig benutzt werden. Aus demselben Grund schwächt falsches Atmen das untere Drittel der Lunge. Da falsches Atmen auch den freien Energiefluß aus der ätherischen

Dimension stört, werden in der Folge auch die Gefühle in ihrer Entfaltung gehemmt.

Darüber hinaus zerstört falsches Atmen die Gefühle von Liebe und Zugehörigkeit, die mit dem dritten und vierten Chakra assoziiert sind, respektive dem Solarplexus und dem Herzchakra. Wenn das Prana nicht harmonisch durch das dritte und vierte Chakra fließen kann, dann kommt es zu Störungen der Beziehungen des Betreffenden zur Umwelt, zu Institutionen, Menschen und Orten.

Die damit verbundene Gefahr liegt wohl auf der Hand. Wer gewohnheitsmäßig flach atmet, blockiert damit Liebe, Wärme und Zärtlichkeit, wobei er sich in einer Welt, in der man Erfüllung fast ausschließlich im Gefühlsbereich findet, in der Folge isoliert fühlen muß.

Atmen ohne Punkt und Komma

Überdies wird jede Störung auf der ätherischen Ebene, der Ebene der Emotionen, schließlich über eine Verminderung der Schwingungsrate der damit verbundenen Energie in tiefere energetische Bereiche übertragen, das heißt hier in den physischen Bereich, wo sie sich dann als körperliche Krankheit manifestiert.

Wer sich näher mit kleinen Kindern befaßt hat, wird dabei festgestellt haben, daß sie ohne Unterbrechung zwischen Ein- und Ausatmung atmen. Das ist natürliches, richtiges Atmen. Kinder müssen diese Form des Atmens nicht lernen, es ist ein naturgegebener Rhythmus, der wunderbar funktioniert, bis auf ihrem Lebensweg irgend etwas geschieht, was ihn stört. Der Heiler wird durch seine Arbeit wieder »wie die Kinder«, er erinnert sich an den natürlichen Atemrhythmus und läßt seinen Körper zu ihm zurückkehren.

Es gibt eine Yoga-Technik, die jedem helfen kann, sich daran »zu erinnern«, wie man richtig atmet. Diese Technik heißt: der dreiteilige Yogi-Atem. Wer ihn regelmäßig praktiziert, wird feststellen, wie gut das tut.

Fangen Sie damit an, daß Sie sich einen bequemen Platz suchen, so daß Sie mit geradem Rücken, die Beine flach auf dem Boden ausgestreckt, sitzen können. Wer mag, kann auch mit untergeschlagenen Beinen in der Lotusposition sitzen. Dann legen Sie die rechte Hand auf den Bauch, knapp unterhalb des Solarplexus. Das ist eine Hilfe, um den Rhythmus des Atems zu spüren und den Atem rhythmischer und fließender zu machen.

Schließen Sie die Augen. Das Schließen der Augen ist nicht von grundlegender Bedeutung, aber es dient der Entspannung, die rhythmisches Atmen wiederum begünstigt. Beginnen Sie nun mit dem Einatmen, indem Sie zunächst den Luftstrom ganz nach unten in die Bauchgegend lenken. Die auf dem Bauch liegende Hand fühlt, wie sich die Bauchmuskulatur und die Magengegend leicht nach oben wölben. Atmen Sie weiter ein, und lenken Sie den Luftstrom nun in den mittleren und oberen Bereich der Lunge. Dabei heben sich die Schultern, und die Muskulatur des Brustkastens dehnt sich unter dem Druck der gefüllten Lunge. Während dieses mittleren Teils der Einatmung wird mancher vielleicht Schmerzen in der oberen Rückenpartie und zwischen den Schulterblättern empfinden. Diese Schmerzen werden von Muskelpartien ausgelöst, die sich im Laufe der Jahre durch mangelnden Gebrauch zusammengezogen haben und steif geworden sind.

Das ist zumeist die Folge von falschem Atmen. Lassen Sie sich durch diese unangenehmen Empfindungen nicht entmutigen, drücken Sie den Atem weiter in diesen Bereich. In einigen Tagen wird diese schmerzhafte Anspannung vergehen, und die Muskeln werden ihre einstige Elastizität wiedererlangen.

Richtiges Atmen als tägliche Norm

Nachdem der Luftstrom beim Einatmen nun die Lunge gefüllt hat, lassen Sie ihn sich weiter nach oben durch den Nasenbereich bis in den Kopf ausbreiten, was Ihnen das angenehme Gefühl von Leichtigkeit vermitteln sollte. Wenn Sie nun ausatmen, kehren Sie den Ablauf um, indem Sie die Luft zunächst aus dem Nasen- und Kopfbereich ausströmen lassen, dann aus dem oberen, mittleren und schließlich dem unteren Teil der Lunge. Die Schultern senken sich dabei auf natürliche Weise, kehrt das Zwerchfell in seine normale Lage zurück.

Richtige Atmung mit Kontrolle der Bauchwand

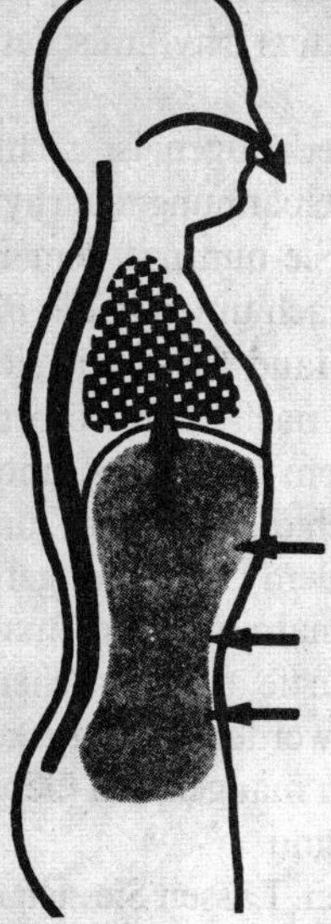

Ausatmung im Pranayama
mit kontrollierter Bauchwand

Forcierte Ausatmung:
Die Bauchwand stößt die Organe zurück.
Das Volumen der Bauchhöhle ist verkleinert.
Die Organe werden massiert.

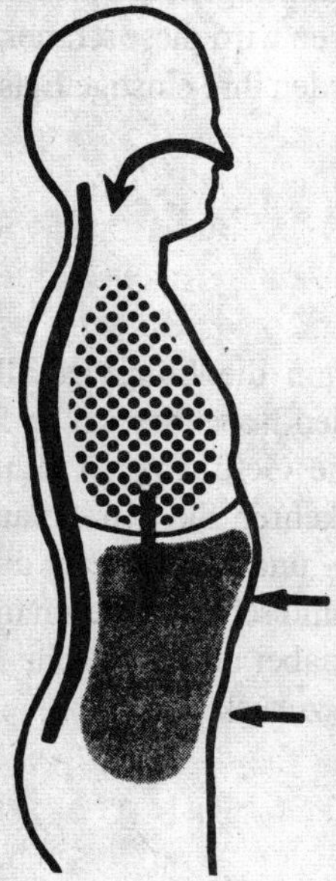

Pranayama-Einatmung
mit kontrollierter Bauchwand

Der Druck des Zwerchfells stößt die Eingeweide zurück, der Gegendruck der Bauchwand erhöht den intra-abdominalen Druck, vermindert jedoch das Volumen an eingeatmeter Luft nicht.

Abb. aus *Die große Kraft des Atems,* O. W. Barth Verlag

Setzen Sie diese Übung etwa fünf Minuten fort, ohne zwischen dem Ein- und Ausatmen zu pausieren. Nehmen Sie sich am Anfang dieser Atempraktik besondere Zeiten am Tag, die Sie für das Üben reservieren. Sobald Sie jedoch den Rhythmus beherrschen, sollten Sie diese Form des Atmens zur allgemeinen Norm für sich machen. Werden Sie sich Ihrer Atemweise bewußt! Jedesmal wenn sich Ihr Atem verflachen oder in eine alte Gewohnheit zurückfallen sollte, führen Sie ihn sacht wieder in die Form des vollständigen Yogi-Atems über.

Aber hier eine kleine Warnung dazu: Gehen Sie mit sich selbst sanft um! Werden Sie nicht das Opfer einer ständigen zwanghaften Beobachtung Ihrer selbst und Ihres Atems. Lassen Sie das richtige Atmen nicht zu einer Besessenheit werden, denn damit werden Sie das damit verbundene Ziel einfach nur untergraben, und statt sich selbst zu befreien, werden Sie sich immer weiter einengen.

Es gibt eine Variation dieser Übung, von der ich festgestellt habe, daß sie äußerst nützlich ist. Sie ist mit den oben beschriebenen Abläufen identisch, außer daß Sie sich während des Einatmens vorstellen, daß dabei eine verflüssigte Form der Lebenskraft in Sie einströmt, zusammen mit dem Atem. Das ist natürlich nichts anderes als Prana, das Sie sich bei diesem Visualisierungsvorgang als Flüssigkeit vorstellen oder besser noch als von Licht und Energie überquellendes Fluidum. Stellen Sie sich bei jedem Einatmen vor, daß die flüssige Energie in die Nasenlöcher einströmt, in die Nebenhöhlen und Stirnhöhle, die Bronchien und die Lunge. Stellen Sie sich dann umgekehrt bei jedem Ausatmen vor, daß die Energie durch Ihren ganzen Körper strahlt, wobei sie Organe, Gewebe, Zellen und selbst die Moleküle mit neuer Energie auflädt. Diese Übungsvariation hat den zusätzlichen Effekt, daß sie Ihren Geist und die Zentren des Bewußtseins neu programmiert – überall in Ihrem Körper und selbst in den Zellen.

Sobald Sie einmal begonnen haben, diesen vollständigen Atemablauf zu praktizieren, werden Sie sehr bald positive Resultate feststellen können. Das erste, was Sie dabei praktisch erfahren werden, ist eine größere Vitalität. Sie werden auch bemerken, daß Sie weniger anfällig sind gegenüber Angst und Depression. Überdies werden das nervöse »innere Geplapper« und die negativen Vorstellungen, die das Angstgefühl begleiten, allmählich verschwinden. Ihre Gefühle werden freier fließen und auch von tieferer Art sein. Wenn sich mehr Prana in Ihren Körper ergießt, werden Sie sich auch als innerlich stärker und energiereicher erleben. Je mehr Prana Sie zur Verfügung haben, desto mehr Kraft werden Sie auch haben, schlechte Gewohnheiten in den Griff zu bekommen, und damit wird es Ihnen leichtfallen, von irgendwelchen Zwängen loszukommen.

Fangen Sie also jetzt gleich – mit dem nächsten Atemzug – an, tief und vollständig zu atmen, und machen Sie sich das richtige Atmen zur Gewohnheit. Wenn Sie das wirklich tun, werden Sie bald eine deutliche Verbesserung Ihres Allgemeinzustandes spüren, und Sie werden nie mehr zu schlechten Atemgewohnheiten zurückkehren.

Antoinette May

Reinkarnation in der Praxis

Ein Bericht aus der Praxis amerikanischer Reinkarnations-Therapeuten über Sinn und Notwendigkeit dieser Therapieform

Wenn die Psychologin Edith Fiore einen Patienten dazu veranlaßt, seine Kindheit zu beschreiben, weiß sie nie, welche seiner vielen Kindheiten er schildern wird. Es können Ereignisse aus der jüngeren Vergangenheit sein – zum Beispiel daß der Patient in einem Konzentrationslager der Nazis vergast wurde. Oder auch exotischere Inhalte – beispielsweise wie er als Forscher im Dschungel von Kopfjägern verfolgt wurde. Was sollten aber diese – häufig bizarr anmutenden – Forschungsreisen in die Vergangenheit für einen Sinn haben? Für Dr. Edith Fiore, die eine Praxis in Saratoga im US-Bundesstaat Kalifornien betreibt, stellen sie eine therapeutische Alternative dar, ein Mittel, um chronische Symptomatiken zu heilen, denen mit konventionellen therapeutischen Methoden nicht beizukommen war.

Für Patienten, die unter Fettleibigkeit, Frigidität, Schlaflosigkeit, Entschlußunfähigkeit oder Höhenangst leiden, so sagt sie, kann diese therapeutische Alternative sofortige Besserung bedeuten.

Dr. Fiore ist überzeugt, daß solche Rückführungen in frühere Leben sich in nichts von der Form hypnotischer Rückführungen unterscheiden, bei der der Patient zu traumatischen Erlebnissen in der Kindheit seines jetzigen Lebens zurückversetzt wird.

Patienten, die solche Rückführungen mitgemacht haben, sind über das Endergebnis vielfach begeistert. Eine von Fiores Patientinnen, eine Frau, die schon seit acht Jahren verheiratet war, hatte noch keinerlei sexuelle Erfahrung gemacht. In der Hoffnung, ihre diesbezüglichen Hemmungen zu beseitigen, begaben sich Patientin und Therapeutin auf eine Zeitreise, die augenscheinlich vergangene Existenzen enthüllte, in denen diese Frau Vergewaltigungen ausgesetzt war: Stammesopfern, Inzest, Suizid und sexueller Ablehnung – was wohl kaum Inhalten von Phantasien über ein früheres Leben als Cleopatra entsprechen dürfte.

Könnte es sein, daß ein Patient so ein Mosaik des Elends selber zusammenstellt? Edith Fiore hält das für unwahrscheinlich. »Ich glaube, daß das aus Rückführungen stammende Material echt ist, und zwar aufgrund der eindeutigen Verbindungslinien zu einer Problematik im jetzigen Leben«, stellte sie fest. »Ein Makler, der unter Schlaflosigkeit leidet, erinnert sich an ein früheres Leben als Revolverheld, in dem er stets Angst vor Überraschungsangriffen hatte. Ein Mann, der sich mit seiner Fettleibigkeit herumschlägt, findet den Grund dieser Fettleibigkeit in der Tatsache, daß er einst auf einem Segelschiff, das in eine Flaute geriet, verhungerte. Berufs- und Privatleben eines Geschäftsmannes werden durch eine Höhenangst beeinträchtigt, die von einem früheren Leben herrührt, in dem er als Handwerker von einem gotischen Dom stürzte und tödlich verunglückte.«

Körperliche Symptome wirklichen Erlebens

Aber beweist denn dieser eher anekdotische Zugang zum Phänomen der Reinkarnation irgend etwas? Dr. Fiore behauptet nichts dergleichen. Als Therapeutin interessiert sie vor allem die therapeutische Effektivität der Methode – die Auswirkungen auf die Probleme ihrer Patienten.

»Ich bin an den Punkt gekommen, an dem ich Reinkarnation persönlich als Tatsache akzeptiere«, gibt sie zu, »und das bedeutet, daß ich mich in meiner Position gegenüber diesem Phänomen um 180 Grad gedreht habe. Da ich innerhalb einer starren protestantischen Tradition aufwuchs, wurde ich im College zur Agnostikerin. Aber die Struktur meines Glaubens- und Wertsystems erfuhr durch die Erinnerungen meiner Patienten an frühere Leben zunächst eine massive Herausforderung und dann eine totale Veränderung.

Die Rückführungen sind für mich Bestandteil meiner täglichen Erfahrung. Immer wieder sehe ich die physiologischen Veränderungen, die diesen Vorgang begleiten – das Keuchen, das Zittern und das Schwitzen. Da kommt es vor, daß eine Patientin vollkommen entspannt und bequem zurückgelehnt vor mir sitzt, während sie eine Szene aus der Vergangenheit beschreibt – dann schreit sie plötzlich laut auf, ihr Gesicht verliert jede Farbe und ihr Körper windet sich in panischer Angst. Das ist ganz eindeutig nicht gespielt. Wie könnte ich an dieser Art von Existenz zweifeln?«

Was sie noch mehr überzeuge, so die Psychotherapeutin, sei die Logik, die dem Ganzen innewohne. In jedem Fall, einschließlich der zehn, die sie in ihrem Buch beschrieben hat (»You have been here before – A Psychologist looks at past lifes«; »Du bist schon einmal hier gewesen – eine Psychologin betrachtet frühere Leben«), fand sie eine schlüssige Verbindung zwischen einer traumatischen Erfahrung in einem früheren Leben und einem Problem oder einer Phobie im jetzigen.

Ihre Kollegen zeigten sich von ihrer Arbeit nicht allzu begeistert. »Meine Beziehungen in Kollegenkreisen haben sich drastisch verschlechtert«, stellt die Psychotherapeutin fest. »95 Prozent der Patienten, die neu in meine Praxis kamen, wurden mir gewöhnlich von Ärzten geschickt. Jetzt kommen die Patienten fast nur noch durch andere Patienten.«

Aber sie hofft, daß sich auf diesem Gebiet einiges ändern wird: »Ich meine, daß auch andere Therapeuten diese Arbeit immer mehr ernst nehmen werden, je mehr sie erkennen, was für ein Potential darin steckt.«

Dr. Richard Rawson gehört diesbezüglich nicht zu den Skeptikern. Der ebenfalls in Kalifornien, in Palo Alto, stationierte Psychiater hält solche Rückführungen nicht nur für echt, sondern er benutzt auch ein Instrument zur Messung der galvanischen Hautreaktion, um die Gültigkeit solcher Erinnerungen meßtechnisch zu überprüfen. »Dieses Meßgerät«, so erklärt er, »stellt sozusagen Alarmsignale des Organismus fest. Wenn das Nervensystem irgendwie erregt oder massiven Veränderungen unterworfen ist, produziert es Elektrizität. Die Feststellung dieser Reaktionen mit dem Meßgerät ist eine Möglichkeit zu erfahren, welche Knöpfe im Patienten gedrückt werden, ohne daß dieser irgend etwas sagen muß.«

Psychosomatisch äußerst wirksam

Obgleich Rawson den Ausdruck »Lügendetektor« nicht gerne benutzt, gibt es bemerkenswerte Ähnlichkeiten zwischen seiner Maschine und dem Polygraphen. Die Finger des Patienten werden schmerzlos an Drähte angeschlossen, wodurch allfällige Reaktionen eine Nadel auf einer Anzeige in Gang setzen, die der Therapeut ablesen kann.

»Das Nervensystem schützt den Organismus sehr gut«, erläutert Rawson. »Eine der Arten, auf die es das tut, ist, darüber zu wachen, daß etwas Unangenehmes nicht wieder in Erinnerung erlebt wird. Es ist nicht von Bedeutung, daß wir vergangene Leben als Phänomen beweisen. Aber es ist sehr wichtig zu wissen, ob der Patient wirklich etwas erlebt oder einfach nur vor sich hin phantasiert. Vom Bewußtsein her will der Betreffende unbedingt die Ursache des Problems erfahren, das ihm gerade zu schaffen macht, aber sein Nervensystem ist ihm dabei unter Umständen im Weg.«

Rawson begründet sein Interesse an Rückführungen mit einer psychosomatischen Krankheit, unter der er selber gelitten hat. »Mir genügte die Tatsache nicht, daß sie medizinisch geheilt werden könnte. Ich wollte wissen, wie ich zu dieser Krankheit gekommen war. Der einzige Mensch in meinem Umkreis, der sich damals aktiv um die Erforschung dieser Dinge bemühte, war ein psychologischer Berater aus dem kirchlichen Bereich. Dieser avantgardistische Mann half mir, eine Erfahrung aus einer früheren Existenz zu durchleben. Die sich daraus ergebende erweiterte Perspektive meiner Weltsicht nahm den Leidensdruck von mir, und die Krankheit verschwand. Aber das war nur der Anfang. Ich begann, mich an viele verschiedene Leben zu erinnern«, berichtet er lebhaft. »Obwohl sich all diese Leben ziemlich voneinander unterschieden, gab es in ihnen eine Art roten Faden, vergleichbar dem Grundmotiv eines Theaterstücks. Ich glaube, daß dieses Grundmotiv in diesem Fall das der Bewußtseinserweiterung durch Dienen ist. Diese Art von grundlegendem Aha-Erlebnis hat auch eine nicht zu unterschätzende Wirkung auf psychosomatische Krankheiten. Es ist nichts Ungewöhnliches, therapeutisch an einer Depression zu arbeiten und schließlich im Zuge dieses Prozesses sogar die Arthritis des Patienten zu kurieren. Sobald die geistige Befreiung stattfindet, hat die Krankheit keinen Sinn mehr. Der Patient wird auf diese Weise frei, um neue, sinnvollere Erfahrungen zu machen – oder eine neue Art von Problemen zu erleben.«

Angst aus längst vergangenen Zeiten

Dr. Mary Hughes Allen aus dem kalifornischen Menlo Park gehört auch zu den Psychiatern, die glauben, daß die wahre Bedeutung von Rückführungen in ihrer Anwendung auf momentane Störungen und Probleme liegt. Wie sie sagt, ist ein früheres Leben für sich genommen keineswegs wichtiger als irgendeine Kindheitserfahrung im derzeitigen Leben; beide stellen eine Art Angelpunkt dar, von dem aus man zu einer neuen Perspektive fortschreiten kann.

Sie beschreibt den Fall von »Kathy«, die in vielem wie gelähmt war, aus Angst, eines ihrer Kinder könnte umkommen. Die harmloseste Kinderkrankheit erfüllte sie mit so großer Sorge, daß sie unfähig war, ihren täglichen Pflichten gerecht zu werden.

Zusätzlich litt sie an einer schweren Allergie, einem ständigen Tränen der Augen sowie Laufen der Nase, was sie, bevor sie zu Dr. Allen kam, bereits vier Jahre lang ununterbrochen gequält hatte. Wiederholte Bemühungen eines Facharztes hatten keinerlei Erleichterung gebracht; ebenso blieben neun Monate konventioneller Therapie auf Kathys lähmende Ängste ohne Wirkung.

Bei der ersten Rückführung »sah« sich Kathy als eine Frau in der Kolonialzeit in New England. Sie schilderte Dr. Allen: »Ich bin sehr glücklich, ich habe einen Mann, eine schöne zehnjährige Tochter und noch ein kleines Mädchen von drei Jahren. Ich liebe meine Kinder. Besonders die Ältere. Sie ist mir eher wie eine Schwester als wie eine Tochter. Wir sind einander sehr nahe.«

»Geh weiter«, wies Dr. Allen sie an, »was geschieht nun?« »Ich will nicht weitergehen!« Kathys Körper verspannte sich, und sie begann zu weinen. »Nein! Ich kann nicht, ich kann nicht!«

Im weiteren Verlauf, als Dr. Allen darauf bestand, beschrieb sie eine Szene, in der die ältere Tochter an einem schrecklichen Fieber starb. Kathy schluchzte, während sie sprach, war jedoch später in der Lage, aus einer gewissen Distanz über ihr sogenanntes früheres Leben zu sprechen. »Sie hat ihren Schmerz nie überwunden...«

Heute, fast fünf Jahre danach, glaubt Kathy, daß »das nochmalige Durchleben ihrer früheren Erlebnisse« für ihre endgültige Heilung verantwortlich war. »Ich verspürte eine sofortige Erleichterung«, erinnert sie sich. »Meine Ängste um meine Kinder schienen von mir abzufallen.

Ich gewann Distanz. Auch die Allergie ist weg. Sie verschwand damals in Dr. Allens Praxis und kehrte nie wieder.«

»Reinkarnation in der Psychotherapie« behandeln die Workshops, in denen Dr. Allen jetzt, nach zwölfjähriger eigener Erfahrung, Kollegen ihre Methode weitervermittelt.

Sie ist sich darüber im klaren, daß Hypnose auf manche Menschen genauso bedrohlich wirkt wie der Begriff der Reinkarnation selbst. »Sie begreifen nicht, daß jegliche Hypnose eigentlich Selbsthypnose ist. Kein Außenstehender kann einem seinen Willen aufzwingen. Es handelt sich eher darum, daß die betreffende Person sich entspannt und zuläßt, daß Eindrücke sich manifestieren.«

Gefahren der Rückführung

»Wenn ich während der Behandlung merke«, so Dr. Allen, »daß die Symptome nicht aus Kindheitserinnerungen herzurühren scheinen, dann gehe ich weiter, lasse dem Betreffenden jedoch immer noch einen gewissen Spielraum, indem ich zum Beispiel frage: ›Macht es Ihnen etwas aus, über Reinkarnation zu sprechen?‹ Ein Patient muß nicht unbedingt an Reinkarnation glauben, um darüber zu sprechen. Wenn es klappt, sind sie glücklich, und das ist ja eigentlich, was zählt. Wenn eher konservative Therapeuten die bildhaften Eindrücke von Rückführungen wie Träume behandeln, so schalten sie damit die Möglichkeit eines realen Hintergrundes aus, womit sie die Effektivität der Therapie in Frage stellen.«

Dr. Jean Shinoda Bolen, Professorin für klinische Psychiatrie an der medizinischen Fakultät von Kalifornien in San Francisco, warnt vor den potentiellen Gefahren der Reinkarnationstherapie:

»Beide, Patient und Therapeut, müssen Vorsicht walten lassen«, erklärt sie. »Eine Gefahr liegt bereits in der Annahme, daß allein die Rückführung in ein vergangenes Leben Heilung bedeute. Die vereinfachende Sichtweise läßt keinen Spielraum zur Lösung des eventuellen Problems, Vergangenheit und Gegenwart miteinander zu verbinden.« Sie erklärt weiter:

»Der bloße Gedanke an die Realität eines früheren Lebens ist für manche Patienten bereits so beeindruckend, daß es ihnen schwerfallen kann, zwischen den verschiedenen Leben zu unterscheiden. Man kann nicht mit einem Fuß im Jetzt leben und mit dem anderen in einem Leben, das sich vor 200 Jahren abgespielt haben soll. Außerdem besteht die Gefahr, daß jemand ein früheres Leben als Entschuldigung für jetzige Schwächen benutzt, etwa so, wie es viele mit der Astrologie tun (›Erwarten Sie von mir nicht, daß ich ordentlich bin; ich bin unter einem Luftzeichen geboren!‹). Jede Bewußtseinsveränderung kann für einen labilen Patienten eine Bedrohung darstellen. Negative Erinnerungen aus früheren Leben können auch Schuldgefühle produzieren, die dann zu den bereits bestehenden Problemen noch hinzu kommen; haben wir nicht schon genug Probleme mit Schuldempfindungen?«

Dr. Sheila Krystal, eine Psychologin aus Oakland, die gegenwärtig Forschungen am »Langley Porter Neuro-Psychiatrischen Institut« betreibt, entdeckte etwas, was sie »Durchbluten« nennt. Ein Übergreifen von Erinnerungen aus früheren in das jetzige Leben, ausgelöst durch Rückführungen. »Ich habe Folge-Erscheinungen von unsystematischem Rumexperimentieren behandeln müssen. Eine Patientin hatte keinerlei Probleme mit Alkohol, bis sie sich unter Hypnose an ein früheres Leben als Alkoholikerin erinnerte. Offenbar wurde hier ein bereits bestehender Hang zum Alkohol durch die Rückführung aktiviert. Ein anderer Patient entwickelte akute Schuldgefühle, nachdem er sich an ein früheres Leben als spanischer Inquisitor erinnert hatte. Offensichtlich wurden in diesen beiden Fällen nicht Probleme abgebaut, sondern Probleme heraufbeschworen, die dann behandelt werden mußten. Einem vergangenen Leben nur aus Neugierde nachzuspüren, ist wirklich nicht das Risiko wert.«

Dr. Krystal betrachtet Rückführungen als mögliche Therapieform, die sie selbst seit zehn Jahren anwendet. »Das ist keine Sache, die man auf die leichte Schulter nehmen sollte«, warnt sie jedoch. »Ich behalte sie mir vor für Probleme, die scheinbar ihre Wurzel nicht in diesem Leben haben, sorge jedoch jedesmal dafür, daß die Persönlichkeit der früheren Inkarnation absolut ›begraben‹ wird und daß der Patient genau versteht, mit welchen Problemen sich die damalige Persönlichkeit auseinanderzusetzen hatte.«

Emotionale Störungen aus mehreren Leben

Dr. Morris Netherton, der Autor des Buches »Past Life Therapie« (Reinkarnationstherapie) und praktizierender Psychologe in Los Angeles, der auf gleiche Weise arbeitet, entdeckte eine ganze Kette von aufschlußreichen Einflüssen. »Atmen Sie tief und erzählen Sie mir, was Sie empfinden, wenn Sie zu trinken beginnen«, forderte er eine Alkoholikerin auf.

»Wenn er mir nahe kommt, fühle ich mich, als ob ich ersticke«, sagte sie, sich auf ihren Mann beziehend.

»In Ordnung, beschäftigen wir uns mal mit dem Gefühl des Erstikkens«, drängte Netherton weiter. »Verharren Sie an dem Punkt, der Ihnen in diesem Zusammenhang als erstes einfällt.«

»Ich denke, daß ich mich im Leib meiner Mutter befinde. Ist das möglich?«

»Vielleicht. Was geschieht?«

»Meine Mutter spricht. Sie sagt: ›Du braucht jetzt einfach einen Drink, nicht wahr?‹ Sie bekommt keine Luft. Er ist über ihr. Er will Sex.«

Netherton wies sie an, weiterzugehen. »Was sehen Sie?«

»Es ist vor jener Zeit. Ich bin nicht in meiner Mutter drin. Ich bin irgendwo anders. Ich sehe eine Frau gehen.«

»Seien Sie nicht Zuschauer. Sie sind diese Frau. Was tut sie jetzt. Was fühlt sie?«

»Sie ist verlassen worden. Jemand hat sie verlassen. Sie ist ganz allein. Der Weg ist sehr staubig, und sie hat großen Durst. Sie denkt: ›Wenn ich nichts zu trinken bekomme, dann muß ich sterben.‹ Sie sieht einen Teich und läuft darauf zu, trinkt das Wasser in großen Zügen, doch das Wasser ist verschmutzt. Sie stirbt.«

Die Patientin erinnerte sich noch an ein weiteres Leben. Diesmal als wohlhabende ältere Dame in Frankreich. Ihr Leben wurde zerstört, als ein junger Liebhaber sie verließ. Sie erinnerte sich daran, wie sie wie wild in einem pompösen Musikzimmer hin und her lief und dauernd ausrief: »Warum hat er mich verlassen?« Verzweifelt griff sie nach einer Branntwein-Karaffe und begann zu trinken. Das war der Anfang ihres rapiden Verfalls als Alkoholikerin.

Netherton schildert, daß die Patientin in ihrem jetzigen Leben seit sechs Jahren getrunken hat. Das Problem begann mit dem tragischen Tod ihres kleinen Sohnes, der ertrank. Als sie den leblosen Körper ihres Kindes auftauchen sah, da dachte sie: »Warum hat er mich verlassen?« Als sie anschließend nach Hause kam, öffnete sie eine Flasche Gin und fing an zu trinken.

Dr. Netherton berichtet von einer »sofortigen Heilung«. »Sie mußte lediglich die Sinnlosigkeit dessen erkennen, was sie sich selbst antat, und daß Ereignisse aus der Vergangenheit keinerlei Einfluß auf ihr jetziges Leben zu haben brauchten. Ihre Trunksucht war geheilt, ohne daß sie einen Ersatz gebraucht hätte, wie zum Beispiel Tabletten, übermäßiges Essen usw. – gar nichts. Seit über sieben Jahren ist sie eine glückliche, ausgeglichene Frau, die ab und zu in Gesellschaft einen Drink genießen kann.«

Aber auch ein mit Rückführungen vertrauter Reinkarnationstherapeut erlebt manchmal diesbezüglich noch Überraschungen. Im Falle Nethertons bescherte ihm seine siebenjährige Tochter eine solche Überraschung. Nach Beendigung einer Fernsehvorankündigung des Filmes »Vom Winde verweht« sagte sie: »Das hab' ich erlebt!«

»Das ist unmöglich«, antwortete ihr Vater, »das kannst du unmöglich gesehen haben.« – »Oh doch«, versicherte ihm das Kind. »Sie wohnt in einem großen weißen Haus, hat viele Verehrer, ißt ein Radieschen und muß sich übergeben. Da ist auch ein Feuer, und ein Mann sagt: ›Das ist mir ganz egal‹.«

»Was sollte ich dazu sagen?« kapituliert Netherton. »Zwölf Jahre mit Rückführungen haben bewiesen, daß nichts unmöglich ist. Sie war sicherlich dort, im Jahre 1939, als der Film gedreht wurde.«

Mehr als eintausend Rückführungen

Jemand, der keine Schwierigkeiten hätte, die Echtheit eines solchen Erlebnisses zu akzeptieren, ist Dr. Helen Wambach, eine Psychologin und Forscherin auf dem Gebiet der Erinnerung an frühere Leben. Dr. Wambach hat mehr als eintausend Rückführungen unternommen, über die sie in ihren Büchern *Reliving Past Lives: The Evidence Under Hypnosis* (Das Wiederleben vergangener Leben: Die Evidenz unter Hypnose) und *Life Before Life* (Leben vor dem Leben) berichtet hat.

»Ich habe so eine Art Gallup-Umfrage über frühere Leben veranstaltet«, sagt sie, »um herauszufinden, ob Einzelheiten, an die sich Menschen erinnern, mit historischen Fakten aus den jeweiligen Epochen übereinstimmen.« Ihre Methode bestand darin, eine große Anzahl von Fällen zu sammeln, die in eine bestimmte Epoche fielen, und dann die Informationen in anschließenden Vergleichen zu überprüfen.

»Ich suche nach Einzelheiten über Kleidung, Gebrauchsgegenstände, Geschirrdekor, Webtechniken, Münzen, Nahrungsmittel usw.«, erklärte sie. »Wenn ich 400 Fälle in einer bestimmten Epoche zusammenbringe, von Leuten, die nicht wissen können, was, sagen wir, die frühen Azteken gegessen haben, und sie alle erzählen von den gleichen Nahrungsmitteln, dann ist das natürlich schon ein beachtliches Beweismaterial.«

Dr. Wambach ist von ihren Entdeckungen fasziniert.

»Ich glaube, wir alle haben viele verschiedene Leben gelebt«, sagt sie, »aber ungeachtet eines jeden Überzeugung zeigt die Tatsache, daß eine ruhige Dame mittleren Alters sich an einen hellen Sonntagnachmittag in einen blutdürstigen Krieger verwandeln kann, eine ganze Menge über Dinge, die unter der recht dünnen Oberfläche unseres Egos schlummern.

Warum ist es so schwer, den Beweis für das Überdauern seines eigenen geistigen Aspekts zu akzeptieren?« fragt sie. »So viele Menschen kommen aus Rückführungs-Workshops und erzählen davon, daß sie bei einem Medium gewesen seien, um den Wahrheitsgehalt ihrer Erinnerungen überprüfen zu lassen. Ein Medium! Sie glauben lieber die verrücktesten Geschichten von irgend jemand anderem, bevor sie sich selbst glauben.«

»Was ist eigentlich Wirklichkeit an diesem Leben?« fragt sie weiter. »In gewissem Sinne bauen wir an unserem Leben jeden Tag, wählen aus, wie wir die Dinge sehen könnten, wie wir uns an Geschehnisse erinnern werden, wägen ständig ab. Geschwister erinnern sich an eine gemeinsame Kindheit auf gänzlich verschiedene Weise. Welche Version ist die richtige? Vielleicht sind sie alle wahr. Ist das wirklich wichtig? Das, was einem der eigene Geist über dieses Leben sagt – oder über ein vergangenes – das ist die einzige Wahrheit, die wir jemals kennen werden.«

Interview mit der Stuttgarter Reinkarnations-Therapeutin Ingrid Vallières über ihre Erfahrungen bei Rückführungen in frühere Leben

Die schnellste Methode der Selbstbefreiung

esotera: Welche persönlichen Erfahrungen haben Sie veranlaßt, sich mit der Reinkarnationstherapie zu befassen?

Ingrid Vallières: In Japan erlitt ich einen lebensgefährlichen Verbrennungsunfall und mußte sechs Monate im Krankenhaus verbringen. Während dieser Zeit stiegen Bilder in mir hoch von Verbrennungen in früheren Leben, und ich wußte ganz spontan, daß ich nicht das erste Mal Verbrennungen erlitten hatte. Damals, auf dem Höhepunkt meiner Krise, schwankte ich zwischen Leben und Tod. Ich hatte schon fast die ganze Verbindung zum Körper aufgegeben und schwebte in einer anderen Dimension. Diesen Zustand empfand ich als befreiend. Mir wurde gesagt, daß ich meine Lebensaufgabe noch nicht erfüllt hätte. Ich mußte also wieder zurück in meinen Körper, obwohl ich mich in diesem Zwischenzustand sehr wohl gefühlt hatte.

Was geschah danach?

I. V.: Etwa ein Jahr nach diesem Unfall kam ich mit der Reinkarnationstherapie in Berührung. Ich erfuhr von Dr. Morris Netherton und beschloß, in die USA zu reisen, um die Reinkarnationstherapie von ihm an mir selbst durchführen zu lassen. Das war 1974/75. Schon nach den ersten Sitzungen spürte ich eine Besserung meiner subjektiven Beschwerden. Auch sich wiederholende Problemsituationen lösten sich auf und machten einer tiefgehenden Selbsterkenntnis und großem Selbstvertrauen Platz. Nach Abschluß der Therapie hatte ich den Eindruck, nichts stünde mir mehr im Wege und ich sei zu allem befähigt. Alles, was ich mir vornahm, klappte binnen kurzer Zeit, und es gab in meinem Leben nichts mehr, was mich irgendwie aus der Fassung hätte bringen können.

Kann man denn aus solchen Erfahrungen heraus einfach eine Praxis aufmachen und selbst therapieren?

I. V.: Ganz bestimmt nicht – ich hielte ein solches Vorgehen für unverantwortlich. Ich habe es auch nicht so gemacht. Ich habe dann in Amerika selbst volontiert, assistiert, und das etwa vier Jahre lang. Ich

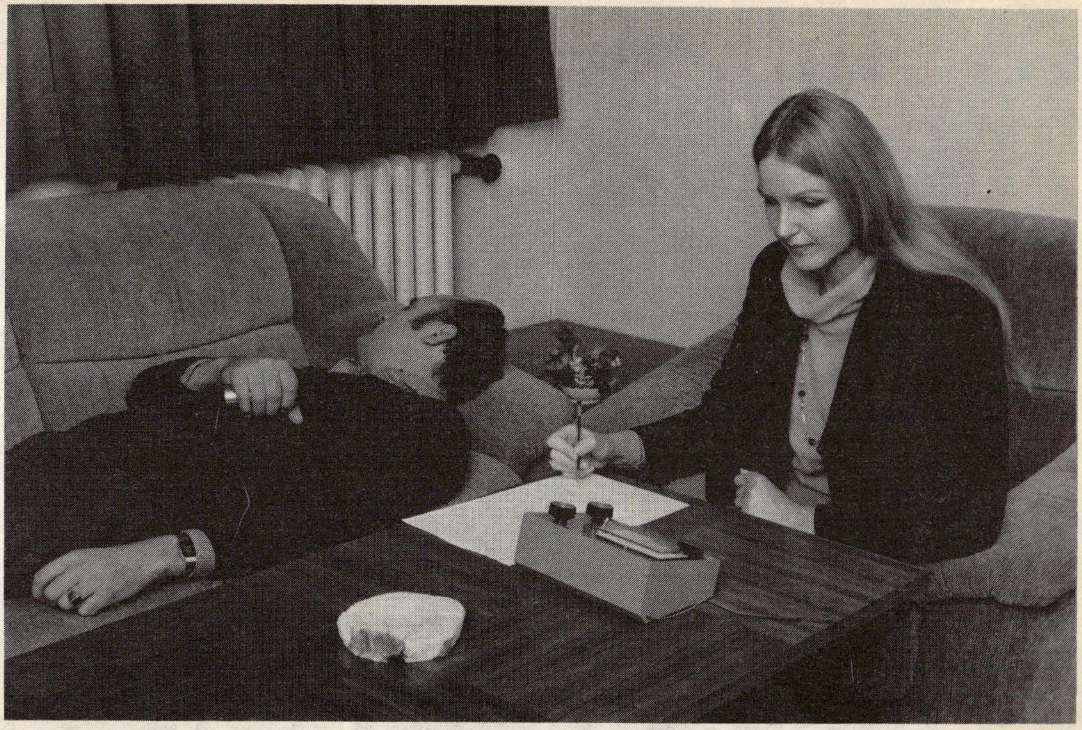

Die Therapeutin Ingrid Vallières bei einer Reinkarnations-Regression (Rückführung in »frühere Leben«)

habe dort drüben etwa 4000 Therapiestunden unter Anleitung durchgeführt. Erst danach fühlte ich mich sicher, nun eigenständig eine Praxis zu betreiben.

Seit wann praktizieren Sie nun selbständig?

I. V.: 1979 gründete ich in Stuttgart das »Institut für Bewußtseinsforschung (heute: »Institut für Reinkornationstherapie« – Anm. d. Hrsg.). Ich halte Seminare über Reinkarnationstherapie ab und führe diese Therapie auch an Einzelpersonen durch. Meiner Erfahrung nach ist es die erfolgreichste und direkteste Therapieform. Sie ist die schnellste Methode der Selbsterkenntnis und der Selbstbefreiung, mit der man sehr hohe Ziele erreichen kann.

Welche Erkenntnisse haben Sie aus der Erfahrung mit der Reinkarnationstherapie für sich selbst gewonnen?

I. V.: Die Reinkarnationstherapie ist in meinen Augen die einzige Erklärung für das gegenwärtige Leben. Wenn es in diesem Leben Dinge gibt, die wir nicht erklären können, für deren Vorhandensein wir die Ursache nicht erkennen, dann muß diese Ursache woanders zu suchen sein. Wir können das sehr häufig bei Kindern beobachten. Sie wissen wenig und ahnen doch so viel. Häufig viel mehr als die Erwachsenen, die das längst verdrängt haben. Das heißt für mich: Wir kommen nicht mit einer »leeren Seele« auf die Welt, wir sind kein unbeschriebenes Blatt. Die alten Engramme gilt es wieder aufzurollen, wir müssen lernen, in unserer eigenen Seele zu lesen. Haben wir den Code einmal entdeckt, können wir ihn auch entschlüsseln und begreifen, so daß es für unerklärbare Begebenheiten dieses Lebens Zusammenhänge mit Erlebnissen aus der Vergangenheit gibt.

Wenn man wie ich in vielen Sitzungen beobachten konnte, wie die Patienten mit großer Erschütterung schlimme Dinge aus einem Vorleben wiedererlebten, wenn man weiter beobachtet, wie sie sich unter Einwirkung dieser Erinnerungen positiv zu entwickeln beginnen, dann kann man an der Reinkarnation nicht mehr zweifeln.

Demnach ist die Reinkarnation für Sie keine bloße Theorie mehr?

I. V.: Ich mache mir keine Gedanken mehr darüber, ob es sie gibt. Wie könnte ich erfolgreich sein, wenn ich daran zweifelte?

W. Michael Harlacher

Fragwürdige Beweise

Untersuchungen eines finnischen Psychiaters zum Ursprung bei hypnotischen Rückführungen produzierter »Reinkarnations-Erinnerungen«

Reinkarnationstherapie gehört nicht nur in den USA seit einiger Zeit zu den beliebtesten Modeströmungen der Psycho-Szene (siehe vorstehende Bericht). Die meisten Menschen, die sich so einer Therapie unterzogen haben, sind der Überzeugung, daß sie während der in (oder ohne) Hypnose durchlaufenen Rückführung tatsächlich Erinnerungen an vergangene Leben hatten. Auch viele Therapeuten, die mit dieser Methode arbeiten, sind aufgrund der von den Patienten unter Hypnose berichteten Erinnerungen von der Tatsächlichkeit der zugrundeliegenden »früheren Leben« überzeugt. Beweiskräftig jedoch sind so gewonnene Erinnerungen für sich allein genommen nicht. Die einzige Möglichkeit, sie zu überprüfen, besteht darin, historische Details aus den von den Patienten kolportierten Ereignissen anhand von Archiven, historischen Unterlagen usw. zu überprüfen. Dazu jedoch sind die meisten sogenannten »Reinkarnations-Erinnerungen« zu allgemeiner Natur. Wenn es in Einzelfällen gelingt, Patientenaussagen über vergangene Existenzen anhand von historischem Vergleichsmaterial zu belegen, werden solche Fälle gerne als »Reinkarnationsbeweis« von der Boulevard-Presse aufgegriffen, sind es jedoch trotz oft verblüffender Übereinstimmung auch dann nicht unbedingt.

Einerseits argumentiert die Parapsychologie, daß solche Wahrnehmungen über vergangene historische Einzelheiten (die anhand von Unterlagen überprüfbar sind) nicht persönlichen Erinnerungen an zurückliegende Reinkarnationen entstammen müssen, sondern genausogut auf dem Wege der außersinnlichen Wahrnehmung erworben sein können. Andererseits bestehen die Skeptiker, die überhaupt nicht an Reinkarnation glauben wollen, darauf, daß solche Erinnerungen lediglich kunstvolle Phantasien seien, die auf Informationen und Wahrnehmungen beruhen, die der Patient vielleicht schon vor vielen Jahren gesammelt, jedoch nicht mehr bewußt präsent hat.

Der finnische Psychiater Dr. Reima Kampman von der Universität in

Oulu hat durch seine Forschungen dieser Kontroverse einen neuen Aspekt hinzugefügt, der zumindest viele der unter Hypnose erinnerten vergangenen Leben hinsichtlich ihrer »Beweiskraft« für das Reinkarnationsphänomen fragwürdig erscheinen läßt. Seit Ende der Sechzigerjahre forscht Kampman an einer Hypothese, die er zum Phänomen dieser unter Hypnose erbrachten »Reinkarnationserinnerungen« entwickelt hat. Seiner Hypothese nach können solche Erinnerungen Ausdruck eines Subsystems, eines Untersystems in der menschlichen Persönlichkeit sein; eine Erscheinung, die im Prinzip der Persönlichkeitsspaltung beim Auftreten sogenannter multipler Persönlichkeiten vergleichbar ist, jedoch nicht den krankhaften Charakter hat, den diese seltene Form von Geisteskrankheit in sich birgt.

Kampman versuchte bei seinen Forschungen, solche Subsysteme vermittels Hypnose aufzuspüren. Ein Teil seines Forschungsinteresses richtete sich auch darauf, woher diese Subsysteme ihre bisweilen erstaunlich genauen Informationen über vergangene Ereignisse beziehen.

Untersuchung an finnischen Schülern

Sein erstes Projekt führte er mit Hilfe der staatlichen Schulen in Finnland durch. Als Dr. Kampman dort bekannt machte, welche Art von Untersuchung er durchführen wollte, meldeten sich nahezu 200 Schüler freiwillig als Versuchspersonen. Bei den Untersuchungen, die in kleinen Gruppen vorgenommen wurden, lautete die einzige Anweisung, die unter Hypnose gegeben wurde: »Geh zurück in eine Zeit vor deiner Geburt, du bist jemand anders, irgendwo an einem anderen Ort.« In dieser Phase stellte Kampman fest, daß immerhin sieben Prozent der Versuchspersonen unter Hypnose »Reinkarnationserinnerungen« produzierten.

Bald danach führte er mit 78 Schülern, die sich besonders gut für hypnotische Regressionen (Rückführungen) zu eignen schienen, eine Folgeuntersuchung durch. Trotz dieser Vorauswahl konnten sich nur 32 dieser Schüler mit Leichtigkeit an »vergangene Leben« erinnern, während die anderen 46 mit keinerlei diesbezüglichen Erinnerungen aufwarten konnten. Aber, wenn es sich um Reinkarnations-Erinnerungen handelte, warum sollte dann nur ein bestimmter Teil der Versuchspersonen fähig sein, sich zu erinnern? Wenn Reinkarnation ein allgemein menschliches Phänomen ist, warum sollte eine Rückführung dann nicht in jedem solche Erinnerungen hervorrufen?

Aufgrund dieser Fragestellungen schlüsselte der Psychiater die Persönlichkeitsstruktur der Teilnehmer mit Hilfe von psychologischen Tests und einer ausführlichen Befragung auf, um die Persönlichkeitsfaktoren zu finden, die die Produktion von solchen Erinnerungen begünstigen. Es stellte sich heraus, daß die erfolgreichen Versuchspersonen psychisch stabiler, weniger neurotisch, belastbarer und sexuell ausgeglichener waren als die Gruppe, die keine Erinnerungen hervorbrachte.

Das war für Dr. Kampman ein deutlicher Anhaltspunkt dafür, daß diese Erinnerungen keine echten Reinkarnationen beinhalteten. Denn, so sagte er sich, psychisch stabilere Menschen können offensichtlich unter dem suggestiven Einfluß des Therapeuten in Hypnose solche Erinnerungen produzieren, weil sie stabil genug sind, solche Phantasien zuzulassen. Da sie sich akzeptiert haben, entsteht für sie kein Konflikt aus dem Erlebnis einer zusätzlichen Persönlichkeit (ob aus einem anderen oder diesem Leben ist für die psychologische Verträglichkeit unwichtig). Für instabile Menschen jedoch könnte solch ein Erlebnis eine echte Bedrohung ihres Selbstbildes darstellen, weswegen sie aufgrund ihrer instabilen Persönlichkeit keine solchen Phantasien produzieren beziehungsweise die Suggestion in Hypnose nicht annehmen.

Informationsfetzen aus diesem Leben

Das ist natürlich noch kein Gegenbeweis, da man schließlich auch argumentieren könnte, daß psychisch gesündere Menschen sich eben einfach leichter an tatsächliche Reinkarnationen erinnern als andere. Das psychologische Argument alleine – das heißt die Fähigkeit zur kreativen Phantasienproduktion oder nicht – reicht keineswegs aus, um die »Beweiskraft« solcher Erinnerungen zu widerlegen, auch nicht, um zu begründen, warum manche der hypnotisch Rückgeführten oft über erstaunlich detaillierte Kenntnisse von Völkern und Kulturen verfügen, in denen sie angeblich gelebt haben.

Aber in seinen weiteren Untersuchungen konnte der finnische Psychiater in zahlreichen Fällen dokumentieren, daß das menschliche Gehirn in der Lage ist, geringfügige Fakten und Informationsfetzen zu speichern, um sie dann kunstvoll zusammengebaut aufgrund der unter Hypnose gegebenen Suggestion als Erinnerungen an vergangene Leben zu präsentieren.

Beispielsweise im Falle eines 15jährigen Mädchens, mit dem er 1968 zu arbeiten begann. Unter Hypnose erinnerte sie sich an ein Leben als Malina Bostojevsky im Jahre 1780. Sie vermochte eine ziemlich genaue Beschreibung dieser geschichtlichen Epoche zu geben. Bei weiteren Sitzungen erinnerte sie sich überdies noch an fünf zusätzliche »frühere Leben«. Bei hypnotischen Rückführungen, die einen Monat danach durchgeführt wurden, waren es dieselben fünf Leben, die sie zu Protokoll gab. Doch Jahre später, 1975, kamen unter Hypnose noch einmal andere vergangene Existenzen zum Vorschein. Mit am interessantesten war ein Leben als Junge, das sie angeblich als Siebenjähriger beendet hatte. Der Vater dieses Jungen soll den Namen Aitmatov getragen haben und Kapitän eines kleinen Bootes gewesen sein. Weiter erzählte das Mädchen unter Hypnose, es sei in jenem Leben als Junge ertrunken, als derselbe mit seinem Vater auf einem See arbeitete (der Name des Sees wurde genau angegeben) und über Bord sprang, bei dem Versuch einen Fisch nachzuahmen, den der Junge dem Boot hatte folgen sehen. Die Geschichte klang überzeugend.

Kampman jedoch gab sich damit nicht zufrieden und setzte eine Methode ein, die er auch in allen anderen Fällen praktizierte. Er wies das Mädchen wiederum in Hypnose an, alles zu vergessen, was sie gerade berichtet hatte, und sich überdies der Punkte in ihrem jetzigen Leben zu erinnern, an denen sie mit den grundlegenden Informationen zum ersten Mal konfrontiert worden war. Tatsächlich erinnerte sich die 15jährige mühelos an einen Roman, den sie Jahre zuvor gelesen hatte und der die Informationsgrundlage für ihr »früheres Leben« abgab. Der Name des Sees kam in dem Roman vor, und der Name des Vaters des Jungen war ganz einfach der des Buchautors.

Wahrnehmung aus der Kindheit

Noch Erstaunlicheres ergaben die hypnotischen Recherchen im Falle einer 19jährigen Studentin, die sich immerhin an acht frühere Inkarnationen zu erinnern glaubte. Die von den Details her faszinierendste war die als ein Mädchen vom Lande namens Dorothy, Tochter eines Gastwirtes im England des 13. Jahrhunderts. Die hypnotisierte 19jährige schilderte genaue Einzelheiten des Lebens im England jener Epoche und sang dem verblüfften Psychiater sogar ein Volkslied aus jener Zeit in Mittel-Englisch vor. Aus der Hypnose zurück, hatte sie keine Ahnung, woher sie dieses Lied haben könnte. Ein anderes interessantes Leben aus früherer Zeit, das sie produzierte, war das einer Karolina Prokojeff in den schrecklichen Jahren der russischen Revolution. Zu diesem Leben hatte sie die Namen mehrerer Familienangehöriger beizusteuern. Ein weiteres ihrer »früheren Leben« hatte sich in China abgespielt, wo sie als junges Mädchen starb, nachdem sie von einem Felsvorsprung gestürzt war – so die Hypnoseprotokolle. Doch damit nicht genug: In neuerlichen Hypnosesitzungen einige Jahre später berichtete sie von vier weiteren Inkarnationen. Inzwischen waren es also acht, die alle in einer durchgehenden chronologischen Abfolge standen, vom alten China bis in die Gegenwart. Darunter ein Leben, in dem sie als siebenjähriges Kind mit dem Namen Kaarin Bergstrom 1939 während eines Luftangriffes auf ihre finnische Heimat umkam. Sie beschrieb den Angriff in allen Einzelheiten und nannte sogar ihre damalige Adresse, den Namen ihrer Eltern und das Datum des Luftangriffes.

Auch in diesem Fall instruierte Dr. Kampman die Versuchsperson unter Hypnose, sich an den in diesem Leben liegenden Ursprung der Informationen zu diesen Lebensgeschichten zu erinnern. Was das mittelenglische Lied angeht, ging sie bei diesen Erinnerungen bis in ihr 13. Lebensjahr zurück, wo sie in einer Bibliothek zufällig ein Buch in die Hand genommen hatte, das sie jedoch nicht gelesen, sondern in dem sie nur geblättert hatte. Unter Hypnose nannte sie die Autoren: Benjamin Britten und Imogene Holst.

Kein Beweis, aber von großer Bedeutung

Außerdem wußte sie noch genau, wo das Lied in dem Buch gestanden hatte. Kampman legte seinen Kollegen aus der Psychiatrie das Buch vor, in dem tatsächlich das ominöse Lied in mittelenglischer Sprache stand, so wie er es in der Hypnosesitzung auf Band mitgeschnitten hatte.

Auch das Leben der Karolina Prokojeff fand auf diese Weise eine einleuchtende, aber in diesem Leben begründete Erklärung. Kindheitserinnerungen bestimmten diese »Reinkarnationserinnerungen«. Eine Verwandte der Mutter hatte Prokojeff geheißen. Kaarin Bergstrom hatte, wie die Nachforschungen ergaben, nie existiert beziehungsweise war, wie Archiven zu entnehmen war, nicht bei dem angegebenen Luftangriff umgekommen, der jedoch tatsächlich am genannten Tag stattgefunden hatte. Die Quelle dieses »Lebens« fand sich in einer Wahrnehmung aus der Kindheit der Studentin, wo sie in einem vaterländischen Buch geblättert hatte, das u.a. ein Bild eines siebenjährigen Mädchens zeigte, das seinerzeit bei dem geschilderten Angriff mit seiner Mutter in der Tat umgekommen war. In dem Buch war sowohl das Datum des Luftangriffs genannt als auch die Adresse der Opfer.

Das Leben als Ving Lei in China war, so vermutete Kampman, eher durch ein parallel erlittenes psychologisches Trauma zustandegekommen. Er führte die Studentin unter Hypnose zum emotionalen Auslöser dieser Reinkarnationsphantasie zurück, der in einer Erinnerung aus dem jetzigen Leben zutage trat, als sie als kleines Kind vom Balkon in der zweiten Etage eines Hauses gefallen war.

Im Lichte dieser Untersuchungen sind die Schlußfolgerungen bezüglich der »Reinkarnationsbeweisfähigkeit« solcher unter Hypnose produzierten Erinnerungen, soweit sie Dr. Kampman aus seiner Arbeit zieht, begreiflicherweise skeptischer Natur. Gerade für die Tätigkeit der Reinkarnationstherapeuten sind die Parallelen zwischen solchen scheinbaren Reinkarnations-Erinnerungen und traumatischen Erlebnissen aus der frühen Zeit des gegenwärtigen Lebens jedoch von nicht zu unterschätzender therapeutischer und auch diagnostischer Bedeutung. Kampman hält in diesem Zusammenhang dafür, daß solche traumatischen Erlebnisse mit und ohne Suggestion vom Therapeuten unter Hypnose deshalb als Reinkarnations-Erinnerungen »getarnt« werden, weil die direkte Auseinandersetzung mit dem tatsächlich in diesem Leben erlittenen Trauma für den Patienten viel schwerer zu leisten, wenn nicht gar unmöglich ist.

Einen besonders illustrativen Fall fand er diesbezüglich, als er zusammen mit zwei Kollegen an der finnischen Universität Tampere eine 20jährige Hysterikerin behandelte. Diese Patientin klagte über zeitweisen Gedächtnisverlust, über zwanghaft auftretendes Augenflackern, und war von einer tiefsitzenden panischen Angst vor Sexuellem erfüllt. Organische Befunde, die diese Symptome hätten erklären können, lagen nicht vor. In der folgenden Psychotherapie setzten die Psychiater u.a. auch Hypnose ein.

Unter Hypnose trat dann auch bald die Ursache für einen Teil ihrer psychischen Störungen zutage. Sie erinnerte sich, daß ihr Stiefbruder sie zu vergewaltigen versucht hatte, als sie erst sechs Jahre alt war. Ihre beiden kleinen Geschwister im Alter von zwei und drei Jahren hatten dabei zugeschaut. Eine vorübergehende Besserung war die Folge der Aufdeckung dieses lang verdrängten Erlebnisses. Doch die Besserung hielt nicht an, weitere Befragungen ergaben noch eine ganze Reihe anderer sexueller traumatischer Erlebnisse, und schließlich entschloß sich Kampman, in der Art eines Reinkarnations-Therapeuten vorzugehen und die Patientin in »früheren Leben« nach der Ursache ihrer Probleme suchen zu lassen.

Die erste auf diese Suggestion hin produzierte Erinnerung war die an ein Leben in Ägypten, und zwar als 23jährige Frau namens Isabel Abdul. Als solche war sie Mutter von drei Kindern im Alter von zwei und drei Jahren gewesen. In einer Szene dieses Lebens, die sie beschrieb, sah sie sich, wie sie eine Schüssel mit Wasser füllte und es heimtrug. Außerdem schilderte sie ihren Verlobten, an dessen Namen sie sich jedoch nicht erinnern konnte. Ein zweites »vergangenes Leben« war das der 18jährigen Briitta in Finnland 1865. Auch Briitta hatte mit Wasser zu tun, das sie vermittels eines Brunnenzuges emporziehen wollte, doch der funktionierte nicht.

Diese Reinkarnationsphantasien konnte Dr. Kampman ohne besondere Mühe den zugrundeliegenden traumatischen Erlebnissen zuordnen. Das Alter 23 jener ägyptischen Isabel hing vermutlich sowohl mit dem Alter ihrer eigenen Kinder, die zwei und drei Jahre alt waren, zusammen, als auch mit den bei dem Vergewaltigungsakt anwesenden Geschwistern. Die Beschreibung des Verlobten paßte auf den Stiefbruder, sicherlich ein Grund, daß sie sich nicht an den Namen des Verlobten erinnern konnte. Wasser, zumal in einem Brunnen, deutete der Psychiater als Symbol der weiblichen Geschlechtlichkeit – in diesem Fall kein Wunder, wenn der Mechanismus nicht funktioniert.

Soweit könnte man diese Deutungen als psychoanalytische Spekulationen abtun. Das Besondere ist jedoch, daß die Patientin, unter Hypnose nach dem Ursprung ihrer früheren Leben befragt (so wie Kampman das auch in den anderen Fällen getan hatte), diese Deutungen höchstpersönlich angeboten hat. Die Interpretationen stammen also von ihr selbst. Diese Form der symbolischen Durcharbeitung ihrer Problematik war therapeutisch höchst wirkungsvoll; die Patientin konnte geheilt werden und war auch nach vier Jahren symptomfrei geblieben.

Auch diese Fallstruktur ist noch kein Gegenbeweis gegen Reinkarnation, aber allemal ein deutlich zur Vorsicht mahnendes Zeichen, was die unkritische Übernahme von in hypnotischen Rückführungen produzierten Erinnerungen als Reinkarnationsbeweis angeht. Sicherlich können Kampmans Forschungen nicht die vielen einwandfrei dokumentierten und für das Phänomen Reinkarnation sprechenden Fälle erklären, in denen Kinder sich als Kleinkind an frühere Leben erinnern. Auch nicht die, in denen die Hypnotisierten plötzlich ihnen unbekannte Fremdsprachen sprechen und ähnliches.

Was der finnische Psychiater jedoch gezeigt hat, läßt zumindest einen Großteil der bei Reinkarnationstherapien fabrizierten »Reinkarnationsbeweise« als Folge durchaus psychologisch erklärbarer Abläufe erscheinen.

Anhang

Literaturhinweise und Kontaktadressen zu den einzelnen Beiträgen

Gerti Benesch: Mein Weg zurück ins Leben (S. 13)

Literatur: Murphy, Joseph: *Die Macht Ihres Unterbewußtseins.* 21. Aufl. 1980, Ariston Verlag, Genf. Außerdem sind von Murphy derzeit etwa 18 Titel auf dem Markt, darunter: *Die Gesetze des Denkens und Glaubens,* Goldmann Grenzwissenschaften Bd. 11734, Goldmann Verlag, München; *Mehr Glück und Erfolg durch die richtige Anwendung der geistigen Gesetze,* Verlag Das Besondere, Berlin 1981.

Kontakt: Murphy-Freundeskreis, Jürgen Hückstädt, Richard-Wagner-Straße 29, 7310 Blochingen; Tel. 07153/24170.

Fritz Hoffmeister: Der Weg aus der Krankheit (S. 29)

Quellen: Rudolf Affemann: *Erziehung zur Gesundheit.* Kösel Verlag, München 1978. – Erhard Eppler: *Wege aus der Gefahr.* Rowohlt Verlag, Reinbek bei Hamburg 1981. – Hans Halter (Hrsg.): *Vorsicht, Arzt!* Spiegel-Buch, Rowohlt Verlag, Reinbek bei Hamburg 1981. – Ivan Illich: *Die Enteignung der Gesundheit.* Rowohlt Verlag, Reinbek bei Hamburg 1975. – Martin Jänicke: »Wachstum unter Polizeischutz?« in: *Natur.* Erstausgabe 1981. – Alfred Schroedter: »Wenn der Arzt sich Zeit nimmt, macht er pleite« in: *Diagnosen.* März 1981. – Horst Stern: »Zwischen Bomben und Busen« in: *Natur.* Erstausgabe 1981. – »Prost mit 12« in: *bleib gesund.* Magazin der AOK, September/Oktober 1980.

Dr. med. Harold M. Bloomfield: Ganzheit (S. 37)

Interview mit Dr. Janos Pasztorfi (S. 53)

Literatur: Janos Pasztorfi: *Erhalte dich selber gesund.* 1981. Die zweite ergänzte Auflage erschien mit dem neuen Titel *Die Medizin kann nicht heilen* als Taschenbuch im Pro Inform Verlag GmbH, Am Dornkratz, 6200 Wiesbaden.

Kontakt: Internationale Gesellschaft für Ganzheitsmedizin e. V., »Haus Bergidyll«, Bienenweg 2, 8240 Schönau am Königssee (Therapiezentrum und Durchführung von Seminaren).

Interview mit Dr. Carl Simonton: Verdoppelte Lebenserwartung (S. 57)

Literatur: Carl Simonton, Stephanie Matthew-Simonton und James Creighton: *Wieder gesund werden.* Rowohlt Verlag, Reinbek bei Hamburg 1982.

Hans Georg Brecklinghaus: Alles im Lot (S. 71)

Literatur: Don Johnson: *Rolfing und die menschliche Flexibilität.* Synthesis Verlag, Essen. – Peter Schwind und andere: *Der aufrechte Mensch.* Synthesis Verlag, Essen 1984.

Kontakt: Rolf-Institut (Europaregion), Dr. Peter Schwind, Theodolindenstraße 85, 8000 München 90; Tel. 089/345230. Sie erhalten dort eine internationale Adressenliste von Rolfern sowie Ausbildungsrichtlinien. – Hans Georg Brecklinghaus (Rolfer), Badenweilerstraße 18a, 7800 Freiburg im Breisgau; Tel. 0761/493473. – Rolf Institute, P. O. Box 1868, Boulder, Colorado 80306, USA.

Holger Marschall: Den Nacken frei für den Alltag (S. 83)

Literatur: Wilfred Barlow: *Die Alexander-Technik. Gesundheit und Lebensqualität durch richtigen Gebrauch des Körpers.* Kösel Verlag, München 1983.

Kontakt: Gesellschaft der Lehrer der Alexander-Technik, Wilfred Hahnefeld, Schützenallee 11, 7800 Freiburg im Breisgau. – Informationen und Adressen der Alexander-Lehrer erhalten Sie von Holger Marschall, Adalbert-Stifter-Straße 16, 7800 Freiburg im Breisgau.

Interview mit Yehuda Kuperman (S. 93)

Schule für Alexander-Technik, Yehuda Kuperman, Schweizergasse 38, CH-4051 Basel.

Hanja Rau: Mit allen Teilen und dem ganzen Gehirn (S. 99)

Literatur: Moshé Feldenkrais: *Abenteuer im Dschungel des Gehirns. Der Fall Doris.* Insel Verlag, Frankfurt am Main 1981. Der Titel erschien auch als Taschenbuch im Suhrkamp Verlag, Frankfurt am Main. – Moshé Feldenkrais: *Bewußtheit durch Bewegung. Verhaltensphysiologie oder Erfahrungen am eigenen Leibe.* Suhrkamp Verlag, Frankfurt am Main 1978.

Kontakt: Uta Klawitter, Alleestraße 28, 8044 Unterschleißheim; Tel. 089/3104403 (Zentralstelle für Auskünfte über Feldenkrais-Methode; Ausbildung von Therapeuten; Therapie mit Kindern).

Interview mit Franz Wurm (S. 106)

Feldenkrais-Institut, Franz Wurm, Forchstrasse 103, CH-8032 Zürich.

Maruschi Magyarosy: Aroma-Therapie (S. 110)

Literatur: Robert B. Tisserand: *Aroma-Therapie. Heilung durch Duftstoffe.* Verlag Hermann Bauer, Freiburg im Breisgau 1980.

Kontakt: Maruschi Magyarosy, Richard-Strauss-Straße 51, 8000 München 80. Die Autorin gibt an der Volkshochschule München Kurse über Aroma-Therapie.

Mechthild Scheffer: Blüten heilen die Seele (S. 119)

Literatur: Mechthild Scheffer: *Bach-Blütentherapie. Theorie und Praxis.* Hugendubel Verlag, München 1982. – Mechthild Scheffer: *Erfahrungen mit der Bach-Blütentherapie.* Hugendubel Verlag, München 1984. – Edward Bach: *Blumen, die durch die Seele heilen.* Übersetzung der Originalschriften Dr. Bachs. Hugendubel Verlag, München o. J.

Kontakt: Dr. Edward Bach Center, German Office, Eppendorfer Landstraße 32, 2000 Hamburg 20; Tel. 040/464624.

Cornelia Schulz: Fußweg zur Vollkommenheit (S. 127)

Literatur: Gaston Saint-Pierre und Debbie Boater: *Metamorphosische Methode. Grundlagen und Anwendung.* Edition Plejaden, Berlin o. J. – Gaston Saint-Pierre und Barbara d'Arcy Thompson: *Prinzipien und Praxis der Technik der Metamorphose.* Edition Plejaden, Berlin o. J. – Robert Saint-John: *Pränatale Therapie.* – Im selben Verlag ist in Vorbereitung: Gaston Saint-Pierre und Barbara d'Arcy Thompson: *Die Kernprinzipien der metamorphorischen Methode.*

Kontakt: Institut für Körpertherapie, Ravi Roy, Türkenstraße 63, 8000 München 40; Tel. 089/2722397 (montags und dienstags). Sie erhalten hier Auskünfte über Seminare und Ausbildung von Therapeuten. – Wolfgang E. von Roda, Rutschbahn 11a, 2000 Hamburg 13; Tel. 040/4102965. – Michael St. John, Im Freudenspiel 19, 7891 Küssaberg 1; Tel. 07741/61191. – The Metamorphic Association, 67 Ritherdon Road, Londen SW 17 8QE; Tel. 00441/672-5951.

Ulli Olvedi: Heilen mit Klängen (S. 137)
Literatur: Dane Rudhyar: *Die Magie der Töne. Musik als Spiegel und Medium der Bewußtseinsentfaltung*. Scherz Verlag, München und Bern 1984.
Kontakt: Tonius Zimmermann, Freies Musikzentrum München; Tel 089/ 3154302 (Musikzentrum) oder 08051/61024. Sie erhalten hier Auskünfte über Musiktherapie und Literatur.

Jürgen Fritsch: Heilen mit Musik (S. 151)
Literatur: Hermann Rauhe: *Popularität in der Musik*. Herausgegeben von Kurt von Blaukopf. G. Braun Verlag, Karlsruhe 1974.

Claus Claussen: Der Mozart des New Age (S. 161)
Musikkassetten von Steven Halpern (zur Zeit 16 Kassetten) sind zu beziehen beim Verlag Hermann Bauer, Kronenstraße 2, 7800 Freiburg im Breisgau. Eine Auswahl der Titel: *Spectrum Suite, Zodiac Suite, Starborn Suite, Reise in die Zeit* (Korridors of Time), *Die Ringe des Saturn, Zeitlos* (Timeless).
Kontakt: Halpern Sounds, Carl Trondhjen, 1775 Old Country Road 9, Belmont, Californien 94002, USA; Tel. 001415/5924900.

Peter Andreas: Kinesiologie mit Chi (S. 167)
Susan Fassberg: Heilen durch Berührung (S. 173)
Literatur: Dr. John Thie: *Gesund durch Berühren*. Sphinx Verlag, Basel 1983. – Dr. John Diamond: *Dein Körper lügt nicht*. Verlag für angewandte Kinesiologie, Freiburg im Breisgau o. J. – Dr. Paul E. Dennison: *Befreite Bahnen*. Verlag für angewandte Kinesiologie, Freiburg im Breisgau o. J.
Kontakt: Yoka Brouwer, de Genestetlaan 9, 1401 EH Bussum; Tel. 0031-2159/ 35136. – Susan Fassberg (Instruktorin), Gerberau 12, 7800 Freiburg im Breisgau; Tel. 0761/37544. – Institut für angewandte Kinesiologie, Alfred Schatz, Helga Petres-Lesch, Matthias Lesch, Susanne Degendorfer, Johanniterstraße 11, 7800 Freiburg im Breisgau; Tel. 0761/35969. – Touch-for-Health-Instruktoren gibt es außerdem in Berlin, 4018 Langenfeld, 5480 Remagen 2, 6646 Mitlosheim (Saar), 7770 Überlingen-Hodingen, 8911 Schwabhausen sowie in Österreich und in der Schweiz. Anschriften sowie weitere Informationen über Kurse, auch für Touch-for-Health-Lehrer, erhalten Sie vom Institut für angewandte Kinesiologie, Johanniterstraße 11, 7800 Freiburg im Breisgau.

Matthias Steurich: Den Energiekörper zum Leben erwecken (S. 199)
Literatur: Tarthang Tulku: *Selbstheilung durch Entspannung*. Scherz Verlag, München und Bern 1980.
Kontakt: nyingma gemeinschaft münster ev, Rüschhausweg 67a, 4400 Münster. Dr. Heike Specht-Oswald, Tel. 0251/665586; Karin Vorhauer-Huchatz, Tel. 0251/82964. – Nyingma Studiengruppe, Holle und Peter Seer, Im Halsmäntele 3, 7813 Staufen; Tel. 07633/81409

Keith Sherwood: Heilung durch den Atem (S. 206)
Literatur: Keith Sherwood: *Die Kunst spirituellen Heilens*. Verlag Hermann Bauer, Freiburg im Breisgau 1984. Der Beitrag basiert auf Material aus diesem Buch des Autors. – Dr. med. T. Nakamura: *Das große Buch vom richtigen Atmen;* André van Lysebeth: *Die große Kraft des Atems. Die Atemschule des Pranayama;* Stephan Palos: *Atem und Meditation. Moderne chinesische Atemtherapie als Vorschule der Meditation;* alle im O. W. Barth Verlag im Scherz Verlag, München o. J.
Kontakt: Frau Prof. Middendorf, Viktoria-Luise-Platz 9, 1000 Berlin 30; Tel. 030/243858 (Ausbildung von Atemtherapeuten).

Antoinette May: Reinkarnation in der Praxis (S. 213)
Literatur: Thorwald Dethlefsen: *Das Erlebnis der Wiedergeburt*. Goldmann-TB 11199, Goldmann Verlag, München 1981. – Thorwald Dethlefsen: *Das Leben nach dem Leben*. Bertelsmann Verlag, München o. J. Eine Taschenbuchausgabe dieses Werkes erschien als Heyne-TB Nr. 01/7021 im Heyne Verlag, München. – Helen Wambach: *Leben vor dem Leben*. Heyne-TB Nr. 7123, Heyne Verlag, München 1980. – Helen Wambach: *Seelenwanderung*. Goldmann-TB 11746, Goldmann Verlag, München 1984. – Hubert Scharl: *Handbuch der Regressions- und Reinkarnationstherapie*. WBV Biologisch-Medizinische Verlagsgesellschaft, Schorndorf 1981.
Kontakt: Dr. Jan Erik Sigdell, Gellertstrasse 72, CH-4052 Basel; Tel. 0041/61/422072. – Gilbert Walz, Bahnhofstrasse 53, CH-8957 Spreitenbach; Tel. 0041/56/713890. — Helmut Degner, St.-Pauls-Platz 4, 8000 München 2; Tel. 089/535834. – Die oben genannten drei Personen praktizieren die Technik von Bryan Jameison. — Thorwald Dethlefsen, Institut für außerordentliche Psychologie, Ainmillerstraße 35, 8000 München 40; Tel. 089/335146.

Interwiev mit der Reinkarnations-Therapeutin Ingrid Vallières (S. 223)

Literatur: Morris Netherton und Nancy Chiffrin: *Bericht vom Leben vor dem Leben.* Heyne-TB 7157, Heyne Verlag, München 1981.

Kontakt: Institut für Reinkarnationstherapie, Ingrid Vallières, Villastraße 12, 7000 Stuttgart 1; Tel. 0711/285683 (ab 13 Uhr).